Hansraj
9 erfolgreiche Strategien
gegen Rückenschmerzen

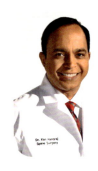

Ken Hansraj, M. D., ist Wirbelsäulen- und orthopädischer Chirurg mit mehr als 20 Jahren Erfahrung, der sich auf den ganzen Körper und die präventive Versorgung konzentriert und bei der Wirbelsäulenbehandlung minimalinvasive Methoden nutzt, wann immer möglich. Er ist vom American Board of Orthopedic Surgery zertifiziert und hat sich im Hospital for Special Surgery in New York auf Wirbelsäulenchirurgie spezialisiert. Ken Hansraj ist bekannt für seine Studie zum »Smartphone-Nacken« und war bereits auf CNN, CBS, Fox, NBC, ABC und NPR zu sehen. Er wurde im Jahr 2020 von vitals.com zu einem der passioniertesten Ärzte Amerikas ernannt.

》 *Dieses Buch ist meiner Frau Marcia und meinem Sohn Jonathan für ihre unermüdliche Unterstützung gewidmet.*

Ken Hansraj, M.D

9 erfolgreiche Strategien gegen Rückenschmerzen

Wie Sie körperliche und psychische Ursachen erkennen und Ihre Wirbelsäule stark und beweglich machen

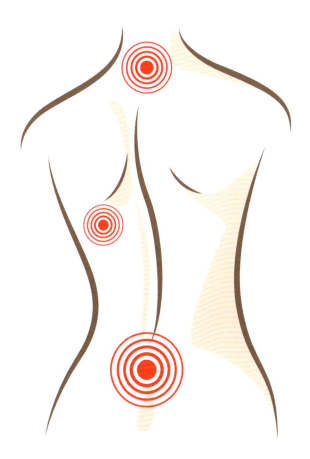

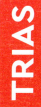

Inhalt

7 Vorwort

11 Was Sie über Rücken- und Nackenschmerzen wissen sollten

12 Einleitung

17 Der schmerzende Rücken

27 Auslöser für Rückenschmerzen

42 Die Architektur und Lebensdauer der Wirbelsäule

67 Wie Sie auf Ihren Rücken achten

68 **Strategie 1:** Die aufrechte Haltung

88 **Strategie 2:** Die tiefe Atmung

95 **Strategie 3:** Korrekte Belastung

107 **Strategie 4:** Bewegung

142 **Strategie 5:** Stark und geschmeidig

160 **Strategie 6:** schmerzlindernde Ernährung

175 **Strategie 7:** Guter Schlaf

188 **Strategie 8:** Eine positive Einstellung

206 **Strategie 9:** Meditation

220 Das Programm »Watch Your Back«: Alles auf einen Blick

225 Zusätzliche Hilfe

234 Nachwort

236 Danksagung

237 Quellen

238 Übungsverzeichnis

238 Sachverzeichnis

Die Mission eines Chirurgen

Viele Menschen glauben, dass ein Chirurg grundsätzlich eine Operation empfehlen wird, wenn Sie ihn um medizinischen Rat bitten. Davon bin ich in meiner Praxis jedoch weit entfernt. Seit mehr als zwanzig Jahren bin ich orthopädischer Wirbelsäulenchirurg und habe zwischen 35.000 und 40.000 Patient*innen mit Rücken- und Nackenbeschwerden behandelt. In diesen zwei Jahrzehnten habe ich 4.000 chirurgische Eingriffe durchgeführt. Das bedeutet, dass nur bei 10 Prozent eine Operation nötig war.

Seit Jahren studiere und behandle ich Wirbelsäulen und ich bin bis heute beeindruckt von ihrer brillanten Technik und Architektur. Die Wirbelsäule ist ein wahres Wunderwerk. Ich habe mein Leben der Erhaltung einer gesunden und voll funktionsfähigen Wirbelsäule gewidmet. Ich kann nicht beschreiben, wie erfüllend es ist, meinen Patient*innen bei der Lösung ihrer Rückenprobleme zu helfen und zu sehen, wie sich ihr Leben verändert, wenn die Schmerzen verschwinden.

Das Leiden meiner Patient*innen hat mich dazu motiviert, das Programm »Watch Your Back« (Anmerkung der Redaktion: »Watch Your Back« lautet der Titel des englischen Originals) zu entwickeln, das bei Tausenden Betroffenen dazu beigetragen hat, Rücken- und Nackenschmerzen zu lindern und ein erneutes Auftreten zu verhindern. Das umfangreiche Programm umfasst neun Strategien, um die Gesundheit der Wirbelsäule zu fördern. Sie setzen an den physischen, mentalen und emotionalen Faktoren an, die zur Entstehung von Rückenbeschwerden beitragen. Das Programm »Watch Your Back« gibt Ihnen die Werkzeuge an die Hand, die Sie brauchen, um Ihren Rücken zu stärken und Ihre Wirbelsäule beweglich zu machen. Der zusätzliche Blick auf die psychologischen und emotionalen Ursachen und Auswirkungen von Rückenschmerzen hat meinen Patient*innen geholfen, das Selbstvertrauen und die Stärke aufzubauen, um ihre Rückenbeschwerden zu überwinden.

Rückenschmerzen hindern Betroffene daran, voll am Leben teilzunehmen. Sie sind in ihrer Bewegung eingeschränkt, schlafen nicht gut. Die Störungen, die durch akute oder chronische Schmerzen verursacht werden, erhöhen ihren Stresspegel, was ihr Leiden nur noch verschlimmert. Fast ausnahmslos sind

Menschen, die unter Rückenschmerzen leiden, dringend – und oft verzweifelt – auf der Suche nach Linderung, die nicht mit verschreibungspflichtigen Schmerzmitteln oder einer Operation einhergeht. Mein Programm will genau das liefern.

Wenn Sie sich wie die Mehrheit der Menschen verhalten, kümmern Sie sich mehr um Ihr Auto als um Ihre Wirbelsäule, die das Herzstück Ihres Wohlbefindens ist. Ich weiß, dass es Ihnen unsere Kultur nicht leicht macht, sich um Ihren Rücken zu kümmern. Vielleicht sitzen Sie bei der Arbeit den ganzen Tag am Schreibtisch, leiden unter dem Stress Ihres vollen Terminkalenders, ernähren sich von verarbeiteten Lebensmitteln, die überall erhältlich sind, oder schaffen es nicht, ausreichend zu schlafen. Wie Sie herausfinden werden, kann all dies zu Rückenschmerzen führen. Das Tempo des modernen Lebens kann Sie davon ablenken, auf Ihren Rücken zu achten. Ich möchte Ihnen eine Auswahl an Möglichkeiten und Hilfsmitteln an die Hand geben kann, die Ihnen helfen, die Gesundheit Ihrer Wirbelsäule zu fördern, ohne Ihr tägliches Leben zu beeinträchtigen.

Die meisten Menschen werden sich der Bedeutung einer gesunden Wirbelsäule erst bewusst, wenn sie keine mehr haben. Sie sollten daher einige frühe Warnzeichen kennen:

- Steifheit in Rücken und Nacken
- Schlechte Körperhaltung
- Unfähigkeit, einen angenehm tiefen Atemzug ohne Unbehagen zu machen
- Sie haben ein ständiges Spannungsgefühl in den Muskeln oder Gelenken
- Ihr Nacken oder Rücken knackt, wenn Sie sich bewegen.
- Unfähigkeit, den Kopf oder die Hüfte leicht und gleichmäßig nach beiden Seiten zu drehen oder zu wenden
- Kopfschmerzen, Rückenschmerzen, empfindliche oder schmerzende Stellen in Gelenken oder Muskeln
- Ihre Absätze nutzen sich ungleichmäßig ab.
- Ihr Fuß spreizt sich beim Gehen.
- Ein Bein erscheint kürzer als das andere.
- Schlechter Schlaf
- Sie fühlen sich müde und einfach nicht wohl.

Eine nicht gesunde Wirbelsäule gibt subtile Warnzeichen, bevor chronische Symptome auftreten. Jedes dieser Anzeichen kann auf Dysbalancen der Wirbelsäule hinweisen, die Ihre allgemeine Gesundheit, Vitalität und Lebensqualität beeinträchtigen können. Wenn Ihre Wirbelsäule aus dem Gleichgewicht geraten ist, kann dies hormonelle Dysbalancen, Stimmungsschwankungen, Energiemangel und verstärkte Stressreaktionen auslösen. Wenn Sie eines der genannten Warnzeichen bemerken, ist es an der Zeit, etwas zu unternehmen. Ihre Wirbelsäule verlangt nach Aufmerksamkeit. Das Programm »Watch Your Back« wird Ihnen helfen, Ihre Wirbelsäule wieder in einen optimalen Zustand zu versetzen.

Das Programm »Watch Your Back« dient dem Schutz und der Stabilisierung Ihrer Wirbelsäule. Von ihrer Kräftigung bis zur Ernährung, von Haltungsverbesserungen bis zur Kraft der positiven Lebenseinstellung – das Programm besteht aus neun Strategien, die Sie zur Schmerzlinderung und Heilung einsetzen können. Das Programm hat sich bei Tausenden meiner Patient*innen bewährt, und ich bin davon überzeugt, dass es das auch bei Ihnen tun wird. Dieses Buch enthält alles, was Sie wissen müssen, um die Gesundheit Ihrer Wirbelsäule zu verbessern und Rückenschmerzen ohne Medikamente oder Operationen zu reduzieren. Wenn das Programm bei Ihnen zu wirken beginnt und sich Ihre Wirbelsäulengesundheit verbessert, werden Sie es zu einem festen Bestandteil Ihres Lebens machen wollen.

Ken Hansraj, M.D.

Was Sie über Rücken- und Nackenschmerzen wissen sollten

Beginnen wir mit einem Crashkurs rund um Ihre Wirbelsäule.

Einleitung

Ihr Rücken schmerzt? Lesen Sie hier mehr zu meinem Plan für Schmerzlinderung und Heilung.

Ich gehe davon aus, dass entweder Sie selbst an Rückenproblemen leiden oder eine Ihnen nahestehende Person, sonst würden Sie dieses Buch nicht lesen. Sie sind damit keineswegs allein. Rückenschmerzen gehören zu den häufigsten Gesundheitsbeschwerden in den USA, gleich nach der Erkältung (Anmerkung der Redaktion: Dies gilt auch für Deutschland[1]). Ich verwende den Begriff »Rückenschmerzen« hier in einem allgemeinen Sinn. Wenn ich von Rückenschmerzen spreche, meine ich die gesamte Länge der Wirbelsäule, einschließlich des Nackens. Vier von fünf Amerikanern werden im Laufe ihres Lebens Rückenprobleme bekommen. (Anmerkung der Redaktion: In Deutschland waren etwa 85 % aller Erwachsenen schon einmal von Rückenschmerzen betroffen.[2]) Mehr als die Hälfte dieser Menschen leidet fünf Jahre oder länger unter chronischen Schmerzen. Das Leiden ist weltweit verbreitet. Schätzungsweise sind 577 Millionen Menschen von Rückenproblemen betroffen, während 290 Millionen Menschen unter Nackenschmerzen leiden.

Ich weiß, dass diese Zahlen wenig Trost bieten. Auch wenn es vielen anderen ähnlich wie Ihnen geht, erleben nur Sie selbst Ihren individuellen Schmerz. Sie allein müssen mit Ihrem Zustand zurechtkommen und versuchen, sich vom Schmerz möglichst wenig einschränken zu lassen. Vielleicht haben Sie vergessen, wie es sich anfühlt, sich mit einer flexiblen und geschmeidigen Wirbelsäule frei zu bewegen. Ein gesunder Rücken unterstützt eine schmerzfreie Bewegung. Wenn Ihre Wirbelsäule richtig ausgerichtet ist, verfügen Sie über die Flexibilität und Mobilität, die Sie für funktionelle Bewegungen benötigen, z. B. das Aufstehen aus dem Bett, Treppensteigen oder Bücken, um etwas aufzuheben. Ich habe dieses Buch geschrieben, um Ihnen zu helfen, Ihre Schmerzen zu bewältigen, Schübe abzufangen und künftige Schmerzzustände zu vermeiden.

»Watch Your Back« zeigt Ihnen, wie Rücken- und Nackenschmerzen entstehen und welche Möglichkeiten Sie haben, selbst Beschwerden zu lindern. Denn mein Programm geht über das Körperliche hinaus. Ich beschäftige mich auch mit Themen, die Sie vielleicht nie mit Ihren Rückenproblemen in Verbindung gebracht hätten. Vielleicht haben Sie schon bemerkt, dass Ihr Rücken Probleme macht, wenn Sie unter großem Stress stehen – aber wissen Sie auch, warum? Wissen Sie, wie Sie die Auswirkungen von Stress auf Ihren Rücken reduzieren können? Wie Sie akute Rückenschmerzen ohne Medikamente lindern können? Welche Lebensmittel und Vitamine entzündete Nerven und Muskeln beruhigen? Wie guter Schlaf zur Verbesserung Ihres Zustands beiträgt? Wie Sie Ihre Einstellung zu Ihrem beeinträchtigten Rücken ändern können, um sich von selbst auferlegten Einschränkungen zu befreien, die oft unnötig sind? Die Antworten auf diese und weitere Fragen finden Sie auf den folgenden Seiten. Mein Ziel ist es, Ihnen Abhilfe zu verschaffen, um Sie vor einer Operation zu bewahren, Ihre Schmerzen zu lindern und Sie vor Rückfällen zu schützen, sobald die Schmerzen abgeklungen sind. Darüber hinaus kann das Programm der Rehabilitation des Rückens nach einer Wirbelsäulenoperation dienen.

Das Buch ist in zwei Teile gegliedert. Im ersten Teil, in dem Sie sich gerade befinden, erfahren Sie alles, was Sie über Rücken- und Nackenschmerzen, ihre Auslöser und über die Anatomie der Wirbelsäule wissen müssen. Ich erkläre die Ursachen von Rückenschmerzen und zeige Ihnen, welche Kräfte, die Sie vielleicht gar nicht im Blick haben, Ihre Wirbelsäule zusätzlich belasten, wie z. B. die Körperhaltung, modische Entscheidungen, Übergewicht, sitzende Tätigkeiten und falsche Bewegungen. Abschließend folgt eine kurze Einführung in die Anatomie der Wirbelsäule und die physischen Ursachen von Rückenschmerzen.

Teil 2 gibt Ihnen die Werkzeuge an die Hand, die Sie brauchen, um gut für Ihren Rücken zu sorgen, wobei ich jeder der neun Strategien zur Linderung von Rückenschmerzen ein Kapitel widme. Ich erkläre die Bedeutung jeder Strategie und gebe Ihnen klare Anweisungen, wie Sie sie in Ihrem Alltag umsetzen können. Eine aufrechte Haltung, eine tiefe Atmung, korrekte Belastung, kräftigende Übungen sowie solche für die Flexibilität der Wirbelsäule, gesunde Ernährung und erholsamer Schlaf sind die physischen Komponenten des Programms. Positives Denken und Gelassenheit durch Meditation bilden die psychologischen und emotionalen Pfeiler.

Die Strategien habe ich in zwei Tagesprogrammen zusammengefasst: eines für Frühaufsteher und eines für Nachteulen. Es gibt keine Lösung, die für alle passt. Wenn Sie regelmäßig lange aufbleiben und morgens nur schwer aus dem Bett kommen, stehen die Chancen schlecht, dass Sie nach dem Aufwachen ein kurzes Workout schaffen. Wenn Sie morgens voller Energie sind, gegen Ende des Tages nachlassen und früh ins Bett fallen, wäre ein Training vor dem Abendessen eine Herausforderung. Die beiden Programme berücksichtigen, wann Sie voraussichtlich die meiste Energie haben. Wenn Sie das richtige »Watch Your Back«-Programm für Ihren Biorhythmus befolgen, wird es Ihnen leichterfallen, es in Ihren Alltag einzubauen.

Natürlich können Sie Teile des Programms durchführen, wann immer es zu Ihrem Zeitplan oder Ihrer Stimmung passt. Wenn Sie einen stressigen Morgen haben, sollten Sie vielleicht in der Mittagspause meditieren, um wieder zur Ruhe zu kommen. Wenn Ihr Partner Sie kritisiert, brauchen Sie vielleicht sofort einen positiven Gedankenimpuls. Ich habe festgestellt, dass es einfacher ist, diese Praktiken zur Gewohnheit zu machen, wenn man einen regelmäßigen Zeitplan einhält und nicht mehr planen muss. Aber

Unvorhergesehenes passiert nun mal und Flexibilität ist wichtig. Ziel ist es, dann auf die Strategien zurückzugreifen, wenn Sie sie brauchen und wenn es gerade passt. So wird es für Sie am ehesten zur Gewohnheit werden.

Das Programm soll Ihr Bewusstsein dafür schärfen, was Ihre Wirbelsäule beeinflusst. Wenn Sie auf Ihren Rücken achten, werden Sie erkennen, dass das, was Sie denken, fühlen und tun, einen direkten Einfluss auf die Gesundheit Ihrer Wirbelsäule hat. Die neun Strategien meines Programms werden Ihnen helfen, die Verhaltensweisen zu ändern, die Rücken- und Nackenschmerzen begünstigen, und diese schädlichen Gewohnheiten durch einen Lebensstil zu ersetzen, der Ihre Schmerzen reduziert. Im letzten Kapitel gehe ich auf ergänzende Therapien wie Akupunktur, Yoga, Pilates und pflanzliche Heilmittel ein, die Sie dabei unterstützen können, Ihre Wirbelsäule gesund zu erhalten.

Hört sich das für Sie abschreckend an? Ich kann Ihnen versichern, dass es für viele meiner Patient*innen völlig selbstverständlich geworden ist, auf ihren Rücken zu achten. Ich habe festgestellt, dass die Leute nicht durchhalten, wenn ein Programm zu anspruchsvoll ist. Die gesamte tägliche Routine erfordert weniger als fünfzig Minuten pro Tag. Die gute Nachricht: Sie müssen sich nicht alles am Stück einplanen: Das Training selbst dauert nur zehn Minuten, während die Dehnübungen zwei oder drei Minuten in Anspruch nehmen. Viele Programminhalte, wie z. B. Dehnungen zur Korrektur der Körperhaltung, tiefes Atmen und Übungen zur positiven Einstellung, dauern nur zwei oder drei Minuten pro Übung und können überall durchgeführt werden. Obwohl ich einen Zeitplan empfehle, können Sie diese einfachen Elemente zu jeder Tageszeit einbauen.

Vielleicht möchten Sie den Einstieg in das Programm erleichtern, indem Sie sich auf eine Strategie konzentrieren, die Ihren unmittelbaren Bedürfnissen entspricht. Wenn Sie unter großem Stress stehen, sollten Sie mit tiefer Atmung und achtsamer Meditation beginnen. Wenn Ihr Nacken und Ihre Schultern schmerzen, weil Sie den ganzen Tag am Computer arbeiten, dann sollten Sie herausfinden, wie Sie mit gezielten Dehnübungen die Verspannungen in Ihren Muskeln lösen und Ihre Schmerzen lindern können. Vielleicht haben Sie durch Ihre Rückenschmerzen Probleme, gut zu schlafen. Wenn Sie auf Ihren natürlichen Biorhythmus achten und Ihre Rituale vor dem Schlafengehen ändern, werden Sie bald schlafen wie ein Baby. Das Prinzip wird klar? Sobald eine einzelne Strategie für Sie funktioniert, werden Sie eine weitere ausprobieren wollen. Die neun Strategien ergänzen sich gegenseitig und ihre Wirkungen bauen aufeinander auf. Sie sollten sich nicht überfordert fühlen. Es braucht Engagement, um Dinge im eigenen Leben zu verändern. Sie sollten sich die Strategien in Ihrem eigenen Tempo erarbeiten. Wenn Sie konsequent sind, werden Sie mit der Zeit ganz automatisch auf Ihren Rücken achten. Die positiven Ergebnisse dieser Aufmerksamkeit werden Sie dazu ermutigen weiterzumachen.

Das Programm »Watch Your Back« ist ein Stufenprogramm. Sie können Ihre Maßnahmen erweitern oder intensivieren, wenn Ihre Motivation zunimmt. Nichts hält die Begeisterung für das Programm besser aufrecht als gute Ergebnisse. Wenn Ihre

Beschwerden und Schmerzen nachlassen oder ganz verschwinden, werden Sie die neun Strategien zu einem Teil Ihres Lebens machen, weil sie Ihnen helfen, Ihre Rückenprobleme zu überwinden. Ich weiß das aus eigener Erfahrung. Ich habe die Begeisterung meiner Patient*innen gesehen, wenn sie die Auswirkungen spüren.

Verabschieden Sie sich von Schmerzmitteln

>> *Jennifer, Ende 20, Fachkraft in einem Zentrum für Autismus, erlitt eine Rückenverletzung, als sie mit einem 90 Kilo schweren behinderten Schüler arbeitete, der seine eigenen Kräfte falsch einschätzte. Sie verletzte sich so schwer am Rücken, dass sie operiert werden musste. Frustriert und deprimiert kam sie nach einer erfolglosen Wirbelsäulenversteifung zu mir. Ihre lähmenden Schmerzen waren immer noch da. Da sie nicht in der Lage war, grundlegende tägliche Aufgaben zu erledigen, war sie auf ihren Mann angewiesen, der von Körperpflege bis Hausarbeit alles für sie übernahm. Sie lag im Bett und konnte sich nicht bewegen. Sie nahm an Gewicht zu, was ihr zusätzlich schwer zu schaffen machte.*

Bevor sie mich aufsuchte, konsultierte sie eine Reihe von Ärzten, die ihr einen Cocktail aus verschreibungspflichtigen Medikamenten verordneten; unter anderem Vicodin und Muskelrelaxantien, Standardmedikationen für solche Beschwerden. Tatsächlich entfallen 70 Prozent der in den Vereinigten Staaten verschriebenen Opioide auf Patient*innen mit chronischen Schmerzen.

Schon bald entwickelte Jennifer eine Opioidabhängigkeit. Die Medikamente halfen ihr nicht. Ihr Zustand verschlechterte sich zusehends, sie konnte sich kaum noch bewegen. Als sie neben der Medikamentenabhängigkeit zusätzlich zu trinken begann, erkannte sie, dass sie einen Ausweg aus dem Teufelskreis finden musste, in den sie geraten war.

Sie ging mit einer Einkaufstüte voller Medikamente und einer großen Flasche Wodka in die Praxis ihres Arztes und sagte ihm, dass sie mit beidem fertig sei. Anschließend versuchte sie, ihre Schmerzen selbst in den Griff zu bekommen – ohne Erfolg. Sie kam zu mir in die Praxis. Sie hatte von meinem ganzheitlichen Behandlungsansatz gehört. Ich stellte ihr das Programm »Watch Your Back« vor. Da sie stark übergewichtig war, bestand das erste Ziel darin, etwa 13 Kilo abzunehmen. Das Übergewicht konzentrierte sich vor allem auf ihre Körpermitte. Ihr Taillenumfang betrug 91 Zentimeter, sodass mehr als 18 Kilo ihre Wirbelsäule zusätzlich belasteten. Zum Vergleich: 19 Kilo entsprechen 19 Liter-Getränkeflaschen oder einem SUV-Reifen. Stellen Sie sich vor, was das für die Wirbelsäule bedeutet.

Ich ermutigte sie, ein halbes bis ganzes Kilo pro Woche abzunehmen, so würde sie ihr Ziel in sechs bis zwölf Monaten erreichen. Sie begann eine schmerzlindernde und entzündungshemmende Diät und verlor an Gewicht. Sie wurde aktiver, unternahm kurze Spaziergänge und machte Yoga. Am Ende des Jahres hatte sie ihr Zielgewicht erreicht.

Die Ergebnisse waren lebensverändernd. Die Verbesserungen, die sich einstellten, erleichterten ihr eine positive Lebenseinstellung und gaben ihr Vertrauen in ihre Fähigkeit, ihre Schmerzen zu bewältigen. Dann konnten wir einige andere Aspekte des Programms »Watch Your Back« in ihr Leben integrieren: Ich riet ihr, sich bei der Arbeit achtsam zu bewegen und sich so zu beugen, drehen, zu heben und nach Dingen zu greifen, dass die Belastung der Wirbelsäule möglichst gering war. Wir entwickelten ein Bewegungsprogramm, das aus Gehen, Schwimmen und Radeln auf einem Heimtrainer bestand.

Mit der Zeit konnte ich ihre Medikation so anpassen, dass ihre Schmerzen ohne Opioide beherrschbar waren. Schon bald kam sie ohne Betäubungsmittel zurecht und konnte ihre Ausbildung zur Verhaltenstherapeutin wieder aufnehmen.

Genau wie Jennifer haben viele andere Patientinnen und Patient*innen die Strategien des Programms erfolgreich und ohne große Probleme in ihr tägliches Leben integriert. Von der Teenagerin, deren schwerer Rucksack ihre Wirbelsäule belastete, über den Geschäftsmann, dessen lange Flugreisen und kohlenhydratreiches Essen seine Wirbelsäulengesundheit strapazierten; von der jungen Mutter, deren Rückenprobleme in der Schwangerschaft begannen und sich verstärkten, als sie ihr wachsendes Baby auf der Hüfte trug, bis zu dem Postangestellten, der den ganzen Tag über schwere Pakete schleppte – dies sind nur einige Beispiele von Menschen, die davon profitiert haben, auf ihren Rücken zu achten.

Ich möchte dazu beitragen, dass auch Ihre Geschichte zu einer Erfolgsgeschichte wird.

Der schmerzende Rücken

Sehen wir uns das Phänomen Rückenschmerzen genauer an – denn es gibt da einen großen »Artenreichtum«.

Meine Patient*innen beschreiben ihre Rückenschmerzen sehr unterschiedlich. Auf einer Skala von leicht bis schwer berichten sie über Empfindungen wie schmerzhaft, brennend, stechend, pochend, kribbelnd, scharf, dumpf, konstant, tief, klar begrenzt, vage, lästig, nagend, schwächend, abscheulich, anhaltend, quälend, betäubend, versteifend, lähmend, quälend. Menschen empfinden Schmerzen auf sehr unterschiedliche Weise.

Rückenschmerzen können blitzschnell auftreten oder sich mit der Zeit entwickeln. Die Schmerzen können kommen und gehen oder konstant bleiben. Wiederkehrende Bewegungen können zu Schmerzen führen, die sich langsam entwickeln und mit der Zeit immer stärker werden. Bei einer Bandscheibenerkrankung kann es hin und wieder zu Schüben kommen, die immer heftiger werden können. Eine Verletzung durch das Heben eines schweren Gegenstandes, durch Verdrehen oder Beugen in die falsche Richtung oder durch eine plötzliche, ruckartige Bewegung kann sofortige, akute Schmerzen verursachen. Manchmal entwickeln oder verschlimmern sich die Schmerzen erst Stunden oder Tage nach einem Unfall oder einer Verletzung.

Schmerzen schränken die Betroffenen in vielerlei Hinsicht ein – egal, ob sie ihre Enkelkinder abholen, Tennis spielen, ein Staudenbeet anlegen oder die Nacht durchtanzen möchten. Wenn der Schmerz selbst alltägliche Dinge erschwert, wie z. B. die Schuhe zu binden, Einkäufe zu tragen oder dem Hund einen Ball zuzuwerfen, kann das die Lebensfreude stark beeinträchtigen. Die emotionale Komponente von Schmerzen, insbesondere von chronischen Schmerzen, darf nicht unterschätzt werden. Das Gefühl der Einschränkung kann sehr demoralisierend sein. Es kann schwerfallen, sich neben den Schmerzen auf etwas anderes zu konzentrieren, wodurch das Leiden nur noch verstärkt wird.

Die Bezeichnungen »akut« und »chronisch« beziehen sich darauf, wie der Schmerz beginnt und wie lange er anhält. Akute Rückenschmerzen werden häufig durch eine klar identifizierbare Verletzung verursacht. Die plötzlichen, starken Schmerzen können innerhalb weniger Tage abklingen, aber sie können auch bis zu sechs Wochen anhalten. Ein erster akuter Anfall kann so intensiv sein, dass die Betroffenen sofort einen Arzt aufsuchen. Wie Sie auf den folgenden Seiten erfahren werden, lernen meine Patient*innen mit der Zeit, mit akuten Anfällen umzugehen. Im Gegensatz zu einem plötzlichen Schmerzschock, bei dem man sich am liebsten flach auf den Rücken legen möchte, entwickeln sich chronische Schmerzen in der Regel im Laufe der Zeit, können aber immer schlimmer werden. Ein Schmerz gilt als chronisch, wenn er mindestens drei Monate andauert oder über einen Zeitraum von sechs Monaten mit Unterbrechungen auftritt. Chronische Schmerzen haben nicht immer eine erkennbare Ursache.

Ständige Schmerzen zu haben, ohne zu wissen, warum, kann die Lebensqualität stark beeinträchtigen. Ich habe das viel zu oft miterlebt. Wenn der Schmerz Sie daran hindert, Dinge zu tun, die Ihnen Freude bereiten, z. B. weite Strecken zu fahren, um Freunde und Familie zu besuchen, Fußball zu spielen oder auch nur daran zu denken, lange im Kinosessel zu sitzen, um einen Film anzusehen, kann ein Gefühl von Verlust und Benachteiligung entstehen, das zu Frustration und Niedergeschlagenheit führt. Durch die Angst, die Schmerzen zu verschlimmern, schränken Sie Ihre Aktivitäten möglicherweise weiter ein, was Ihren Leidensdruck nur noch verstärkt. Ich habe allzu oft erlebt, dass chronische Rückenschmerzen erhebliche emotionale Auswirkungen auf meine Patient*innen hatten.

Die Erfahrungen aus meiner Praxis haben mich dazu veranlasst, ein besonderes Augenmerk auf die psychologischen Auswirkungen von Rückenproblemen zu legen und Wege zu finden, sowohl den Geist als auch den Körper zu behandeln. Ich möchte, dass Sie Ihre Schmerzen in den Griff bekommen, anstatt sich von ihnen beherrschen zu lassen. Das Programm »Watch Your Back« befasst sich auch mit den emotionalen und psychologischen Problemen, die Ihre Schmerzen verstärken und Ihre Heilung behindern können.

Ich nehme diese emotionale Komponente auf, um Patient*innen bei der Bewältigung und Reduzierung ihrer Schmerzen zu helfen. Eine genauere Betrachtung von akuten und chronischen Schmerzen soll Ihnen dabei helfen, Ihre Rückenschmerzen einzuordnen und mit ihnen umzugehen.

Akute Rückenschmerzen

Akute Rückenschmerzen, die plötzlich auftreten, sind in der Regel stark und von kurzer Dauer. Ein akuter Schub dauert zwischen einigen Tagen und sechs Wochen. Die meisten akuten Rückenschmerzen sind auf eine Muskelverletzung, eine Zerrung oder eine Verletzung der Weichteile zurückzuführen, die die untere Wirbelsäule oder den Nacken stützen. Schweres Heben und sich wiederholende Bewegungen können eine zu starke Belastung auf den Rücken oder die Nackenmuskulatur ausüben. Die Muskelfasern werden zu stark gedehnt und können reißen. Werden Weichteile verletzt, löst der Körper eine Entzündungsreaktion aus, um den Schaden zu beheben. Auf die Mechanismen einer Entzündungsreaktion werde ich im Detail noch im Kapitel »Die Architektur und Lebensdauer der Wirbelsäule« (s. S. 42) eingehen. Durch die Entzündung schwillt das geschädigte Gewebe an, was zu Schmerzen führt. Die betroffenen Muskeln können sich verkrampfen oder steif werden. Die Schmerzen können von der Wirbelsäule bis zum Gesäß, zu den Oberschenkeln oder zu den Knien ausstrahlen. Manchmal ist den Betroffenen nicht klar, dass eine Rückenverletzung oder ein Rückenproblem die Ursache

Wann Sie zum Arzt gehen sollten

Starke akute Schmerzen können beängstigend sein. Viele Menschen gehen sofort zum Arzt, um eine Diagnose zu erhalten und sich beraten zu lassen. Obwohl ein akuter Schmerzanfall beunruhigend sein kann, sind starke Schmerzen nicht immer ein Anzeichen dafür, dass etwas ernsthaft nicht stimmt. Akute Rückenschmerzen verschwinden in der Regel von selbst. Nach dem ersten Mal lernen die meisten Menschen, abzuwarten, bis der Schmerz nachlässt. Tatsächlich erfordern Rückenschmerzen nur selten eine sofortige ärztliche Behandlung. Sie sollten Ihren Arzt aufsuchen, wenn:

- ein Kind über Rückenschmerzen klagt.
- Sie zunehmend stärkere Schmerzen oder Schwäche in den Beinen verspüren.
- der Schmerz unerbittlich ist oder sich verstärkt.
- der Schmerz Ihren Schlaf stört.
- Sie nicht mehr aufrecht stehen können.
- Sie Fieber haben.
- Sie an Übelkeit leiden.
- Sie die Kontrolle über Ihre Blase oder Ihren Stuhlgang verlieren.

Sollten Sie eines dieser Symptome feststellen, empfehle ich Ihnen, einen Arzt aufzusuchen.

---

für Schmerzen im Knie ist. Richtig behandelt, verschwinden die Schmerzen zum Großteil, wenn nicht sogar komplett.

Die schlechte Nachricht ist, dass 20 Prozent der Menschen, die unter akuten Rückenschmerzen leiden, chronische Schmerzen mit anhaltenden Symptomen entwickeln, die ein Jahr lang andauern. Bei einigen werden die Rückenschmerzen dauerhaft und zu einer Behinderung. Wenn Sie sich nach einem akuten Schub an das Programm »Watch Your Back« halten, können Sie dies vermeiden und chronischen Rückenschmerzen entgehen.

Akuter Schmerz: Vermeiden Sie Bücken, Heben, Drehen und Streckbewegungen

Eine akute Episode von Rückenschmerzen ist intensiv und schwer zu vergessen. Vielleicht hat Sie der stechende Schmerz, den Sie verspüren, völlig »geplättet«. Manche Menschen legen sich dann ins Bett, um ihren Körper zu schonen. Auch wenn Bewegung vermutlich das Letzte ist, woran Sie denken, ist ausgedehnte Bettruhe nicht die Lösung. Eine Studie ergab, dass Patient*innen, die jegliche Aktivität vermieden, um sich zu erholen, mehr Schmerzen hatten und langsamer genasen als die, die ihre Aktivitäten anpassten. Wenn Sie nach einer kurzen Ruhepause aktiv bleiben und dabei Bewegungen vermeiden, die Ihre Rückenschmerzen auslösen oder verstärken, werden Sie sich schneller erholen. Indem Sie Ihre körperlichen Grenzen allmählich erweitern, fördern Sie die für die Heilung notwendige Durchblutung und setzen Endorphine, die natürlichen Schmerzmittel Ihres Körpers, frei.

Was tun bei akuten Rückenschmerzen?

Wenn Sie einen plötzlichen Schmerz verspüren und denken, dass Sie sich den Rücken verrenkt haben, halten Sie inne, egal, was Sie gerade tun. Richten Sie sich auf und bleiben Sie stehen. Versuchen Sie nicht, den Schmerz zu übergehen und normal weiterzumachen. Suchen Sie sich einen Stuhl und setzen Sie sich aufrecht hin, um zu sehen, ob der Schmerz abklingt oder verschwindet. Probieren Sie ein paar sehr sanfte Dehnungen im Sitzen (s. S. 125) aus, um zu sehen, ob Sie Ihren verkrampften oder steifen Rücken entspannen können. Wenn eine Dehnung schmerzhaft ist, hören Sie auf damit. Legen Sie sich rücklings auf den Boden oder auf Ihr Bett.

Bei akuten Schmerzen sollten Sie dies vermeiden:
- Tiefes Bücken/starkes Beugen der Wirbelsäule und Heben von mehr als 2,5 Kilo
- Drehungen
- Streckung

In den ersten ein bis zwei Tagen besteht Ihr Ziel darin, Schmerzen und Muskelkrämpfe zu reduzieren. Ruhe und Eispacks sind die ersten Maßnahmen.
- Wenn Sie sich komplett handlungsunfähig fühlen, versuchen Sie es mit einer begrenzten Bettruhe. Mit »begrenzt« meine ich nicht mehr als zwei Tage Inaktivität. Es ist erwiesen, dass Menschen, die bei Auftreten von Rückenschmerzen ihre Aktivitäten ohne Bettruhe fortsetzen, eine bessere Beweglichkeit des Rückens bewahren als diejenigen, die eine Woche lang das Bett hüten. Andere Studien deuten darauf hin, dass Bettruhe die Rückenschmerzen verschlimmern und zu weiteren Komplikationen wie Depressionen, Muskelabbau und Blutgerinnseln in den Beinen führen kann.
- Legen Sie in den ersten zwei Tagen mehrmals täglich für kurze Zeiträume Eispacks mit Stoffüberzug auf. Das Auflegen von mit einem Tuch umwickelten Eis- oder Kältepacks auf die schmerzende Stelle wirkt gegen die Entzündung und lindert den Schmerz. Die Kältebehandlung trägt dazu bei, die Blutgefäße zu verengen, Schwellungen zu reduzieren und wirkt betäubend. Kältekompressen können dazu beitragen, mögliche Gewebeschäden zu minimieren, indem sie den Blutfluss im entzündeten Bereich verlangsamen. Wenn Sie keine Kältekompressen oder Eispacks haben, können Sie auch einen Beutel mit gefrorenem Gemüse oder in ein Handtuch eingewickelte Eiswürfel verwenden.
- Schlafen und ruhen Sie auf dem Rücken, um die betroffenen Muskeln zu unterstützen. Verwenden Sie spezielle Kissen oder Lendenwirbelstützen, um Ihren Rücken zu entlasten. Sie haben kein Lendenwirbelkissen? Dann rollen Sie ein Handtuch zusammen und legen Sie es unter die Krümmung Ihres Rückens. Vermeiden Sie es, auf dem Bauch zu schlafen, da dies Ihre Rückenschmerzen verschlimmern kann.
- Ein rezeptfreies nichtsteroidales Antirheumatikum (NSAID) wie Ibuprofen oder Naproxen (Aleve) kann Schmerzen und Schwellungen lindern. Verwenden Sie solche Medikamente nur für einen kurzen Zeitraum, da NSAIDs Magen- und Magen-Darm-Beschwerden verursachen und bei manchen Menschen das Risiko für Herzinfarkt und Schlaganfall erhöhen können. Sie können auch Paracetamol einnehmen, das weniger wirksam, aber magenfreundlicher ist. Die Dosierung sollte mit Ihrem Arzt besprochen werden.

Kehren Sie nach zwei Tagen zu einem annähernd normalen Tagesablauf zurück, um eine schnelle Erholung zu fördern. Steigen Sie langsam wieder in den Sport ein und beginnen Sie mit sanften Dehnübungen.

Akute Fälle

» *Ein fünfundvierzigjähriger Computeringenieur namens Jack war in ein großes Projekt vertieft. Er hatte wochenlang zwölf Stunden am Tag vor seinem Computer gesessen. Als Jack eines Morgens aufstand, um zu einer Besprechung zu gehen, spürte er ein Reißen und Knacken in seinem rechten unteren Rücken und einen sehr starken Schmerz. Er hatte so starke Schmerzen, dass er um einen sofortigen Termin bat. Seine MRT- und Röntgenaufnahmen waren nicht weiter auffällig.*

Eines der häufigsten Szenarien in meiner Praxis sind Patient*innen mit akuten Schmerzen auf der rechten oder linken Seite des unteren Rückens, die mit einem Klicken, Schnappen oder Knacken auftreten. Dieser Schmerz wird oft durch eine Funktionsstörung der Facettengelenke verursacht, die die Dreh- und Angelpunkte der Wirbelsäule bilden. Sie sorgen für die Beweglichkeit, so wie die Hüft- und Kniegelenke. Insbesondere Profisportler müssen sich aufwärmen und ihre Facettengelenke bewegen, die eine Quelle der Kraft und Flexibilität sein können. Um diese Gelenke funktionsfähig zu halten, müssen sie bewegt werden. Ist das nicht der Fall, kommt es zu Schmerzen. Diese können verhindert werden, wenn den Wirbelgelenken besondere Aufmerksamkeit geschenkt wird.

Wenn Menschen viel sitzen und den Wirbelgelenken keinen Bewegungsspielraum geben, werden Tätigkeiten wie Aufstehen, Gehen, Bettenmachen oder Gartenarbeit schmerzhaft. Die Facettengelenke umschließen den Nervenkanal der Wirbelsäule, und haben eine Nervenversorgung, die als medialer Ast des Ramus dorsalis bezeichnet wird. Wenn die Gelenke nicht mehr richtig funktionieren, schmerzt der Nerv. Jede Bewegung kann dazu führen, dass sich der gesamte Nerv, der unterhalb der Gelenke verläuft und zu den Beinen führt, entzündet und schmerzt. Bei Menschen, die viel sitzen, kann eine Bewegung manchmal dazu führen, dass Gelenkkapseln reißen und lokale Schmerzen verursachen.

Ich injizierte Jack lokal ein entzündungshemmendes Mittel und Marcaine, ein lokales Betäubungsmittel. Durch Druck auf die schmerzende Stelle an seinem Rücken bewegte ich das Facettengelenk sanft. Es ging ihm sofort um 50 Prozent besser. Ich empfahl ihm, den unteren Rücken leicht zu beugen und zu strecken, entzündungshemmende Mittel, die Verwendung von Wärmepackungen und lange, heiße Duschen. Innerhalb von zwei Wochen hatte er sich wieder erholt.

- Steigern Sie sich dann zu anspruchsvolleren Bewegungen und Kraftübungen.
- Führen Sie eine Wärmetherapie durch, sobald die Entzündung abgeklungen ist.

Die Anwendung von Wärme in kurzen Intervallen verbessert die Flexibilität der Weichteile, die Beweglichkeit der Muskeln und die allgemeine Funktion des Rückens.

Lokale Wärme regt die Blutzirkulation im Rücken an, wodurch für die Heilung notwendige Nährstoffe in das verletzte Gewebe gelangen. Anstelle einer handelsüblichen Wärmepackung können Sie auch eine Socke mit Reis füllen und diese in der Mikrowelle erhitzen. Auch eine gewöhnliche Wärmflasche hilft. Noch einfacher ist es, eine heiße Dusche oder ein Bad zu nehmen.

Mit diesem Zwei-Phasen-Ansatz erholen sich die meisten Menschen innerhalb von zwei Wochen vollständig.

Chronische Rückenschmerzen

Wenn Ihre Rückenschmerzen länger als vier bis sechs Wochen andauern, spricht man von chronischen Rückenschmerzen. Sie können schwerwiegend sein, doch meistens sind chronische Schmerzen eher leicht, nagend oder brennend und können von Taubheit, Kribbeln, Steifheit oder Schwächegefühlen begleitet sein. Chronische Schmerzen stehen oft im Zusammenhang mit den Wirbelgelenken, den Bandscheiben oder den stützenden Rückenmuskeln. Die Schmerzen können auch mit Belastungen von Knochen, Muskeln, Bändern, Gelenken, Nerven oder des Rückenmarks zusammenhängen, oder Krankheiten und Verletzungen spielen eine Rolle. Die Nervenwurzeln des betroffenen Bereichs Ihres Rückens senden Signale durch die Nervenenden, das Rückenmark hinauf und ins Gehirn, wo diese Signale als Schmerz wahrgenommen werden.

Häufig kann die Ursache der Schmerzen nicht identifiziert werden. In der Vergangenheit wussten 85 bis 90 Prozent aller Rückenschmerzpatient*innen nicht, was die Ursache ihrer chronischen Schmerzen war. Durch körperliche Untersuchungen, MRTs und Röntgenaufnahmen ist es heute eher möglich, eine Diagnose zu stellen. Die meisten Menschen, die unter Rückenschmerzen leiden, erfahren jedoch nie, was die Ursache ihrer chronischen Schmerzen ist. In vielen Fällen ist die Verletzung oder die Erkrankung, die die Schmerzen ausgelöst hat, vollständig ausgeheilt, aber die Schmerzen bleiben bestehen. Auch wenn das ursprüngliche Problem unbekannt oder ausgeheilt ist, sind die chronischen Schmerzen real.

Der biologische Mechanismus, der chronischen Rückenschmerzen zugrunde liegt, ist nicht vollständig geklärt. Vereinfacht ausgedrückt geht man davon aus, dass die Nervenbahnen, die Schmerzsignale von den Nervenenden durch das Rückenmark an das Gehirn leiten, sensibilisiert werden. Dadurch werden Schmerzen häufiger und intensiver wahrgenommen. Selbst nachdem eine Verletzung oder Krankheit ausgeheilt ist, können sensibilisierte Nervenbahnen weiterhin Schmerzsignale an das Gehirn senden. Dieser Schmerz kann schlimmer sein als jener, der durch das ursprüngliche Problem verursacht wurde.

Auf körperlicher Ebene verschlimmert längere Inaktivität die Rückenschmerzen, weil die Wirbelsäule steif wird und an Kraft und Leistungsfähigkeit verliert. Körperliche Bewegung und Sport regen den Heilungsprozess bei den meisten Rückenproblemen an. Statt Bettruhe und Untätigkeit ist kontrollierte, schrittweise Bewegung oft die beste langfristige Lösung, um Ihren Rücken zu heilen, Schmerzen zu lindern und künftigen Problemen vorzubeugen. Bewegung nährt und repariert nicht nur die Wirbelsäulenstrukturen, sondern hält auch Ihren Rücken flexibel und stark. Gleichzeitig hebt Bewegung die Stimmung, weil sie die Produktion von Endorphinen anregt, sogenannten »Wohlfühl-Hormonen«, die vom zentralen Nervensystem und der Hirnanhangdrüse produziert werden und Schmerzen lindern und Stress abbauen.

Viele Studien haben gezeigt, dass eine Bewegungseinschränkung oft zu psychischen Belastungen führt, die wiederum das Schmerzempfinden verstärken können. Chronische Schmerzen gehen oft über das Körperliche hinaus.

Der Zusammenhang zwischen chronischen Rückenschmerzen und Emotionen

Bei vielen Menschen treten Rückenschmerzen immer wieder auf, dauern ein paar Tage an und verschwinden dann wieder. Die meisten lernen, mit den Schmerzen umzugehen, da sie wissen, dass ein Ende in Sicht ist. Im Gegensatz dazu sind chronische Schmerzen unerbittlich. Entweder gibt es keine Schmerzpause, oder der Schmerz kehrt regelmäßig zurück. Ich weiß, wie sehr chronische Rückenschmerzen das Leben meiner Patient*innen beeinträchtigen. Schmerzen können sich auf die Stimmung, die Konzentration, das Gedächtnis, den Appetit und den Schlaf auswirken. Für viele ist der psychische Stress, der durch den Versuch, mit den Schmerzen fertigzuwerden, verursacht wird, genauso schlimm wie die Schmerzen selbst. Was sie erleben, macht sie depressiv, ängstlich und reizbar und das Gefühl des Kontrollverlustes verschlimmert ihre Schmerzen noch.

Tatsache ist, dass Schmerzen wahrscheinlicher sind, wenn Sie Schwierigkeiten haben, mit Stress umzugehen. Wenn Sie Schmerzen haben, fühlen Sie sich wahrscheinlich gestresst und ängstlich. Wenn Sie den Stress nicht bewältigen können, verkrampfen sich Ihre Muskeln, was die Schmerzen nur noch verschlimmert. Ein Kreislauf aus emotionalem und körperlichem Schmerz wird in Gang gesetzt.

Manche Menschen haben so viel Angst, ihren Zustand zu verschlimmern, dass ihr Rückenproblem zur Blockade wird. Ihre Angst lässt sie mentale Barrieren gegen körperliche Aktivität aufbauen. Sie befürchten, Aktivität sei schädlich und zu viel Bewegung könne ihren Rücken weiter verletzen und ihr Leiden verstärken. Diese Vermeidung von körperlicher Aktivität kann leicht zu einer sich selbst erfüllenden Prophezeiung werden. Es geht nicht nur darum, dass die körperlichen Vorteile von Dehnungen und Übungen verkannt werden. Wenn Sie das Schlimmste erwarten, werden sich Ihre Schmerzen auch schlimmer anfühlen. Diese negative Einstellung kann die chemischen Prozesse im Gehirn stören und den Schmerz übermächtig machen.

Zu Beginn eines Rückenproblems sind die Schaltkreise der Schmerzempfindlichkeit in Ihrem Gehirn aktiv. Wenn der Schmerz anhält, verlagert sich die Aktivität von den

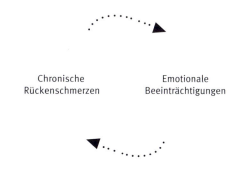

Chronische Rückenschmerzen — Emotionale Beeinträchtigungen

Eine Abwärtsspirale: Schmerztabletten und Rückenprobleme

>> Jill, dreiundsechzig, ist Sozialarbeiterin im Ruhestand. Sie litt unter chronischer Müdigkeit, Angstzuständen, Depressionen und Rückenschmerzen. Sie hatte erhebliche Probleme, alltägliche Tätigkeiten wie Kochen, Putzen und Gehen auszuführen. Sie erzählte mir, dass sie über die Jahre viele Diagnosen erhalten hatte. Ihr letztes MRT des Gehirns zeigte frühe degenerative Veränderungen, die sich durch Vergesslichkeit bemerkbar machten. MRTs und Röntgenaufnahmen der Lenden- und Halswirbelsäule zeigten degenerative Veränderungen ohne Kompression der Wirbelsäule.

Im Laufe der Zeit war sie fünfmal an der Wirbelsäule (sowohl im Nacken- als auch im Rückenbereich) operiert worden. Fünfundzwanzig Jahre lang hatte sie täglich 100 mg Oxycontin eingenommen. Da sie gerade aus New York umgezogen war, suchte sie einen neuen Wirbelsäulenspezialisten. Sie bat mich, die Ausstellung ihrer Betäubungsmittelrezepte zu übernehmen. Sie hatte so viel über Oxycontin gehört und gelesen, dass sie die Einnahme des Medikaments unbedingt beenden wollte.

Aufgrund der Einnahmemenge von 100 mg täglich – einer sehr hohen Dosis – war es sehr wahrscheinlich, dass sie eine Toleranz gegen das Medikament entwickelt hatte. Opioide werden in der Leber größtenteils durch die Enzyme CYP2D6 oder CYP3A4 verstoffwechselt. Bei diesem Vorgang verändern sie die Potenz und die medizinische Wirkung des Medikaments. Der Patient benötigt dadurch immer mehr Betäubungsmittel.

Ich erklärte Jill die enge Verbindung zwischen chronischen Schmerzen und Depressionen. Wissenschaftliche Studien über Fibromyalgie, Lupus, Osteoarthritis und rheumatoide Arthritis zeigen, dass Menschen, die mehr negative Emotionen erleben, auch über mehr Schmerzen berichten. Dieselben Menschen leiden häufiger an Depressionen, Rückenschmerzen und Stimmungsproblemen. Ich empfahl Jill eine intensive Psychotherapie; ihr Psychiater setzte Gesprächspsychotherapie und Antidepressiva ein. Ihre Rückenschmerzen wurden besser, als ihre Depression nachließ.

Nach einem Jahr nimmt Jill 80 mg Narkotika pro Tag ein, die ihr von einem Spezialisten für chronische Schmerzen verschrieben wurden. Um ihre Rückenschmerzen zu lindern, nimmt sie NSAIDs (nichtsteroidale Antirheumatika), Paracetamol und Gabapentinoide, die keine Betäubungsmittel sind. Die Antidepressiva, die ihr Psychiater verordnete, tragen dazu bei, ihre Stimmung zu heben. Sie gibt an, *dass ihre Rückenschmerzen um 25 Prozent besser geworden sind. Die Wassertherapie ist ihre Lieblingsbehandlung, weil sie sich mehr bewegen kann, ohne ihr Gewicht im Wasser tragen zu müssen. Jill spricht sehr gut auf Akupunktur an, die ihre Schmerzen lindert und ihre Stimmung verbessert. Sie fühlt sich geerdeter und ruhiger, wenn sie meditiert.*

Chronische Rückenschmerzen führen häufig zur langfristigen Einnahme von Betäubungsmitteln. Die Abhängigkeit von Schmerzmitteln ist ein komplexes Problem, das es zu beseitigen gilt. Es sind mehrere Behandlungsansätze erforderlich. Der in dieser Geschichte beschriebene Ansatz führte zu einer glücklicheren Patientin mit weniger Rückenschmerzen, die jedoch immer noch hochdosierte Betäubungsmittel benötigt. Die Abhängigkeit von Betäubungsmitteln hat epidemische Ausmaße angenommen. Wir Ärzte müssen uns frühzeitig mit Behandlungsmöglichkeiten befassen, indem wir die Strategien des Programms »Watch Your Back« einbeziehen, um den Bedarf an Schmerzmitteln zu verringern. Wir können die Spirale der Opioidabhängigkeit aufhalten oder verhindern, dass sie überhaupt erst entsteht.

Schmerzschaltkreisen auf Schaltkreise, die Emotionen verarbeiten. Schmerz ist untrennbar mit Emotionen verbunden. Aus diesem Grund sind Sie wahrscheinlich reizbar und erleben Stimmungsschwankungen, wenn Sie Schmerzen haben. Bei chronischen Schmerzen können körperliche und emotionale Schmerzen in fast denselben Schaltkreisen des zentralen Nervensystems vorhanden sein. Die Aktivierung komplexer Systeme im Gehirn kann Ihre Schmerzempfindlichkeit erhöhen und gleichzeitig die Schmerztoleranz verringern. Dieses Szenario gilt es zu vermeiden.

Schmerz kann Ihr Gehirn neu verdrahten. Wenn Sie sich am Rücken verletzen, wirkt der Schmerz wie ein Überlebenssignal für das Gehirn, das Ihren Körper auf »Kampf oder Flucht« vorbereitet. Im Notfallmodus verändert sich das Gehirn physisch und chemisch als Reaktion auf die wahrgenommene Bedrohung und setzt eine Reihe von Prozessen im Körper in Gang, darunter eine erhöhte Herzfrequenz, eine verstärkte Durchblutung der Muskeln und andere Stressreaktionen, um der Bedrohung entweder zu entkommen oder sie zu bekämpfen. Wenn der Schmerz nur vorübergehend ist, löst der Körper diesen Zustand in der Regel auf und kehrt zur Normalität zurück. Chronische Schmerzen verlängern diese systemischen und chemischen Veränderungen im Gehirn, die körperlich schädlich sein und zu psychologischen Veränderungen führen können. Im Laufe der Zeit beeinflussen diese Veränderungen die Funktionsweise des Gehirns und führen zu Verhaltensänderungen.

Viele Studien haben gezeigt, dass es einen Zusammenhang zwischen chronischen Rückenschmerzen und psychischen Störungen gibt. Eine Studie ergab, dass Menschen mit chronischen Rückenschmerzen mehr als doppelt so häufig an Depressionen, Angstzuständen, Drogenmissbrauch und Schlafmangel leiden wie solche ohne Rückenschmerzen. Eine andere Studie mit mehr als 100 000 Teilnehmern ergab, dass chronische Rückenschmerzen und psychische und emotionale Störungen sich gegenseitig bedingen – eine Dauerschleife.

Zur Erklärung: Die Studie zeigte, dass chronische Rückenschmerzen ein Risikofaktor für Depressionen sind und Depressionen ein Risikofaktor für Rückenschmerzen. Bei den Teilnehmern mit chronischen Rückenschmerzen war die Wahrscheinlichkeit, an einer Depression zu erkranken, sechsmal höher als bei schmerzfreien Personen. Umgekehrt hatten schmerzfreie Personen, bei denen später eine Depression diagnostiziert wurde, ein dreimal höheres Risiko, chronische Rückenschmerzen zu entwickeln, als Personen ohne Depression. In dieser Studie wurde auch festgestellt, dass die Depressionsrate mit zunehmender Stärke der Schmerzen anstieg. Kurz gesagt: Chronische Rückenschmerzen können eine emotionale Reaktion auslösen, die den Schmerz verstärkt und einen Kreislauf aus körperlichem und psychischem Leiden in Gang setzt. Wenn Sie die neun Strategien des Programms »Watch Your Back« in Ihr Leben integrieren, können Sie diesen Kreislauf wirksam durchbrechen oder verhindern, dass er entsteht.

Um Ihnen einen Einblick zu geben, wie sich alltägliche Entscheidungen auf Ihren Rücken auswirken, werden im folgenden Kapitel einige der häufigsten Faktoren dargestellt, die zu Rückenproblemen beitragen und von denen Sie die meisten selbst beeinflussen können. Sobald Sie die physischen und psychischen Auslöser für Ihre Schmerzen erkennen, können Sie etwas gegen sie unternehmen.

Auslöser für Rückenschmerzen

Es gibt viele Faktoren, die zu Rückenproblemen beitragen, und einige davon werden Sie vielleicht überraschen.

Eine schlechte Körperhaltung ist eine der Hauptursachen für Rückenschmerzen, da sie zusätzlichen Druck auf die Wirbelsäule ausübt. Wenn Ihre Körperhaltung nicht stimmt, muss Ihre Wirbelsäule die Belastung auffangen. Wenn Sie die Schultern hängen lassen und den Kopf nach vorne schieben, begünstigt der Druck den Verschleiß der Wirbelsäulenstrukturen.

Wie Sie bereits erfahren haben, bietet Stress, sowohl emotionaler als auch körperlicher Art, die Grundlage für Rückenprobleme. Ich muss Ihnen wohl nicht erklären, dass Jobs, die schweres Heben, Schieben, Ziehen oder eintönige Bewegungsmuster erfordern, das Risiko für Verletzungen und Rückenschmerzen erhöhen. Wenn Sie sich bei einer dieser Tätigkeiten nicht korrekt bewegen, steigt die Wahrscheinlichkeit, dass Sie sich verletzen.

Ihnen ist wahrscheinlich bewusst, dass das ganztägige Sitzen am Schreibtisch oder lange Autofahrten ohne Pausen ebenso schädlich sein können wie körperliche Arbeit. Die »Sitzkrankheit« ist zu einem viel beachteten Gesundheitsthema geworden. Ein vorwiegend sitzender Lebensstil kann zu Schmerzen im unteren Rückenbereich führen, aber nicht jede Bewegung schafft Abhilfe. Sportarten mit hoher Belastung wie Joggen, Basketball und Fußball oder solche, bei denen man sich drehen und wenden muss, wie Tennis, Golf und Skifahren, können die Wirbelsäule belasten, was zu Rückenproblemen führen kann.

Einige körperliche Merkmale erhöhen die Wahrscheinlichkeit, irgendwann Rückenschmerzen zu bekommen. Wenn Sie übergewichtig, schwanger oder groß sind, rauchen oder große Brüste haben, ist die Wahrscheinlichkeit größer, dass Sie Rückenschmerzen bekommen. Auch bestimmte Modeerscheinungen können mit der Zeit Ihrer Wirbelsäule schaden. Mein Ziel ist es, Ihr Bewusstsein für Handlungen, Entscheidungen und Eigenschaften zu schärfen, die mit Rückenproblemen verbunden sind.

Die Körperhaltung – die Hauptursache für Rückenschmerzen

Eine gute Körperhaltung ist essenziell für die Gesundheit der Wirbelsäule. Sie verbessert nicht nur Ihr Aussehen, sondern tut Ihnen auch sehr gut. Wenn Ihr Körper richtig aufgerichtet ist, wird Ihre Wirbelsäule durch das richtige Maß an Muskelspannung gegen die Schwerkraft gestützt. Eine geringere Belastung der Bänder, die die Wirbelgelenke verbinden, trägt dazu bei, das Verletzungsrisiko zu minimieren. Eine gute Körperhaltung belastet die Muskeln und Bänder, die Ihre Wirbelsäule stützen, so wenig wie möglich, und Ihre Muskeln arbeiten effizienter, was Überlastung und Ermüdung vorbeugt. So haben Sie mehr Energie.

Ich definiere eine gute Haltung so: Die Ohren stehen in einer Linie mit den Schultern und die Schulterblätter sind nach hinten/zusammengezogen. Eine Visualisierungsübung kann Ihnen helfen, die perfekte Haltung zu erreichen.

Die beste Sitzposition hängt von Ihrer Körpergröße, dem verwendeten Stuhl und der Tätigkeit ab, die Sie im Sitzen ausführen. Der Schlüssel zu einer guten Sitzhaltung ist, dass die Füße flach auf dem Boden stehen, die Schultern entspannt sind und der Rücken am Stuhl anliegt. Verwenden Sie ein Kissen oder eine Rückenlehne, um Ihren unteren Rücken zu stützen, wenn er nicht am Stuhl anliegt. Überkreuzen der Beine, »Hängen« zur Seite oder Sitzen vorne auf der Stuhlkante mit gekrümmter Wirbelsäule sind schlecht für den Rücken.

Die Auswirkungen einer guten Körperhaltung gehen über den physischen Aspekt hinaus. Die Forschung hat einen Zusammenhang zwischen schlechter Körperhaltung und Müdigkeit nachgewiesen. Eine Studie ergab, dass Patient*innen mit leichten bis mittelschweren Depressionen sich wacher und weniger ängstlich fühlten, wenn sie

Die perfekte Körperhaltung

Visualisierung kann Ihre Haltung verbessern. Wenn Sie sich eine gerade Linie vorstellen, die von der Decke bis zum Boden durch Ihren Körper verläuft, sollten Ihre Ohren, Schultern, Hüften, Knie und Knöchel an dieser Linie ausgerichtet sein. Um eine gute Körperhaltung zu gewährleisten, stellen Sie sich vor, dass an Ihrem Kopf ein Seil befestigt ist, das Sie nach oben zieht und Sie aufrichtet. Achten Sie darauf, dass Ihr Rücken stabil bleibt. Stellen Sie sich vor, dass Sie Ihren Kopf zur Decke strecken, ohne auf Zehenspitzen zu stehen. Versuchen Sie, den Abstand zwischen Ihrem Brustkorb und Ihrem Becken zu vergrößern.
Fühlen Sie sich besser, wenn Sie so stehen? Ist es einfacher, tief zu atmen? Halten Sie während des Tages ab und zu inne und kontrollieren Sie Ihre Haltung. Wenn Sie feststellen, dass Sie die Schultern hängen lassen, denken Sie an diese einfache Formel: Die Ohren sind bündig mit den Schultern, die Schulterblätter ziehen zueinander.

Rücken und Schultern beim Sitzen aufrecht hielten. Eine andere Studie ergab, dass Personen, die beim Gehen die Schultern hängen ließen, sich depressiver fühlten als solche mit einer guten Körperhaltung. Als die Teilnehmenden in eine aufrechtere Haltung wechselten, waren sie positiver gestimmt und ihr Energielevel stieg. Weitere Untersuchungen haben gezeigt, dass eine gute Körperhaltung das Selbstwertgefühl und die Stimmung der Teilnehmenden, die nicht depressiv waren, verbessert. Sie wissen bereits, dass es einen Zusammenhang zwischen chronischen Rückenschmerzen und Depressionen und Angstzuständen gibt. Die Erkenntnis, dass eine gute Körperhaltung Ihre Energie steigern und Ihre Stimmung verbessern kann, sollte Sie davon überzeugen, sich um eine aufrechte Haltung zu bemühen.

Wenn Sie erkennen, wie stark sich die Art und Weise, wie Sie stehen oder sitzen, auf Ihre Schmerzen auswirkt, sollte eine gute Körperhaltung oberste Priorität werden. Die Vorstellung, dass Sie Rückenschmerzen lindern oder verhindern können, indem Sie einfach aufrechter stehen, ist ein großartiger Ansporn. Im Kapitel »Die aufrechte Haltung« (s. S. 68) finden Sie Übungen, mit denen Sie häufige Haltungsfehler korrigieren können.

Stress und Rücken- und Nackenschmerzen

Stress ist eine Selbstverständlichkeit im modernen Leben. Belastende Sorgen und Druck zermürben Sie nicht nur emotional, sondern auch körperlich. Wie ich bereits im vorigen Kapitel erklärt habe, läuft Ihr Körper bei Stress zur Höchstform auf. Ihr Herz pocht und Ihr Atem wird schneller. Ihre Muskeln spannen sich an. Diese Anspannung tritt häufig im Nacken, in den Schultern und in der Wirbelsäule auf. Länger andauernde Verspannungen in diesen Bereichen können zu Rückenschmerzen führen.

Eine stressige Situation, wie z. B. ein knapper Abgabetermin oder Geldsorgen, kann die »Kampf-oder-Flucht«-Reaktion auslösen, also eine Reihe von Prozessen in Ihrem Körper, die Ihnen helfen, eine bedrohliche Situation zu überleben oder ihr zu entkommen. Es wird maximale Energie zu den Teilen des Körpers geleitet, die sie am dringendsten benötigen, um Sie vor körperlichen Schäden zu schützen. Es werden die Ausschüttung von Hormonen, einschließlich Adrenalin und Cortisol, sowie physiologische Veränderungen ausgelöst, die Ihnen helfen sollen, die Bedrohung abzuwehren oder sich in Sicherheit zu bringen. Wenn Sie Angst haben oder sich Sorgen machen, spannen sich Ihre Muskeln an, und Ihre Herzfrequenz und Ihr Blutdruck steigen. Ihr Atem wird schneller, um die Sauerstoffmenge im Blut zu erhöhen. Der Blutfluss zu oberflächlichen Bereichen des Körpers wird reduziert, um mögliche Blutungen zu minimieren, während der Fluss zu den Muskeln, dem Gehirn, den Beinen und den Armen erhöht wird, um ausreichend Energie für einen Kampf oder eine Flucht bereitzustellen. Ihr Immun-, Verdauungs- und Heilungssystem wird heruntergefahren, da sie bei Kampf oder Flucht nur Energie binden würden. Die »Kampf-oder-Flucht«-Reaktion ist für mich sehr beeindruckend. Die Geschwindigkeit und Komplexität, mit denen der Körper sofort reagiert, ist bemerkenswert.

Wenn Sie chronisch gestresst sind, kann Ihr Körper die »Kampf-oder-Flucht«-Reaktion als Antwort auf Situationen auslösen, die nicht lebensbedrohlich sind, wie Arbeitsdruck, Eheprobleme, Verkehrsstaus oder auch nur, dass Sie etwas auf ihrer Einkaufsliste vergessen haben. Obwohl keine physische Bedrohung vorliegt, aktiviert Ihr psychologischer Stress immer wieder die Notfallreaktion. Wenn Sie sich über einen längeren Zeitraum im Notfallmodus befinden, hat dies dauerhafte Auswirkungen auf Ihre physische und psychische Gesundheit. Forschende haben herausgefunden, dass chronischer Stress Bluthochdruck begünstigt und Veränderungen im Gehirn verursacht, die zu Angstzuständen, Depressionen und Suchtverhalten beitragen können. Ein erhöhter Spiegel des Stresshormons Cortisol kann zu Verlust an Muskelmasse und verstärkter Fettansammlung führen. Keine dieser möglichen Auswirkungen ist gut für Ihren Rücken.

Stress und Nackenschmerzen

Eine von Statista.com veröffentlichte Umfrage ergab, dass Stress die am häufigsten genannte Ursache für Nacken- und Rückenschmerzen ist. Verspannungen im Nacken können Muskelschmerzen und Kopfschmerzen verursachen. Bei einer schlechten Körperhaltung werden die Nackenmuskeln noch stärker beansprucht. Chronische Nackenschmerzen können zu Müdigkeit, Depressionen und Reizbarkeit führen, was Stress und Schmerzen weiter verstärkt.

Stress und Schmerzen im mittleren Rückenbereich

Schmerzen im mittleren Rückenbereich betreffen die Muskeln, die von der Atmung beeinflusst werden, nämlich die Brust- und Schultermuskulatur. Wenn Sie gestresst sind, verändert sich Ihre Atmung, sie wird schneller und flacher. Die Schultern werden nach oben gezogen. Diese Veränderungen führen zu Anspannung und Belastung und damit zu Schmerzen im mittleren Rücken.

Stress und Schmerzen im unteren Rückenbereich

Die untere Hälfte der Rückenmuskulatur beeinflusst die Beweglichkeit und die Körperhaltung. Ich habe festgestellt, dass viele meiner Patient*innen in stressigen Zeiten mehr sitzen. Sie dehnen sich nicht, um ihre verspannten Muskeln zu entlasten, was aber gegen Schmerzen im unteren Rücken helfen würde. Wenn Sie mit der Arbeit überfordert sind und stundenlang am Computer sitzen oder eine ganze Staffel einer Fernsehserie sehen, die Sie verpasst haben, können Sie Ihre Wirbelsäule und die unteren Rückenmuskeln überlasten. Der Zusammenhang zwischen Stress und Rückenschmerzen ist ein weiteres Beispiel für die Verbindung zwischen Körper und Geist. Wie Sie in Teil 2 sehen werden, bietet das Programm »Watch Your Back« verschiedene Strategien, die Ihnen helfen, sich zu entspannen, sorgenvolle Gedanken zu stoppen und lockerer zu werden.

Untätigkeit und Rückenschmerzen

Langes Sitzen und fehlende Bewegung erhöhen das Risiko, anhaltende Rückenschmerzen zu entwickeln. Das Sitzen über lange Zeiträume hat weitreichende Folgen, die Wissenschaftler als »Sitzkrankheit« bezeichnen. Inaktivität wird mit Fettleibigkeit, Diabetes und einem hohen Risiko für Herz-Kreislauf-Erkrankungen in Verbindung gebracht.

Aktiv zu sein ist für Sie von unschätzbarem Wert. Einfach ausgedrückt: Bewegung ist gut für Ihren Rücken und Ihre allgemeine Gesundheit. Wenn Sie unter Rückenschmerzen leiden, fördert Bewegung die Durchblutung des betroffenen Bereichs, was Entzündungen und Muskelverspannungen verringert. Körperliche Aktivität hält Sie außerdem beweglich, bewahrt Ihr Gleichgewicht und verbessert Ihre Haltung. Regelmäßige Bewegung mildert die schädlichen Auswirkungen von Stress auf Ihren Körper, fördert die Durchblutung, verbessert Ihren Schlaf und baut Muskelmasse auf – all dies trägt zur Gesundheit Ihrer Wirbelsäule bei. Übungen mit Gewichten stärken zudem Ihre Knochen.

Wenn Sie aktiv sind, sehen Sie nicht nur besser aus und fühlen sich besser, sondern werden auch optimistischer. Bewegung hilft gegen Depressionen und Ängste und steigert Ihr Wohlbefinden. Angesichts dieser Vorteile sollten Sie sich moderate Bewegung zur Gewohnheit machen; sie sollte so normal sein wie Zähneputzen.

Eines meiner Hauptziele ist es, Sie in Bewegung zu bringen. Das Programm gibt Ihnen Tipps, wie Sie schmerzlos mehr Bewegung in Ihr Leben integrieren können. Die Vorteile, die sich daraus ergeben, sind unermesslich.

Zusätzliche Risikofaktoren für die Entstehung von Rückenschmerzen

Verschiedene körperliche Merkmale können Sie anfälliger für die Entwicklung von Rückenproblemen machen. So wirken sich beispielsweise Übergewicht, große Brüste, Schwangerschaft und Körpergröße auf Ihre Wirbelsäule aus. Rauchen ist nicht nur eine schlechte Angewohnheit, sondern auch eine, die Rückenschmerzen fördern kann. Auch wenn Sie sich darüber vielleicht keine Gedanken machen, können die Kleidung und die Accessoires, die Sie tragen, eine direkte Auswirkung auf Ihre Wirbelsäule haben.

Fettleibigkeit und die Wirbelsäule

Meine jüngste Studie befasst sich mit dem Zusammenhang zwischen Fettleibigkeit, insbesondere in Form von Bauchfett, und Wirbelsäulenproblemen. In Deutschland waren 2019 rund 54 % aller Erwachsenen übergewichtig. Im Jahr 2016 waren weltweit 1,9 Milliarden Erwachsene übergewichtig oder fettleibig. Es ist bekannt, dass Fettleibigkeit schlecht für die Gesundheit ist. Übermäßiges Bauchfett wird mit Diabetes, Herzerkrankungen und dem metabolischen Syndrom in Verbindung gebracht. Diese Zusammenhänge sind auch in den Medien sehr präsent. Aber nur wenige bringen Übergewicht mit Rückenschmerzen in Verbindung. Die Ergebnisse meiner Studie zur zusätzlichen Belastung der Wirbelsäule durch übermäßiges Bauchfett sind augenöffnend. Das Ausmaß der Belastung durch Übergewicht im Bauchbereich ist erheblich. Mit steigendem Taillenumfang nimmt auch die Belastung der Wirbelsäule zu. Je höher das Gewicht, desto stärker wird die Wirbelsäule belastet. Die Folge sind Rückenschmerzen. Angesichts der Adipositas-Epidemie ist es kein Wunder, dass so viele Menschen an Rückenproblemen leiden.

Auswirkungen von Bauchfett auf die Wirbelsäule

Wie Sie in den folgenden Abbildungen sehen können, wurde in unserer Studie der Taillenumfang von Männern und Frauen ver-

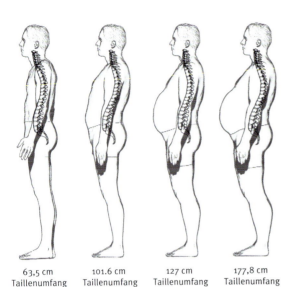

63,5 cm Taillenumfang 1,4 kg Kraft	101,6 cm Taillenumfang 18,1 kg Kraft	127 cm Taillenumfang 29,5 kg Kraft	177,8 cm Taillenumfang 54,4 kg Kraft

⬆ Auswirkungen des Bauchgewichts auf die Wirbelsäule bei Männern. Taillenumfang (cm)

Taillenumfang	Kraftausübung in kg	Ungefähres Äquivalent
63,5 cm	1,2 kg	Dampfbügeleisen
76,2 cm	5,3 kg	Ein kleiner Eimer Farbe
86,4 cm	10 kg	Vorschlaghammer
91,4 cm	12,5 kg	2-jähriges Kleinkind
101,6 cm	17,5 kg	Kleiner Außenbordmotor
114,3 cm	23,6 kg	1.000 Vierteldollar-Münzen
127 cm	29,8 kg	58 gebundene Bücher
139,7 cm	35,9 kg	4 Reifen

wendet, um die Kraft zu berechnen, die das Bauchfett auf die Wirbelsäule ausübt. Die Abbildung zeigt das Gewicht der zusätzlichen Belastung, die verschiedene Taillenumfänge ausüben. Vielleicht hat das Gewicht in Zahlen noch keine allzu große Wirkung auf Sie. Ich habe eine Tabelle eingefügt und gängige Gegenstände als Vergleichswert aufgeführt.

Männer

Bei Männern lag das Ausmaß der Kräfte, die das Bauchfett auf die Lendenwirbelsäule ausübt, bei unseren Messungen zwischen 1 und 54 Kilo.

Frauen

Das Ausmaß der Kräfte, die das Bauchfett auf die Lendenwirbelsäule ausübt, schwankte bei unseren Messungen zwischen 2 und 77 Kilo.

Stellen Sie sich einmal vor, wie es sich anfühlt, so viel Gewicht zu heben. Das Ausmaß dieser Kräfte ist beträchtlich. Bei einem Mann mit einer Taille von 97 Zentimetern entspricht das überschüssige Fett im Bauchbereich einem Druck von fast 14 Kilo auf die Wirbelsäule. Bei einer Frau mit einem Taillenumfang von 91 Zentimetern lastet ein Druck von fast 21 Kilo auf der Wirbelsäule. Stellen Sie sich vor, Sie würden den ganzen Tag lang Hanteln mit einem Gewicht von über 20 Kilo tragen. Das entspräche 20 Liter-Milchtüten, 5 Wassermelonen, 40 Packungen Spaghetti oder, wie die Tabelle zeigt, einer Doppelmatratze. Das wäre nicht nur anstrengend, sondern würde auch Ihren Rücken stark belasten.

Ihre Wirbelsäule ist dafür ausgelegt, das Gewicht Ihres Körpers zu tragen. Wenn Sie übergewichtig sind, muss Ihre Wirbelsäule die zusätzliche Last tragen, was zu Schäden führen kann. Der untere Rücken ist besonders anfällig für die Auswirkungen von Fettleibigkeit. Darüber hinaus beeinträchtigt Bauchfett eine gute Körperhaltung. Übermäßiges Gewicht um die Körpermitte herum kann die natürliche Krümmung der Wirbelsäule verändern. Das Gewicht drückt auf die stoßdämpfenden Bandscheiben zwischen den Wirbeln, was dazu führen kann, dass sie austrocknen, Hernien bilden oder eingeklemmt werden, oder dass Druck auf Nerven im Rückenmarkskanal ausgeübt wird. Außerdem kann zusätzliches Gewicht die Muskeln und Bänder belasten, die den Rücken stützen, und was das bedeutet, wissen Sie bereits: Schmerzen.

Schwangerschaft

Rückenschmerzen während der Schwangerschaft sind eine häufige Beschwerde. Da Ihr Baby und damit Ihre Gebärmutter wachsen, nehmen Sie an Gewicht zu und Ihr Körperschwerpunkt verlagert sich nach vorne, Es ist normal, dass Sie sich nach hinten lehnen, um nicht vornüber zu fallen. Diese veränderte Körperhaltung kann die Muskeln im unteren Rücken belasten.

Um die Geburt vorzubereiten, werden Hormone ausgeschüttet, die die Bänder in Ihrem Becken dehnbarer werden lassen. Diese Veränderung verringert die Stabilität Ihres Rückens.

Während der Schwangerschaft ist es besonders wichtig, auf Ihre Körperhaltung zu achten. Stellen Sie sich gerade und aufrecht hin, ohne die Knie zu überstrecken. Für eine optimale Unterstützung nehmen Sie einen weiten, bequemen Stand ein. Wenn Sie längere Zeit stehen müssen, machen Sie häufig Pausen.

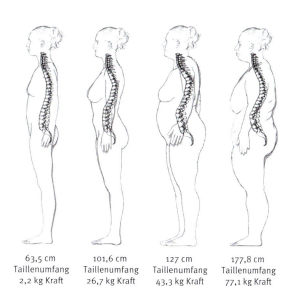

| 63,5 cm Taillenumfang 2,2 kg Kraft | 101,6 cm Taillenumfang 26,7 kg Kraft | 127 cm Taillenumfang 43,3 kg Kraft | 177,8 cm Taillenumfang 77,1 kg Kraft |

⬆ Auswirkungen des Bauchgewichts auf die Wirbelsäule bei Frauen. Taillenumfang (cm)

Taillenumfang	Kraftausübung in kg	Ungefähres Äquivalent
63,5 cm	2,2 kg	9 Pakete Butter
71,1 cm	6,7 kg	6,5 Pakete Mehl
76,2 cm	10,1 kg	1 Autoreifen
81,3 cm	13,4 kg	20 Dutzend Eier
86,36 cm	16,7 kg	1 Kiste mit 12 Glasflaschen (0,75 l) Wasser
91,44 cm	20 kg	Matratze für zwei Personen
101,6 cm	26,7 kg	9-jähriges Kind
114,3 cm	34,9 kg	16 Ziegelsteine
127 cm	43,3 kg	10 Wassermelonen
139,7 cm	51,6 kg	60-Zoll-Flachbildfernseher

Eine Verlagerung des Schwerpunkts

>> Irene stammte aus Afrika. Sie war in der dreißigsten Woche schwanger und litt unter schweren Ischiasbeschwerden. Der behandelnde Gynäkologe bat mich, sie zu betreuen. Ihre Schmerzen waren so stark, dass sie Schwierigkeiten beim Gehen hatte. Ich recherchierte und entwickelte für sie einen Plan, der es jeder schwangeren Frau ermöglichen könnte, ihre Wirbelsäule während der gesamten Schwangerschaft in optimalem Zustand zu halten.

Ich erklärte Irene, dass Bewegung notwendig sei. Selbst kurze Spaziergänge würden helfen, ihre Schmerzen zu lindern. Ich wies sie an, beim Spazierengehen eine einfache Übung zu machen: Sie sollte ihre Bauchmuskeln für einige Sekunden anspannen und dann wieder entspannen. Diese Übung sollte dazu beitragen, ihre Bauchmuskeln zu stärken, die ihrem unteren Rücken Stabilität verleihen.

Ich bat sie, anstelle von hohen Absätzen bequeme Schuhe zu tragen, die ihr guten Halt gaben. Das Tragen von hohen Absätzen kann für eine schwangere Frau wegen der natürlichen Verlagerung des Schwerpunkts durch den wachsenden Bauch und den zusätzlichen Druck auf den unteren Rücken riskant sein.

Als Nächstes befasste ich mich mit der Körperhaltung. Eine gute Körperhaltung ist während der Schwangerschaft besonders wichtig. Schwangere Frauen neigen dazu, ihre Haltung im zweiten Trimester aufgrund der Verlagerung des Schwerpunkts zu verändern. Ich empfahl Irene, so gerade wie möglich zu stehen, ohne sich zu weit nach hinten zu lehnen oder die Schultern hängen zu lassen, um ihre Wirbelsäule nicht zu sehr zu belasten. Sie stellte fest, dass ihr das aufrechte Stehen mit fortschreitender Schwangerschaft schwerfiel. Um die Schmerzen im Becken und im unteren Rücken zu lindern, schlug ich ihr vor, einen Iliosakralgürtel zu verwenden, der das Iliosakralgelenk stabilisiert.

Da die Atemtherapie in der Schwangerschaft von entscheidender Bedeutung ist, besonders im Rahmen der Lamaze-Technik, riet ich ihr, eine tiefe Bauchatmung zu üben. Bewusstes, tiefes Atmen bewegt die Wirbelsäulennerven und -gelenke und hilft, die Wirbelsäule flexibel zu halten.

Ich empfahl ihr auch, die Achtsamkeitsmeditation aus dem »Watch Your Back«-Programm auszuprobieren, um Stress abzubauen und ihr Wohlbefinden zu steigern. Die Meditation würde ihr dabei helfen, mit sich selbst in Kontakt zu kommen und die Verbindung zu ihrem Baby zu verbessern.

Ich fragte sie, ob sie Schlafprobleme habe. Sie lachte und sagte, sie wisse nicht mehr, wie sich guter Schlaf anfühle. Ich schlug ihr vor, auf der Seite zu schla-

fen, eine Position, die ihre Wirbelsäule am wenigsten belasten würde. Spezielle Schwangerschaftskissen könnten ihre Wirbelsäule außerdem besser stützen und eine zusätzliche Belastung der Wirbelsäule während des Schlafs verhindern.

Wir sprachen über ihr Aktivitätslevel vor der Schwangerschaft, um ein geeignetes Trainingsprogramm zu entwickeln. Ich schlug ihr vor, zusätzlich zu ihren Spaziergängen Wassergymnastik zu machen, eine ausgezeichnete Option für Schwangere, da die Schwerkraft im Wasser keine Rolle spielt. Wassergymnastik übt keinerlei unnötigen Druck auf die Wirbelsäule aus.

Auch Dehnen würde ihr natürlich helfen, die Spannung in ihren schmerzenden Muskeln zu lindern. Ich zeigte ihr verschiedene Dehnübungen, die sie ausführen sollte, wenn sie sich steif oder verspannt fühlte. Dabei ist es wichtig, sich nicht zu überdehnen, was bei einer schwangeren Frau hormonbedingt leicht passieren kann. Das Hormon Relaxin wird während der Schwangerschaft produziert, um die Gebärmutter zu dehnen und das Bindegewebe im Becken und im übrigen Körper elastischer zu machen.

Ich schlug ihr vor, einen pränatalen Yogakurs zu besuchen. Einige Yogahaltungen helfen schwangeren Frauen und ihren Babys, sich zu entspannen. Ich wies sie darauf hin, dass sie auf ihren Körper hören, sich nie in eine Haltung hineinzwingen und jede Pose sanft verlassen sollte. Folgende Haltungen sind für Schwangere sicher und effektiv: Seitliche Rumpfstreckung im Sitzen (s. S. 126), Sitzende Vorwärtsbeuge (s. S. 125), Sitzende Drehung (s. S. 127), Katze-Kuh (s. S. 148), Modifizierter herabschauender Hund (s. S. 128).

Irene war dankbar für meine Bemühungen, ihr bei der Behandlung ihres schwangerschaftsbedingten Ischiasschmerzes zu helfen, und widmete sich ganz dem Programm, das wir für sie entwickelt hatten. Ihre Schmerzen ließen nach, sie brachte einen kräftigen Jungen zur Welt, und Mutter und Kind geht es gut. Irene ist nun frei von Ischiasbeschwerden und genießt ihre Mutterrolle.

Um zu vermeiden, dass Sie in der Schwangerschaft zu weit nach vorne kippen, sollten Sie Schuhe mit flachen Absätzen tragen, die das Fußgewölbe gut stützen. Vermeiden Sie hohe Absätze, die es erschweren, das Gleichgewicht zu halten, und zu Stürzen führen können. Einige Frauen empfinden das Tragen eines Schwangerschaftgürtels als hilfreich, allerdings gibt es dazu noch nicht viele Untersuchungen.

Körpergröße

Wer groß ist, kann anfälliger für Rückenschmerzen sein. Die Körperlänge kann zu Haltungsschäden und Muskelungleichgewichten führen. Wenn Sie größer als Ihre Mitmenschen sind, müssen Sie sich oft bücken, um mit anderen zu kommunizieren. Vielleicht sind Sie gezwungen, am Computer eine gebeugte Haltung einzunehmen. Ein Schreibtischstuhl, der Sie zwingt, den Kopf nach vorne zu schieben und die Schultern zu runden, ist ein Garant für die Entstehung von Rückenschmerzen. Das Sitzen in einer solchen Position kann die Bänder der Wirbelsäule überdehnen und die Bandscheiben belasten.

Flugzeug-, Stadion- und Theatersitze sind nicht für große Menschen geeignet und zu wenig Beinfreiheit kann unangenehm sein. Wenn möglich, sollten Sie einen Platz am Gang wählen. Auch das Sitzen im Auto, insbesondere auf dem Rücksitz, kann ein Problem darstellen. Langes Sitzen unter beengten räumlichen Bedingungen ist nicht gut für die Wirbelsäule.

Auch hier ist eine gute Körperhaltung der Schlüssel zur Linderung Ihrer Rückenschmerzen.

Rauchen

Wenn Sie immer noch rauchen, habe ich einen weiteren Grund für Sie, damit aufzuhören: Rauchen begünstigt das Auftreten von chronischen Schmerzen. Raucher neigen dazu, mehr zu husten, was Ihren Rücken verletzen und zu Muskelzerrungen oder Bandscheibenvorfällen führen kann.

Nikotin schränkt die Durchblutung der Bandscheiben in der Wirbelsäule ein, die Erschütterungen abfedern. Die Verringerung des Blutflusses kann die Degeneration der Wirbelsäule fördern. Obwohl Nikotin ein Schmerzmittel ist, verengt es die Blutgefäße. Wenn der Blutfluss reduziert ist, können Verletzungen schlechter geheilt werden, weil weniger Sauerstoff zur Verfügung steht. Die Wirbelsäule besteht aus Knochen, und Knochen brauchen müssen mit Blut, Wasser und Sauerstoff versorgt werden, um gesund zu bleiben.

Apropos Knochen: Nikotin verringert die Kalziumaufnahme, wodurch das Knochenwachstum behindert wird. Rauchen wird direkt mit Osteoporose in Verbindung gebracht. Wenn Sie rauchen, können Ihre Knochen spröde und brüchig werden und leicht brechen. Durch die verminderte Kalziumaufnahme heilen die Knochen langsamer.

Große Brüste

Das Gewicht großer Brüste kann ähnlich wie Bauchfett auf die Wirbelsäule einwirken. Große Brüste können eine gute Körperhaltung und aufrechtes Stehen erschweren. Nach vorne geneigte oder hängende Schultern können die Wirbelsäule aus dem Lot bringen. Natürlich ist es wichtig, einen gut stützenden BH zu tragen. Wenn Sie die Haltungsübungen und -korrekturen (s. S. 76) zur regelmäßigen Gewohnheit machen, können Sie die Wirbelsäule aufrichten und Schmerzen reduzieren.

Die Gefahren der Mode

Ich bin bei weitem kein Modeexperte, aber ich weiß, dass bestimmte Moden Ihren Rücken gefährden. Es spricht grundsätzlich nichts dagegen, sich modisch zu kleiden, aber ich möchte Ihr Bewusstsein dafür schärfen, welche Auswirkungen Ihr Outfit auf Ihren Rücken haben kann. Es gibt eine große Vielfalt an Frauenkleidung, aber viele Stile und modische Trends können zu Schmerzen führen, wie die folgenden Ausführungen zeigen.

Absätze Ich würde nicht im Traum daran denken, von Frauen zu erwarten, vorsichtshalber auf hohe Absätze zu verzichten. Ich verstehe, warum Frauen dies nur ungern tun. Elegante Stilettos (oder Pumps, Keil- oder jede andere Art von Absätzen) machen nicht nur größer, sondern lassen die Beine auch schlanker aussehen. Viele meiner Patientinnen bestehen darauf, sehr hohe Absätze zu tragen, bis ihr Körper rebelliert und sie keine andere Wahl mehr haben. Irgendwann schmerzen ihre Füße und ihr Rücken so sehr, dass sie kaum noch in ihren Absätzen humpeln können. Mit ein paar Anpassungen können Sie Ihren Rücken schonen und länger modische Schuhe tragen. Zehn Zentimeter hohe Absätze machen Ihrem Rücken zu schaffen, wenn Sie sie über einen längeren Zeitraum hinweg tragen. Das Gehen in High Heels verändert Ihre Haltung. Ihre Achillessehnen auf der Rückseite der Waden werden kürzer und straffer. Wiederholtes und andauerndes Tragen von Absatzschuhen verkürzt die Sehnen dauerhaft. Wenn Sie dann flache Schuhe tragen, werden diese Sehnen stark gedehnt, was zu Entzündungen und Schmerzen führen kann. Hohe Absätze lassen das Becken nach vorne kippen, was die Krümmung der unteren Wirbelsäule verstärkt, was als Lordose bezeichnet wird. Bei einer stärkeren Krümmung des unteren Rückens tritt das Gesäß stärker hervor und steht optisch weiter oben. Der Bauch wölbt sich nach außen. Diese Krümmung des Gesäßes und der Wirbelsäule wird zwar als attraktiv empfunden, belastet aber die Nerven im unteren Rücken.

Mir ist klar, dass ich manche Frauen nicht dazu überreden kann, keine Absätze zu tragen, aber es gibt viele schöne Schuhe mit einer vernünftigen Absatzhöhe von nicht mehr als fünf Zentimetern. Tragen Sie keine zehn Zentimeter hohen Stilettos mehr. Wenn Sie unbedingt solche Absätze tragen möchten, sollten Sie die Zeit begrenzen. Anstatt den ganzen Tag über himmelhohe Absätze zu tragen, sollten Sie sich diese Schuhe für den Abend aufsparen, wenn Sie ausgehen. Sie tun Ihrem Rücken damit einen Gefallen.

Skinny Jeans Wenn Sie Skinny Jeans oder Jeggings tragen, werden Ihre Hüften und Beine stark eingeschränkt, was die Art und Weise verändert, wie sich Ihr Körper beim Gehen bewegt. Diese Bewegungseinschränkung verringert die Stoßdämpfung und belastet Ihre Gelenke zusätzlich, insbesondere Ihre Knie, Hüften und die untere Wirbelsäule.
Besser ist es, etwas lockerer sitzende, aber immer noch gut passende Jeans zu tragen. Auch die Mode tendiert in diese Richtung. Am besten ist es, an Tagen, an denen Sie viel zu Fuß unterwegs sind, keine Skinny Jeans zu tragen.

Halter-Tops Im Nacken geknotete Oberteile sind vielleicht sehr attraktiv, können aber den Nacken nach vorne ziehen und damit Ihren oberen Rücken und Ihre Schultern unnötig belasten. Dies gilt besonders, wenn Sie große Brüste haben, die Ihren Nacken zusätzlich belasten. In diesem Fall können Sie Ihre Schultern durch das Tragen eines stützenden trägerlosen BHs entlasten.

Bleistiftröcke Bleistiftröcke schmeicheln der Figur und sind daher sehr beliebt. Der Schnitt des Rocks presst die Knie jedoch eng aneinander und erschwert eine natürliche Bewegung. Wenn Sie sich bücken oder gehen, kann ein Bleistiftrock Ihre Hüften und Ihren unteren Rücken unnatürlich belasten. Mit der Zeit kann diese Belastung zu schmerzhaften Bandscheiben- oder Muskelproblemen führen. Bleistiftröcke sind in Ordnung, wenn Sie bei der Arbeit über mehrere Stunden am Schreibtisch sitzen, aber an Tagen, an denen Sie mehr auf den Beinen sind, sollten Sie etwas anderes tragen. Eine andere Möglichkeit ist, Bleistiftröcke aus elastischem Stoff zu wählen, um natürliche Bewegungen zu ermöglichen.

Formwäsche Beim Kauf von Stützunterwäsche machen Frauen oft den Fehler, eine zu kleine Größe zu wählen. Sie gehen davon aus, dass die optische Verschlankung umso stärker ausfällt, je enger die Unterwäsche sitzt. Doch zu enge Formwäsche ist unbequem und führt letztlich zu Rückenschmerzen. Sie schränkt die Bewegungsfreiheit ein und übt zusätzlichen Druck auf die Wirbelsäule aus. Um Ihren Rücken zu schonen, sollten Sie sich nicht in eine kleinere Größe zwängen. Kaufen Sie stattdessen Formwäsche in Ihrer tatsächlichen Größe.

Schwere Halsketten Schwere Halsketten können den gleichen Effekt haben wie ein Halter-Top. Sie können Ihren Kopf nach vorne drücken, was das Gewicht, das Ihr oberer Rücken und Ihre Schultern tragen müssen, erhöht. Wenn dieses Accessoire das Outfit ausmacht und Sie nicht bereit sind, darauf zu verzichten, versuchen Sie, die Halskette nur zu besonderen Anlässen zu tragen und die Zeit, die Sie sie tragen, zu begrenzen.

Umhängetaschen Umhängetaschen sind beliebt, weil man so die Hände frei hat, aber es gibt auch Nachteile. Wenn Sie eine Tasche über die Schulter hängen, wird das Gewicht ungleichmäßig auf Ihre Wirbelsäule verteilt. Wenn Sie Ihre Tasche immer auf derselben Schulter tragen, kann dies zu einer ungleichen Belastung der Muskeln und Gelenke führen, die schmerzhaft werden kann. Eine Lösung ist, die Tasche so leicht wie möglich zu packen. Eine andere Möglichkeit besteht darin, die Schultern abzuwechseln. Wenn der Riemen lang genug ist, können Sie die Tasche diagonal tragen, also die Tasche auf der einen Seite des Körpers und den Riemen über der anderen Schulter. Eine diagonal getragene Tasche verteilt das Gewicht auf beide Seiten des Körpers.

Eine Gürteltasche ist eine weitere Option. Seit die großen Designer sie in ihre Kollektionen aufgenommen haben, sind Gürteltaschen wieder in Mode. Die Taschen sind klein und liegen eng am Körper an, wodurch die Gelenke der Wirbelsäule und die Haltemuskulatur weniger belastet werden. Eine Gürteltasche kann verhindern, dass sich eine Körperseite durch ungleiche Belastung verspannt. Sie können Muskelkrämpfe vermeiden, die durch Umhängetaschen entstehen können. Achten Sie jedoch darauf, die Gürteltasche so leicht wie möglich zu packen, um Ihren unteren Rücken nicht zu belasten.

Schwere Taschen und Aktenkoffer Das Tragen einer schweren Tasche oder Aktentasche kann Ihre Haltung beeinträchtigen. Das Gewicht der Tasche kann Sie dazu bringen, sich zur Seite zu neigen. Wenn Sie Ihre Wirbelsäule routinemäßig auf diese Weise neigen, wird die Ausrichtung der Wirbelsäule beeinträchtigt, und der Druck kann Ihre Bandscheiben, Muskeln und Bänder schädigen. Wenn Sie Ihre Tasche oder Ihren Aktenkoffer zu voll packen, hat das vielfältige Folgen, denn die Kräfte, die beim Tragen auf die Wirbelsäule wirken, betragen ein Vielfaches des Gewichts eines Gegenstands. Die Kraft eines zusätzlichen Buches in Ihrem Rucksack kann eine Kraft auf Ihre Wirbelsäule ausüben, die dem Gewicht von sieben Büchern entspricht.

Vermeiden Sie Taschen mit dünnen Riemen oder Griffen. Mit breiten Riemen lässt sich die Last gleichmäßiger auf viele Muskeln verteilen. Dadurch werden Ihre Wirbelsäule und Ihr Nacken entlastet. Dünne Riemen an schweren Taschen können tiefer in die Muskeln einschneiden, was die Durchblutung beeinträchtigen kann.

Versuchen Sie, das Gewicht Ihrer Tasche zu reduzieren, indem unwichtige Gegenstände zu Hause lassen. Wenn Sie für Ihre Arbeit neben einem Laptop auch Ladegeräte für verschiedene elektronische Geräte in Ihrer Aktentasche tragen, sollten Sie das Gewicht lieber auf zwei Taschen verteilen. Viele Menschen verwenden einen Rucksack, aber auch dieser sollte nicht zu schwer bepackt werden. Wenn Sie eine schwere Last nicht vermeiden können, nutzen Sie einen kleinen Rollkoffer.

Rucksäcke Menschen aller Altersgruppen, insbesondere Studenten, Sportler und Angehörige des Militärs benutzen Rucksäcke. Wenn ein Rucksack zu schwer ist, neigt man dazu, sich nach vorne zu beugen. Schon eine Vorneigung von nur zwanzig Grad erhöht die Belastung der Wirbelsäule erheblich.

Oft wird ein Rucksack mit nur einem Riemen über einer Schulter getragen. Das Tragen eines schweren Rucksacks mit beiden Gurten übt zwar immer noch Druck auf die Wirbelsäule und beide Schultern aus, aber zumindest ist das Gewicht gleichmäßig verteilt. Wenn Sie einen Rucksack tragen, sollten Sie unbedingt beide Riemen verwenden.

Als Faustregel gilt, dass Sie nicht mehr als 10 Prozent Ihres Gewichts in einem Rucksack tragen sollten. Wenn Sie 60 Kilo wiegen, sollte Ihr Rucksack höchstens 6 Kilo wiegen. Ich beobachte, dass immer mehr Kinder unter Rückenschmerzen leiden. Durch das Tragen von Schulbüchern, Heften, Schulmaterial und Mittagessen in einem Rucksack kann diese Gewichtsgrenze leicht überschritten werden. Ich rate den Schülern, Rollkoffer zu benutzen, um den Rücken nicht zu belasten. Es gibt keinen Grund, warum heutzutage jemand als Packesel herumlaufen sollte.

Eine Last von den Schultern

>> *Die fünfzehnjährige Isabella klagte über Rückenschmerzen, besonders wenn sie sich nach hinten beugte. Sport, das Tragen eines Rucksacks oder auch nur das Anheben von Gegenständen verursachten Schmerzen. Sie plante für den kommenden Sommer eine Wandertour, bei der sie einen mehr als 6 Kilo schweren Rucksack würde tragen müssen. Die MRT- und Röntgenaufnahmen zeigten eine normale Wirbelsäule mit einer leicht erhöhten Krümmung des oberen Rückens, einer sogenannten Kyphose.*

Ich erstellte einen sechsmonatigen Plan für sie, um ihren Körper auf die Herausforderung vorzubereiten. Ich arbeitete mit einem Physiotherapeuten zusammen, um ihr die Grundlagen der richtigen Körperhaltung zu vermitteln und ihre Wirbelsäule zu stärken. Ihr Physiotherapeut trainierte mit ihr eine gute Haltung für ihre Wirbelsäule und ihr Becken und zeigte ihr Mobilisierungstechniken für die Facettengelenke ihrer Wirbelsäule.

Sie machte Übungen zur Beugung, Streckung und seitlichen Neigung, um die Facettengelenke zu mobilisieren. Unser Ziel war die kurzfristige Schmerzlinderung und die Wiederherstellung einer schmerzfreien Bewegung durch Verbesserung des Bewegungsumfangs der Wirbelsäule.

Sie erlernte die Beckenstabilisierung, die die Muskeln des unteren Rückens und des Beckens stärkt. Diese Muskeln stützen die Wirbelsäule und verringern die Belastung der Wirbel im unteren Rücken, der einen Teil des Körpergewichts trägt. Als Isabella den vollen Bewegungsumfang der Wirbelsäule erreicht hatte, begann sie mit der Stärkung der Rumpfmuskulatur in Rücken und Bauch.

Innerhalb von sechs Monaten wurde sie deutlich beweglicher und muskulöser. Ich erzählte ihr von meiner Studie über die Kräfte, die Rucksäcke auf die Wirbelsäule ausüben. Ich erklärte ihr, dass bei einem 18 Kilo schweren Rucksack die Wirbelsäule bei guter Haltung mit dem Siebenfachen des Gewichts bzw. 127 Kilo und bei einer Neigung von zwanzig Grad nach vorne mit dem Zwölffachen des Gewichts bzw. 217 Kilo belastet wird. Ich ermutigte sie, für ihre Reise strategisch zu packen, leichte Materialien zu verwenden und nur das Nötigste mitzunehmen.

Isabella hatte eine tolle Reise. Mit ihrem neu gewonnenen Bewegungsspielraum und ihrer gestärkten Wirbelsäule konnte sie den ganzen Tag wandern. Sie wusste, dass sie es nicht übertreiben durfte, und bat ihre Freunde um Hilfe, wenn sie brauchte.

Als sie in die Schule zurückkehrte, hatte sie gelernt, dass sie ihren Rucksack richtig auf beide Schultern schnallen, eine gute Körperhaltung einnehmen und das Gewicht ihres Rucksacks verringern muss, indem sie nun einen Teil ihrer Bücher in den Händen trägt.

Werkzeuggürtel Das Tragen eines Werkzeuggürtels um Taille oder Hüfte kann effizient und hilfreich sein. Mit dem Gürtel haben Sie alles, was Sie für Ihre Arbeit brauchen, bei sich und beide Hände frei. Allerdings können Werkzeuggürtel voll beladen bis zu 20 Kilo wiegen. Das Gewicht eines Werkzeuggürtels belastet Ihren unteren Rücken und Ihre Hüften erheblich. Das Tragen eines Werkzeuggürtels über einen längeren Zeitraum kann zu Ermüdung, Unbehagen und starken Schmerzen im unteren Rücken führen. Um Schmerzen und Überlastungen vorzubeugen, können Sie anstelle eines Werkzeuggürtels einen mobilen Werkzeugkasten oder eine Werkzeugtasche verwenden. Es gibt inzwischen Werkzeuggürtel, die Sie vor Rückenschmerzen schützen sollen. Viele sind gepolstert und haben Hosenträger, um das Gewicht gleichmäßig auf Schultern und Taille zu verteilen. Wenn Sie einen Gürtel tragen, ordnen Sie die Werkzeuge so an, dass das Gewicht gleichmäßig verteilt ist. Und natürlich sollten Sie versuchen, Werkzeuge zu entfernen, die für die anstehende Arbeit nicht notwendig sind.

Zu wissen, was Ihre Rückenschmerzen auslösen kann, ist der erste Schritt, um zu verhindern, dass sie wieder auftreten. Der nächste Schritt ist ein kurzer Anatomiekurs und ein Blick auf die physischen Aspekte von Rückenproblemen.

Die Architektur und Lebensdauer der Wirbelsäule

Wenn Sie den Aufbau Ihrer Wirbelsäule vor Augen haben und wissen, wie sie funktioniert, können Sie besser verstehen, warum »Watch Your Back« funktioniert.

Dieses Kapitel soll Ihnen einen Einblick in die phänomenale Struktur der Wirbelsäule vermitteln und Ihnen verdeutlichen, was passieren kann, wenn Ihre Wirbelsäulengesundheit beeinträchtigt ist.

Oft wird vergessen, dass die Wirbelsäule zusammen mit dem Gehirn das zentrale Nervensystem bildet. Beide sind so wichtig, dass sie geschützt sind. Der Schädel umgibt das Gehirn, die Wirbelsäule das Rückenmark. Alle Handlungen des Körpers werden durch die Kommunikation zwischen dem Gehirn und dem Rückenmark ermöglicht. Das Gehirn steuert die gesamte Aktivität Ihres Körpers über das Rückenmark, das die Befehle vom Gehirn an den Rest des Körpers weiterleitet.

Die Bewegung geht von der Wirbelsäule aus, die drei Hauptfunktionen hat:
- Sie schützt das Rückenmark und die Spinalnervenwurzeln.
- Sie ermöglicht uns durch ihre stützende Funktion die aufrechte Haltung und hilft uns, das Gleichgewicht zu halten.
- Sie erlaubt uns flexible Bewegungen.

Ohne eine gesunde Wirbelsäule werden alltägliche Bewegungen schwierig und schmerzhaft. Stellen Sie sich vor, wie Ihr Leben aussehen würde, wenn Sie nicht aufrecht sitzen, sich bücken, Dinge aufheben, gehen, sich drehen oder den Kopf wenden könnten. Eine derart eingeschränkte Mobilität ist kaum vorstellbar. Es ist leicht, Bewegung für selbstverständlich zu halten.

Ihre Wirbelsäule ist das Herzstück Ihres Wohlbefindens, weshalb es so wichtig ist, dass Sie auf Ihren Rücken achten. Eine korrekt ausgerichtete Wirbelsäule ermöglicht Ihnen Flexibilität und Mobilität. Noch wichtiger ist: Ist die Wirbelsäule nicht in Ordnung, dann ist die Verbindung zwischen Gehirn und Körper gestört. Die Unterbre-

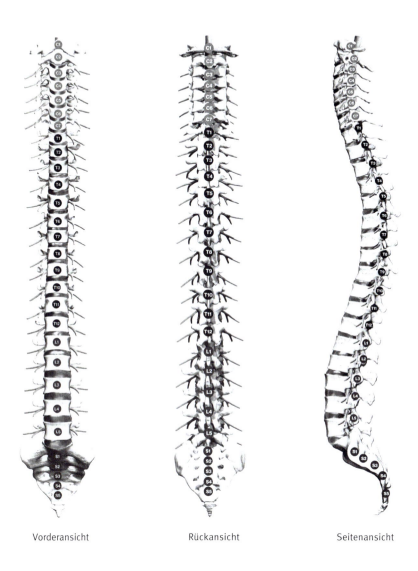

Vorderansicht Rückansicht Seitenansicht

⬆ Die Wirbelsäule setzt sich zusammen aus: 7 Halswirbeln (Nacken, HWS); 12 Brustwirbeln (mittlerer Rücken, BWS); 5 Lendenwirbeln (unterer Rücken, LWS); 1 Kreuzbein (Sacrum); 1 Steißbein (Coccyx)

chung der Kommunikation wirkt sich auf die Funktionsweise Ihres Körpers aus. Wenn Ihre Wirbelsäule nicht gesund ist, kann es zu Hormonstörungen, Migräne, Stimmungsschwankungen, Energiemangel, Schlafstörungen, erhöhter Stressempfindlichkeit und vielem mehr kommen.

Ein starker Turm

Ihre Wirbelsäule ist ein mechanisches Wunderwerk, das aus dreiunddreißig Knochen, den Wirbeln, besteht, die wie

Bauklötze übereinandergestapelt sind – 120 Muskeln, 100 Gelenke, 220 Bänder und 31 Nervenpaare arbeiten zusammen, damit Sie aufrecht stehen und sich bewegen können. Ich betrachte die Wirbelsäule gerne als das »Rückgrat des Wohlbefindens«.

Eine kurze Einführung in die Struktur der Wirbelsäule wird Ihnen ein Gefühl dafür vermitteln, wie multifunktional dieser Körperteil ist. Falls Sie jetzt mit dem Gedanken spielen sollten, den Anatomiekurs zu überspringen: Ich verspreche Ihnen, es gibt viele Bilder. Wenn Sie wissen wollen, was Ihre Rückenschmerzen verursacht, ist es wichtig zu wissen, was physisch falsch laufen kann.

Es gibt fünf Wirbelsäulensegmente, das oberste setzt am Nacken an, das unterste reicht zum Gesäß. Die Seitenansicht rechts in der Abbildung auf Seite 43 zeigt die S-förmigen Krümmungen der Wirbelsäule.

Halswirbelsäule: Der oberste Teil der Wirbelsäule besteht aus sieben Wirbeln (C1 bis C7). Die Halswirbel ermöglichen es Ihnen, den Kopf zu drehen, zu neigen und zu nicken. Die Halswirbelsäule hat eine nach innen (zum Körper hin) gekrümmte oder konkave Form, die so genannte Lordose. Die Halswirbelsäule ist mit dem Zwerchfell (Atmung), den Schultern, Teilen der Arme, der Speiseröhre und einem Teil des Brustkorbs verbunden.

Brustwirbelsäule: Die Brustwirbelsäule (thorakale Wirbelsäule) hat zwölf Wirbel (Th1 bis Th12). An der Brustwirbelsäule setzen die Rippen an, weshalb dieser Teil der Wirbelsäule nicht sehr beweglich ist. Die Nerven im mittleren Rücken kommunizieren mit Teilen der Arme und mit Speiseröhre, Luftröhre, Herz, Lunge, Leber, Gallenblase und Dünndarm. Dieser Abschnitt der Wirbelsäule ist leicht konvex, also nach außen, vom Körper weg, gekrümmt.

Lendenwirbelsäule: Fünf Wirbel (L1 bis L5) bilden unseren unteren Rücken. Die Lendenwirbelsäule stützt die oberen Segmente der Wirbelsäule. Der untere Rücken ist mit dem Becken verbunden und trägt den größten Teil des Körpergewichts sowie die Belastung beim Heben und Tragen von Gegenständen. Diese Belastung ist der Grund dafür, dass der untere Rücken oft der Ursprung von Rückenschmerzen ist. Die Lendenwirbelsäule biegt sich nach innen, wodurch eine konkave Krümmung (Lordose) entsteht. Die Nerven im unteren Rückenbereich kommunizieren mit den Beinen und Füßen.

Kreuzbein (Sacrum): Dieser dreieckige Knochen ist mit den Hüften verbunden. Die ursprünglich fünf Sakralwirbel (S1 bis S5) verschmelzen während der Entwicklung des Fötus im Mutterleib. Diese verschmolzenen Wirbel bewegen sich nicht. Das Kreuzbein und die Hüftknochen bilden zusammen einen Ring, der Beckengürtel genannt wird. Die Nerven im Kreuzbein beeinflussen die Darm-, Blasen- und Sexualfunktionen.

Steißbein (Coccyx): Vier miteinander verschmolzene Wirbel bilden ein kleines Knochenstück am unteren Ende der Wirbelsäule befindet. Am Steißbein sind Beckenbodenmuskeln und Bänder befestigt.

Nahaufnahme

Zeit für eine Nahaufnahme der Wirbelsäule. Sie brauchen diese Bilder, um die Krankheiten des Rückens zu verstehen, um die es in diesem Kapitel noch gehen wird.

Die Architektur und Lebensdauer der Wirbelsäule 45

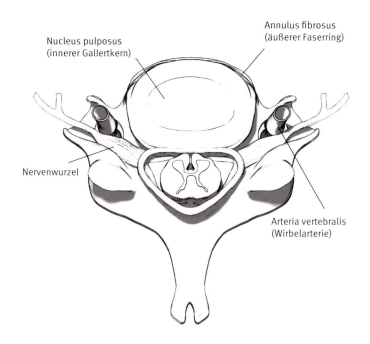

◂ Halswirbel – axiale Ansicht

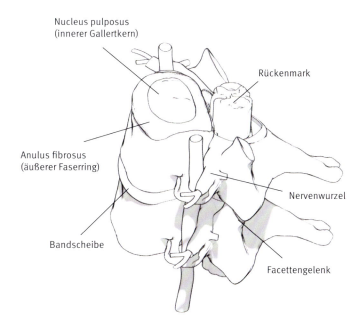

◂ Halswirbel – seitliche Ansicht

Lendenwirbel – axiale Ansicht

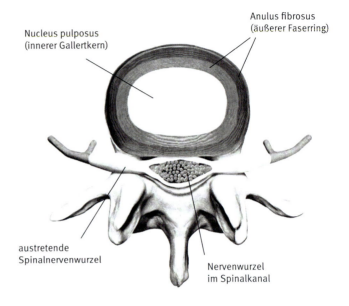

Lendenwirbel – seitliche Ansicht

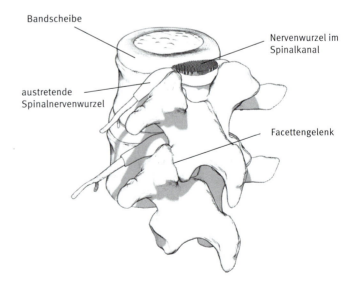

Die Wirbelsäule schützt das Rückenmark wie ein Rohr. An jedem Wirbelkörper setzt ein knöcherner Ring an. Sind die Wirbel übereinander gestapelt, formen die Ringe eine hohle Röhre (den Spinal- oder Wirbelkanal), durch die das Rückenmark verläuft. Das Rückenmark muss geschützt werden, denn wenn es verletzt wird, können die Signale des Gehirns den Körper nicht mehr erreichen, und es kann zu Lähmungen kommen.

Im Inneren des Wirbelkanals befinden sich drei Schutzschichten. Die Wände sind mit einer schützenden Membran (Laminae) bedeckt. Außerdem ist das Rückenmark von drei Schutzschichten (Meningen) umgeben. Der Spinalkanal ist zudem mit Rückenmarksflüssigkeit gefüllt, die das Rückenmark polstert.

Das Rückenmark ist eine Säule aus Millionen von Nervenfasern, die sich vom Gehirn bis zum ersten Lendenwirbel erstreckt. Oberhalb des zweiten Lendenwirbels teilt sich das Rückenmark in mehrere Fasergruppen und bildet Nerven, die in die untere Körperhälfte führen.

Sie können die Dornfortsätze ertasten, wenn Sie mit der Hand über den Rücken einer Person fahren. Ein Dornfortsatz ist ein knöcherner Vorsprung an der Rückseite eines jeden Wirbels. An den Dornfortsätzen setzen die Muskeln und Bänder der Wirbelsäule an, die Drehungen und die aufrechte Haltung mit ermöglichen.

Die Querfortsätze sind kleine knöcherne Vorsprünge an der rechten und linken Seite jedes Wirbels. An den beiden Querfortsätzen eines jeden Wirbels setzen Muskeln und Bänder der Wirbelsäule sowie die Rippen der Brustwirbelsäule an. Die Muskeln, die an den Querfortsätzen ansetzen, sorgen für die aufrechte Haltung und ermöglichen Drehungen und seitliche Beugungen der einzelnen Wirbel und der gesamten Wirbelsäule.

Die Bandscheiben dienen als Polster zwischen den Wirbeln. Die flachen, runden Kissen fungieren wie Stoßdämpfer. Der Anulus fibrosus, ein starker Ring aus Faserknorpel, schützt das Innere der Bandscheibe. Er umgibt den Nucleus pulposus, den weichen und gallertartigen Kern. Es versteht sich von selbst, dass Bandscheiben die Ursache vieler Rückenprobleme sind.

Jeder Wirbel hat zwei Facettengelenke, ein Paar ist nach oben und das andere nach unten gerichtet. Die Facettengelenke verbinden die Wirbelknochen miteinander. Der Knorpel zwischen den Facettengelenken verhindert Reibung von Knochen auf Knochen. Die Gelenke ermöglichen die Bewegung der Wirbelsäule, insbesondere die Beugung (nach vorne), die Streckung (nach hinten) und die Drehung. Die Facettengelenke sind durch Bänder verbunden.

Die Neuroforamen sind seitliche Öffnungen zwischen den Wirbeln, aus denen eine Nervenwurzel aus dem Wirbelkanal austritt. Diese Nervenwurzeln senden Signale zum und vom Gehirn an den Rest des Körpers. Nervenwurzeln können auch Ursprung von Rückenproblemen sein.

Wie ich bereits in der Einleitung sagte, ist die Architektur der Wirbelsäule in meinen Augen ein Wunderwerk. Wenn Sie sich um Ihren Rücken kümmern, bleibt Ihre Wirbelsäule ein mächtiges Bauwerk, und deshalb habe ich das Programm »Watch Your Back« entwickelt. Ich möchte, dass Sie Ihren Rücken geschmeidig halten, sodass Sie sich

Der Jungbrunnen

>> Neil war Unternehmer und davon besessen, den maximal gesündesten Lebensstil zu praktizieren. Seine Wirbelsäulenprobleme hatten seine Lebensqualität beeinträchtigt und hinderten ihn am Tennisspielen. Ich operierte ihn am Rücken und nahm eine Wirbelsäulenversteifung wegen einer schmerzhaften Spondylolisthese (Wirbelgleiten) an den Wirbeln L4-L5 vor. Als er sich von der Operation erholt hatte, wollte er wissen, wie er den Verschleiß seiner Wirbelsäule verhindern könne. Er wusste, dass die Schwerkraft und die alltägliche Bewegung zu einer Degeneration der Wirbelsäule führen können, die sich in Bandscheibenvorfällen, Spinalkanalstenose, Witwenbuckel und Kompressionsfrakturen äußert.

Ihm war bewusst geworden, dass er auf seinen Rücken achten musste, wenn er bewegungsfähig sein und die Dinge tun wollte, die er gerne tat. Er wusste, dass Passivität Gift war, dass die Gesunderhaltung seiner Wirbelsäule eine höchste Priorität bekommen musste.

Ich teilte ihm meine feste Überzeugung mit, dass die Wirbelsäule ein Jungbrunnen ist. Ich sagte ihm, dass niemand genau vorhersagen kann, wie die Wirbelsäule altert, dass man aber Schritte unternehmen kann, um den Prozess zu verlangsamen. Ich riet Neil, sich mit der Anatomie seiner Wirbelsäule vertraut zu machen und daran zu arbeiten, sie flexibel und stark zu halten. Ich stellte ihm das Programm »Watch Your Back« vor und erzählte ihm, dass meine Patient*innen, seit sie auf ihren Rücken achteten, in der Lage waren, die Alterung der Wirbelsäule zu verzögern. Auch er konnte seine Wirbelsäule schützen, erklärte ich ihm, indem er die neun Strategien des Programms in sein Leben integrierte. Er musste die Vitalität seines »Jungbrunnens« fördern. Die Strategien, die ihm helfen sollten, eine dauerhafte Gesundheit der Wirbelsäule zu erreichen, sind einfach: eine aufrechte Haltung, eine tiefe Atmung, richtige und häufige Bewegung, Dehnung, gute Ernährung, erholsamer Schlaf, positives Denken und Meditation. Ich sagte ihm, dass diese Strategien der effektivste Weg seien, um den Jungbrunnen in seinem Körper anzuzapfen.

Neil war froh, einen Plan zu haben, um gegen die Schwerkraft und die Abnutzung im Laufe der Zeit anzukämpfen. Er ist einer der größten Anhänger des Programms »Watch Your Back« geworden. Ein Jahr nach der Operation ist Neil schmerzfrei, voll bewegungs-, arbeits- und freizeitfähig. Jetzt genießt er wieder sein Leben auf dem Tennisplatz.

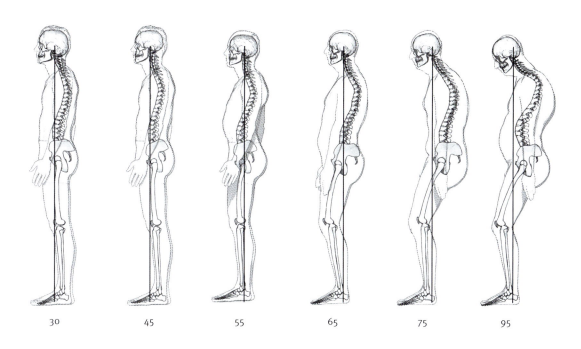

| 30 | 45 | 55 | 65 | 75 | 95 |

⬆ Alterung der Wirbelsäule mit 30, 45, 55, 65, 75 und 95 Jahren

auch im Alter mit Leichtigkeit bewegen können. Eine gesunde Wirbelsäule ist eine Quelle der Vitalität und der Freiheit – der Bewegungsfreiheit und der Freiheit von Schmerzen.

Die alternde Wirbelsäule

Rückenschmerzen treten mit zunehmendem Alter häufiger auf, weil die Zeit und die Schwerkraft Veränderungen in der Anatomie der Wirbelsäule hervorrufen, die Steifheit, Schmerzen und Knacken verursachen. Mit zunehmendem Alter nutzen sich die beweglichen Teile der Wirbelsäule ab. Zum Beispiel nimmt die Höhe der Bandscheiben ab. Sie können Stöße dann nicht mehr so gut abfedern, was bedeutet, dass Knochen, Nervenwurzeln, Muskeln und Bänder stärker belastet werden. Die Auswirkungen einer schlechten Körperhaltung führen auch zu einer Verschiebung der Wirbelsäulenkrümmungen.

Obwohl die meisten Menschen irgendwann zwischen ihrem vierzigsten und siebzigsten Lebensjahr Rückenschmerzen haben, zeigen sich oft schon vor dem Auftreten von Schmerzen erste Verschleißerscheinungen. In einer Studie wurden MRT-Untersuchungen bei Menschen in den Zwanzigern durchgeführt, die keine Rückenbeschwerden hatten. Die MRTs dieser Gruppe zeigten, dass bei 37 Prozent der Teilnehmenden bereits degenerative Veränderungen eingesetzt hatten. Die MRTs von symptomlosen Menschen in den Fünfzigern zeigten, dass 80 Prozent von ihnen eine Degeneration der Wirbelsäule hatten. Ihre Wirbelsäule wird altern. Das ist unvermeidlich. Aber es liegt in Ihrer Macht, diesen Prozess zu verlangsamen und Schmerzen zu vermeiden, indem Sie mein Programm befolgen.

Keine Wirbelsäule gleicht der anderen, und manche Menschen sind bereits in ihren Zwanzigern von Degenerationen und Verletzungen der Wirbelsäule betroffen, während andere sie bis nach ihrem neunzigsten Lebensjahr geschmeidig halten können. Obwohl die Degeneration der Wirbelsäule bei jedem Menschen anders verläuft, kann dieser Prozess beschrieben werden. Der folgende Ablauf ist eine Darstellung des allgemeinen Verschleißes, beruhend auf meinen Beobachtungen von Tausenden von MRTs der Wirbelsäule.

Mit dreißig: Bei Menschen in diesem Alter weisen die Wirbelsäulen in der Regel keine Abnutzungserscheinungen auf, und die Krümmungen haben die richtige Ausrichtung. Eine durch den Körper vom Hals abwärts geführte Lotlinie verläuft vertikal durch die Wirbelsäule und den Körper. Die Krümmung der Brustwirbelsäule beträgt normale zwanzig bis vierzig Grad, und die Krümmung der Lendenwirbelsäule beträgt zwanzig bis vierzig Grad. Hüft- und Kniegelenke sind beweglich und weisen keine Steifheit auf. Bei manchen Sportlern, die seit zehn bis fünfzehn Jahren Sport treiben, ist eine frühe Degeneration an L4-L5 und L5-S1 erkennbar. In diesem jungen Alter kann ein Bandscheibenvorfall im Nacken oder Rücken vorhanden sein.

Mit fünfundvierzig: Die meisten Wirbelsäulen zeigen jetzt bereits erste Anzeichen der Alterung. Verletzungen und schlechte Gewohnheiten können den Alterungsprozess beschleunigen. Die Lotlinie verläuft in der Regel senkrecht durch die Wirbelsäule und den Körper.

Mit fünfundfünfzig: Die Wirbelsäule zeigt eine gewisse Degeneration aufgrund von Verschleißerscheinungen der Bandscheiben. Normalerweise ist die Körperhaltung noch gut. Die Lotlinie verläuft normalerweise vertikal durch die Wirbelsäule und den Körper. Der Durchschnittsmensch ist im Wesentlichen schmerzfrei, abgesehen von leichten Beschwerden und Schmerzen. Rauchen, Übergewicht, ein Leben mit körperlicher Belastung, insbesondere Bücken, Heben, Drehen oder Strecken, oder Inaktivität können zu einer frühzeitigen Degeneration führen. Es können Bandscheibenprobleme auftreten. Wenn Ihr Beruf stundenlanges Sitzen erfordert oder Sie keinen aktiven Lebensstil pflegen, können Ihr Nacken und Ihre Schultern im mittleren Alter nach vorne verschoben sein. Langes Sitzen kann zu einer Verkürzung und Reizung der Kniesehnen führen, was eine Kontraktion der vorderen Muskeln des Hüftgelenks, eine sogenannte Flexionskontraktur mit sich bringen kann. Beides führt zu einem Verlust der Beweglichkeit.

Mit fünfundsechzig: Die Degeneration findet auf allen Ebenen der Wirbelsäule statt. Der Nacken kann eine verstärkte Degeneration aufweisen. Es kann eine Spinalkanalstenose bei C5-C6 und C6-C7 vorliegen, und der Raum um das Rückenmark kann sich verengen. Im Alter von fünfundsechzig Jahren treten bei den meisten Menschen Schmerzen und Beschwerden auf. Die Körperhaltung verschlechtert sich, da Nacken und Schultern weiter nach vorne hängen – die Lotlinie verlagert sich zur Körpervorderseite. Durch die Degeneration der Bandscheiben werden diese dünner. Diese Verringerung des Volumens und der Höhe der Bandscheiben kann dazu führen, dass man einige Zentimeter kleiner wird. Wenn sich der Wirbelkanal in der unteren Wirbelsäule verengt, ist die

Körperhaltung tendenziell nach vorne gebeugt, wodurch sich der Wirbelkanal weitet und die Rücken- und Beinschmerzen bei Spinalkanalstenose gelindert werden. Durch die Vorwärtsneigung werden die Hüften gebeugt, und das Knie kompensiert dies, indem es sich zusammenzieht. Dadurch wird der Körper kleiner und steifer.

Mit fünfundsiebzig: Die Abnutzung der Bandscheiben nimmt zu. Die Verengung des Wirbelkanals kann sich verstärken, Nacken und Schultern neigen sich weiter nach vorne. Die schlechte Körperhaltung führt zu erheblichen Schmerzen. Spondylolisthesis, das »Gleiten der Wirbel«, ist eine Erkrankung, bei der ein Wirbel nach vorne rutscht, in der Regel im Nacken bei C4-C5. Der mittlere Rücken zeigt eine fortgeschrittene Degeneration mit Arthrose bei T10-T11. Im unteren Rücken zeigt sich eine fortschreitende Degeneration mit einer Verengung des Wirbelkanals bei L3-L4 und L4-L5. Die Ausübung alltäglicher Aktivitäten kann durch Schmerzen, Kraftverlust und Gleichgewichtsstörungen beeinträchtigt werden. Osteoporose, also Knochenschwund, setzt ein und führt zu reduzierter Knochendichte und Kompressionsfrakturen.

Die weitere Degeneration der Bandscheiben führt dazu, dass der Mensch immer kleiner wird. Die Vorwärtsneigung, die durch die Verengung des Wirbelkanals im unteren Rücken verursacht wird, verschiebt die Körperhaltung und die Lotlinie erneut. Die Senkrechte verläuft nun vorne durch den Körper. Die Hüften und Knie sind dauerhaft kontrahiert. Der Mensch wird kleiner und steifer.

Mit neunzig Jahren: Ich freue mich immer wieder, wenn ich Patient*innen in den Neunzigern sehe, die nur eine leichte Degeneration ohne Spinalkanalstenose oder Frakturen aufweisen. Die meisten aber zeigen eine fortgeschrittene Degeneration auf allen Ebenen. Die thorakale Kyphose (Krümmung in der Brustwirbelsäule) kann bei Degeneration stärker ausgeprägt sein, und auch die kompensierende lumbale Lordose (Krümmung in der Lendenwirbelsäule) kann stärker ausgeprägt sein. Es entsteht eine große S-förmige Krümmung. Die Bandscheiben sind stark abgenutzt. Es kann eine starke Verengung des Wirbelkanals vorliegen, was im Nacken als zervikale Stenose und in der Lendenwirbelsäule als lumbale Spinalkanalstenose bezeichnet wird. Nacken und Schultern sinken weiter nach vorne. Die schlechte Körperhaltung führt zu erheblichen Schmerzen und Beschwerden.

Die mittlere Wirbelsäule kann eine fortgeschrittene Degeneration aufweisen. Bei Frauen mit Osteoporose kann es zu Kompressionsfrakturen kommen, in der Brustwirbelsäule am häufigsten bei T10, T11, T12 oder bei L1 und L2 in der Lendenwirbelsäule. Der untere Rücken kann eine fortgeschrittene Degeneration mit einer Verengung des Wirbelkanals bei L3-L4 und L4-L5, der sogenannten Spinalstenose, aufweisen. Die Vorwärtsneigung, verursacht durch Verengung des Wirbelkanals im unteren Rücken, verschiebt das Haltungslot weiter. Das Körperlot liegt nun weit vorne im Körper. Die Hüften und Knie ziehen sich stärker zusammen, und die Person wird noch steifer und kleiner.

Jetzt wissen Sie, warum Sie mit zunehmendem Alter zu mehr Schmerzen neigen. Wenn Sie mit dem Aufbau der Wirbelsäule vertraut sind, können Sie die physischen Ursachen einiger Rückenprobleme besser nachvollziehen. Als Nächstes werden wir die häufigsten dieser Probleme und Krankheiten näher betrachten.

Rückenprobleme

Auch wenn Sie vielleicht nie eine genaue Diagnose für die Ursache Ihrer Schmerzen erhalten werden, hilft es Ihnen beim Gespräch mit Ihrem Arzt, wenn Sie wissen, welche Rückenprobleme grundsätzlich auftreten können.

Krämpfe im Rücken

Ein Rückenkrampf oder Spasmus ist eine schmerzhafte und anhaltende Kontraktion eines Muskels. Die plötzliche Anspannung und der Schmerz in einem oder mehreren Rückenmuskeln kann durch eine Verletzung verursacht werden, z. B. durch einen Bänderriss, eine Sehne, eine Muskelverletzung oder einen Bandscheibenvorfall, der auf einen Nerv drückt. Wenn Sie in einer ungünstigen Position schlafen, sich bücken, etwas heben, stehen oder falsch sitzen, kann dies der Grund für einen verkrampften Rücken sein. Aber die Ursache ist nicht immer klar. Es kann sein, dass Sie sie nie herausfinden.

Muskelkrämpfe treten häufig auf, wenn Sie viel Energie aufwenden oder sich anstrengen, z. B. beim Heben schwerer Gegenstände, beim Fitnesstraining oder bei einer anstrengenden sportlichen Betätigung. Wenn Sie bei einer dieser Aktivitäten nicht ausreichend hydriert sind oder Ihre Kalium- oder Kalziumspeicher niedrig sind, sind Sie besonders anfällig für Muskelkrämpfe.

Eine mögliche Erklärung für einen Spasmus ist, dass der Körper eine Schutzreaktion auf eine Verletzung auslöst. Der Schmerz des Spasmus macht Sie unbeweglich, was Sie davon abhält, sich zu bewegen und die Verletzung zu verschlimmern. Eine andere Erklärung für einen Rückenkrampf ist, dass die Muskeln gegen schädliche Einwirkungen schützen sollen.

Zerrung und Verstauchung

Eine Zerrung oder Verstauchung im Nacken oder Rücken betrifft das weiche Gewebe der Wirbelsäule, das aus Bändern, Arterien, Venen, Muskeln und Nerven besteht. Eine Verstauchung ist eine Verletzung, die durch Überdehnung von Gelenkkapseln oder Bändern verursacht wird, während eine Zerrung eine vergleichbare Verletzung von Sehnen ist. Bänder verbinden Knochen mit anderen Knochen, während Sehnen Muskeln mit den Knochen verbindet. Bänder sind in der Regel elastischer als Sehnen. Bänder befinden sich an Gelenken, während Sehnen die Verbindung zwischen Muskeln und Knochen herstellen. Dank ihnen können die Muskeln verschiedene Teile des Körpers bewegen.

Zerrungen sind häufig, vor allem bei Sportlern. Der Schaden entsteht an der Sehne oder dem Muskel, mit dem sie verbunden ist. Ein Sturz oder eine plötzliche Verdrehung kann eine Zerrung verursachen. Menschen mit Bewegungsmangel oder Muskeln, die durch Inaktivität geschwächt wurden, sind oft anfällig für Zerrungen, wenn sie wieder aktiv werden.

Eine Zerrung kann sehr schmerzhaft sein. In schweren Fällen kann es Wochen oder Monate dauern, bis sie verheilt ist, aber in der Regel heilt sie vollständig ab.

Verstauchungen können nur eine kleine Beeinträchtigung sein oder Monate dauern. Es gibt drei Kategorien von Verstauchungen:

- Bei leichten Verstauchungen werden die Fasern eines Bandes gedehnt, ohne zu reißen.
- Eine mittelschwere Verstauchung liegt vor, wenn das Band teilweise reißt.
- Bei einer schweren Verstauchung reißt das Band vollständig, sodass das Gelenk instabil wird. Schwere Verstauchungen können eine Operation erfordern.

Ischias

Ischiasschmerzen strahlen entlang des Ischiasnervs aus, der sich vom unteren Rücken über die Hüfte und das Gesäß bis hinunter in die Beine verzweigt. In der Regel betrifft eine Ischialgie nur eine Seite Ihres Körpers. Sie können fast überall entlang der Nervenbahn Beschwerden verspüren, aber in der Regel treten die Schmerzen vom unteren Rücken bis hinunter zum Oberschenkel und zur Wade auf.

Wenn ein Bandscheibenvorfall, ein Knochensporn an der Wirbelsäule oder eine Verengung der Wirbelsäule einen Teil des Ischiasnervs zusammendrückt, entsteht eine Entzündung. Die Folge sind Taubheitsgefühle, Kribbeln oder Schwäche im Bein. Die Schmerzsymptome reichen von leichtem Unbehagen über ein scharfes, brennendes Gefühl bis hin zu quälenden Schmerzen. Von einer Ischialgie sind in der Regel Menschen zwischen dreißig und fünfzig Jahren betroffen. Die meisten erholen sich vollständig, oft ohne Behandlung. Bei Empfindungsstörungen oder Schwäche im betroffenen Bein sollten Sie sofort Ihren Arzt aufsuchen.

Osteoarthritis der Wirbelsäule

Arthrose in der Wirbelsäule tritt auf, wenn der Knorpel in den Facettengelenken infolge von Verletzungen, Verschleiß oder Fehlgebrauch erodiert. Mit zunehmendem Alter können sich die Facettengelenke verdicken

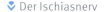

Der Ischiasnerv

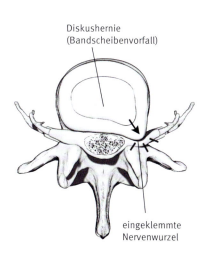

Diskushernie (Bandscheibenvorfall)

eingeklemmte Nervenwurzel

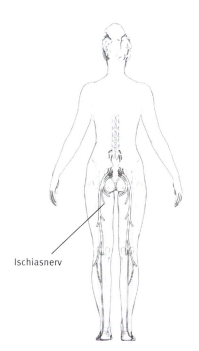

Ischiasnerv

und verhärten, was eine schmerzhafte Reibung verursacht.

Durch richtige Bewegung werden die Gelenke der Wirbelsäule entlastet, was dazu beitragen kann, die Entwicklung dieser Erkrankung zu vermeiden oder ihr Fortschreiten aufzuhalten.

Degenerative Bandscheibenerkrankung

Bei degenerativen Bandscheibenerkrankungen handelt es sich nicht wirklich um eine Krankheit. Der Begriff bezieht sich auf die Auswirkungen von Verschleißerscheinungen an der Bandscheibe, die mit dem Alterungsprozess natürlicherweise auftreten. Eine frühe degenerative Bandscheibenerkrankung äußert sich durch Risse im Faserring der Bandscheibe. Manchmal führt eine weitere Abnutzung zu weiteren Schäden im Außenbereich der Bandscheibe.

Ein Autounfall, schwere körperliche Arbeit und repetitive Tätigkeiten können unabhängig vom Alter des Betroffenen zu einer Degeneration der Bandscheiben führen. Patient*innen mit einer degenerativen Bandscheibenerkrankung im Nackenbereich klagen in der Regel über Nackenschmerzen im Bereich des Schulterblatts. Aufrechtes Sitzen oder Stehen kann die Schmerzen verschlimmern, da der Druck auf die Bandscheibe dann größer ist. Meine Patient*innen beschreiben den Schmerz als tiefsitzend, dumpf und ziehend. Der Schmerz zieht typischerweise vom Nacken in die Schulter, in einigen Fällen wandert er den Arm hinunter.

Menschen mit Problemen der Bandscheibenknorpel haben meist im Sitzen mehr Schmerzen und fühlen sich besser, wenn sie stehen. Andere haben mehr Rückenschmerzen, wenn sie stehen. Das Problem kann eine

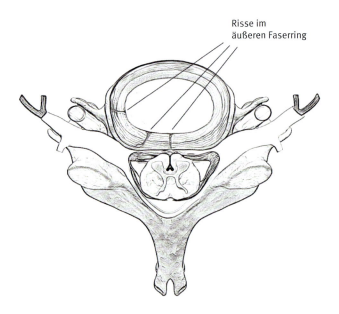

❯❯ Degenerative Bandscheibenerkrankung des Nackens – axiale Ansicht

Risse im äußeren Faserring

Die Architektur und Lebensdauer der Wirbelsäule

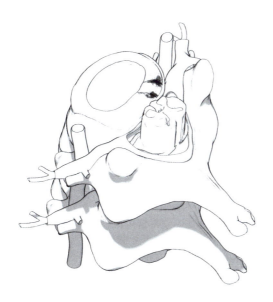

◂ Degenerative Bandscheibenerkrankung des Nackens – seitliche Ansicht. Eine degenerative Bandscheibenerkrankung im Nackenbereich zeigt sich in der Entwicklung von Rissen im äußeren Faserring. Diese können Entzündungsbotenstoffe abgeben, die eine chemische Reizung der Nervenwurzeln und des Rückenmarks verursachen.

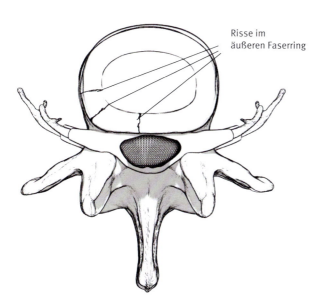

Risse im äußeren Faserring

◂ Degenerative Bandscheibenerkrankung des Rückens – axiale Ansicht. Hier wird eine degenerative Bandscheibe des Rückens im Frühstadium mit Rissen im äußeren Faserring gezeigt. Durch Abnutzung kommt es mit der Zeit zu weiteren Schäden. Aus den Rissen können Entzündungsbotenstoffe austreten, die eine chemische Reizung der Nervenwurzeln verursachen.

Arthritis in den Facettengelenken im hinteren Teil der Wirbelsäule sein. Menschen, die dieses Problem haben, neigen dazu, beim Gehen einen Buckel zu machen. Sie fühlen sich besser, wenn sie sitzen.

Wenn eine degenerative Bandscheibenerkrankung im Rücken auftritt, berichten die Patient*innen von tiefsitzenden, dumpfen, ziehenden Schmerzen, die lokal begrenzt auftreten oder in das Gesäß ausstrahlen, in einigen Fällen bis in die Beine.

Die Risse im Faserring (Anulus fibrosus) können eine Entzündungsreaktion auslösen, die die Nervenwurzeln und das Rückenmark reizen können. Später verursachen der Abbau und der Zusammenbruch der Facettengelenke mechanische Schmerzen. Die Rückengelenke verfallen. Der Begriff Radikulopathie beschreibt diese Reizung der Nervenwurzel. Die Symptome sind Schmerzen, Taubheit und Schwäche im Bereich der Nervenwurzel.

Bandscheibenvorfall

Wenn eine Bandscheibe abgenutzt oder verletzt ist, kann der Nucleus pulposus, das weiche Gel in der Mitte der Bandscheibe, durch den äußeren Faserring (Anulus fibrosus) gequetscht werden. Der Austritt des Kerns kann zwischen zwei Wirbeln in den Wirbelkanal oder in die Öffnung, aus der die Nervenwurzeln aus den Wirbeln austreten, erfolgen. Der ausgetretene Gallertkern kann auf die Spinalnerven drücken und Schmerzen verursachen. Obwohl Bandscheibenvorfälle überall an der Wirbelsäule auftreten können, kommen sie am häufigsten im Nacken und im unteren Rücken vor.

Bei einem Bandscheibenvorfall im Bereich der Halswirbelsäule (zervikaler Bandscheibenvorfall) können sich die Schmerzen verstärken, wenn Sie Ihren Nacken beugen oder drehen. Zusätzlich zu den Schmerzen im hinteren oder seitlichen Nackenbereich kann ein Bandscheibenvorfall im Nacken auch Schmerzen zwischen den Schulterblättern verursachen. Der Schmerz kann in die Schulter, den Arm, die Hand oder die Finger ausstrahlen. Sie können Schwäche, Taubheit oder Kribbeln in Ihren Armen verspüren.

Bei einem Bandscheibenvorfall im unteren Rückenbereich kann es zu Schmerzen im Ischiasnerv kommen. Der stechende Schmerz schießt in der Regel von einer Gesäßhälfte in das Bein und manchmal bis in den Fuß.

Die Schmerzen bei einem Bandscheibenvorfall können etwa innerhalb eines Monats verschwinden, wenn die Bandscheibe heilt. Die Behandlung zu Hause ist die gleiche wie bei akuten Rückenschmerzen (s. S. 18) Manchmal verschlimmert sich ein Bandscheibenvorfall, vor allem, wenn Sie die Tätigkeiten wiederholen, die den Riss verursacht haben könnten, z. B. eine Arbeit, bei der Sie schwer heben müssen. Ein sich verschlimmernder Bandscheibenvorfall kann zu chronischen Schmerzen, Schwäche oder Gefühlsstörungen im betroffenen Bereich führen. Wenn sich Ihre Symptome im Laufe der Zeit verschlimmern oder nach vier bis sechs Wochen keine Besserung eintritt, sollten Sie einen Arzt aufsuchen.

Menschen im Alter von dreißig bis fünfzig Jahren sind am ehesten von einem Bandscheibenvorfall betroffen. Wenn Sie das Programm »Watch Your Back« befolgen, können Sie Bandscheibenvorfälle in Ihrer Wirbelsäule vermeiden. Eine gute Körperhaltung, Dehnübungen und regelmäßiger Sport halten Ihren Rücken stark und fit. Der Verzicht auf hohe Absätze und Zigaretten

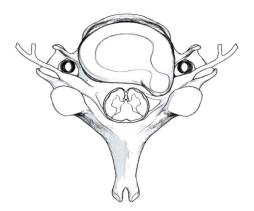

◂ Zervikaler Bandscheibenvorfall mit komprimiertem Nerv – axiale Ansicht. Ein Bandscheibenvorfall entsteht, wenn der Gallertkern (Nucleus pulposus) durch den Faserring (Anulus fibrosus) austritt. Hierbei wird der austretende Nerv mechanisch komprimiert und entzündet sich.

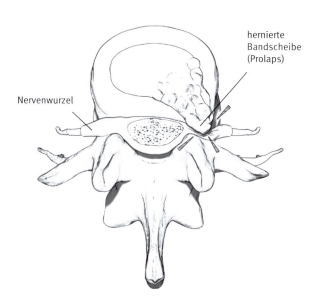

◂ Lumbaler Bandscheibenvorfall mit komprimiertem Nerv – axiale Ansicht. Ein lumbaler Bandscheibenvorfall tritt auf, wenn der Gallertkern (Nucleus pulposus) durch den Faserring (Anulus fibrosus) austritt. Hierbei wird der Nerv mechanisch komprimiert und gereizt.

Bandscheibenreparatur ohne Operation

>> *Frank, zweiundfünfzig Jahre alt, arbeitete als Krankenpfleger. Er klagte über Rückenschmerzen, die in beide Beine ausstrahlten und immer schlimmer wurden. Eine MRT-Untersuchung ergab einen kleinen Bandscheibenvorfall an L2-L3 und einen überdurchschnittlich schweren an L4-L5. Ich sagte Frank, dass dieser durch eine Operation dekomprimiert werden müsse. Er vertraute mir an, dass er Angst vor Operationen hatte. Er litt unter Panikattacken und konnte sich nicht einmal ansatzweise vorstellen, sich operieren zu lassen. Er bat mich, ihm so gut wie möglich ohne Operation zu helfen.*

Bei einem seiner Schübe behandelte ich ihn konservativ mit NSAIDs (nichtsteroidale Antirheumatika) wie Ibuprofen oder Aleve und Gabapentin, einem verschreibungspflichtigen Medikament zur Behandlung von Nervenschmerzen. Wegen der durch Gabapentin verursachten Schläfrigkeit verschrieb ich die Einnahme hauptsächlich nachts.

Ich ermahnte Frank, Bücken, Heben, Drehen und Strecken zu vermeiden, da diese Tätigkeiten zusätzliche Kräfte auf die Wirbelsäule ausüben. Ich empfahl ihm, sein Sportprogramm um Ausdauertraining zu erweitern, z. B. Walking, Schwimmen oder Radfahren auf dem Hometrainer. Frank hatte im Fitnessstudio Zirkeltraining durchgeführt. Ich wies ihn darauf hin, dass Kniebeugen oder Kreuzheben keine für ihn geeigneten Übungen seien, denn bei ihnen werden Kräfte auf die Wirbelsäule ausgeübt, die zu stark wären, vor allem bei den Hernien der Wirbel L2-L3 und L4-L5, bei denen die Nervenwurzeln bereits komprimiert waren. Der Wandsitz (s. S. 132) wird von meinen Patient*innen in der Regel gut vertragen, wenn man sehr vorsichtig ist. Physiotherapie und Rumpfkräftigung halfen, seine Haltung zu verbessern. Frank wurde während seiner Rehabilitation immer kräftiger. Ein befreundeter Chiropraktiker führte sanfte Manipulationen an seiner Wirbelsäule durch.

Frank erzählte mir, dass die Dehnungsübung Taube im Sitzen (s. S. 129) half, seine Ischiasbeschwerden zu lindern. Versuchen Sie diese Dehnung nicht, wenn Sie eine Hüftprothese haben, da sie sich verschieben könnte.

Eine kürzlich durchgeführte MRT-Untersuchung zeigte, dass der Bandscheibenvorfall an L2-L3 viel kleiner geworden und der große an L4-L5 verschwunden war. Franks Schmerzen kamen und gingen in den letzten fünf Jahren immer wieder, aber sie beeinträchtigten sein Leben nicht mehr. Er ist vorsichtig und hat nur von Zeit zu Zeit Schübe, die er zu bewältigen weiß. Indem er sich fit hält, kann er die körperlich anspruchsvolle Arbeit in der Krankenpflege fortsetzen.

hilft Ihnen ebenfalls, Bandscheibenvorfälle zu vermeiden.

Spinalkanalstenose

Die Kombination aus Bandscheibendegeneration und Arthrose in den Gelenken der Wirbelsäule kann zu einer Verengung des Raums um das Rückenmark und/oder die Nervenwurzel führen, was als Spinalkanalstenose bezeichnet wird. Im zentralen Kanal verlaufen das Rückenmark und die beiden Nervenkanäle. An den Facettengelenken im hinteren Teil der Wirbelsäule können sich abhängig von Aktivität, Zeit und Abnutzung Arthrose-Sporne bilden. Die Knochensporne beginnen, auf die Nervenkanäle zu drücken und die Nervenwurzeln einzuklemmen. Dies kann überall an der Wirbelsäule passieren.

Je nachdem, welche Nerven betroffen sind, kann die Stenose Schmerzen im Nacken, in den Schultern, Armen und Beinen verursachen. Wenn das Rückenmark zusammengedrückt wird, kann es zu Schwäche oder Taubheit in den Beinen und einem schlurfenden Gang kommen. Sie können die Koordination in einem oder beiden Beinen verlieren. Einige meiner Patient*innen haben ein blitzschlagartiges Gefühl im Rücken verspürt, wenn sie ihren Nacken nach vorne beugten.

Wenn eine Spinalkanalstenose im Nacken auftritt, klagen meine Patient*innen über die folgenden Beschwerden:
- Taubheit oder Kribbeln in einer Hand, einem Arm, einem Fuß oder einem Bein
- Schwäche in einer Hand, einem Arm, einem Fuß oder einem Bein
- Probleme beim Gehen und mit dem Gleichgewicht
- Nackenschmerzen

- In schweren Fällen: Darm- oder Blasenfunktionsstörungen (Harnverhalt oder Harndrang und Inkontinenz); in solchen Fällen ist sofort ein Arzt aufzusuchen

Wenn die Spinalkanalstenose im unteren Rückenbereich auftritt, treten folgende Symptome auf:
- Schmerzen im unteren Rücken
- Ischialgie-typische Schmerzen in den Beinen
- Schmerzen beim Stehen mit Erleichterung beim Sitzen oder Liegen
- Schmerzen in den Waden beim Gehen von kurzen Strecken
- weniger Beschwerden beim Bergauf- als beim Bergabgehen
- Fahrradfahren fällt leicht

Ich habe ein Symptom beobachtet, das ich das »Einkaufswagen-Syndrom« nenne. Patient*innen mit Spinalkanalstenose berichten, dass sie in der Lage sind, lange Strecken zu gehen, während sie einen Einkaufswagen schieben. Normalerweise ist die Haltung dabei gebückt, was die Lendenwirbelkanäle öffnet. Die gleiche Mechanik kann auch beim Fahrradfahren zum Tragen kommen. Ein Arzt sollte diesen Zustand überwachen.

Spondylolyse und Spondylolisthese

Bei der Spondylolyse handelt es sich um eine Schwäche oder Ermüdungsfraktur im Bereich der Facettengelenke. Dieser Vorgang ist eine häufige Ursache für Schmerzen im unteren Rückenbereich bei Menschen unter 26 Jahren, insbesondere bei Sportlern, die ihren Rücken stark belasten oder ihre Wirbelsäule überstrecken. Stark belastende Aktivitäten können den Zustand verschlimmern.

Bei der Spondylolisthese rutscht ein Wirbel nach vorne, wenn sich die Bänder lockern

◆ Spinalkanalstenose im Nacken – axiale Ansicht. Ein Osteophyt, auch Knochensporn genannt, ist eine Verkalkung oder Verknöcherung, die das Rückenmark oder eine Nervenwurzel zusammendrücken kann. Die Abbildung zeigt eine Kompression des Rückenmarks und der Nervenwurzeln im Nacken. Wenn die Nervenwurzel komprimiert wird, spricht man von einer Neuroforamenstenose.

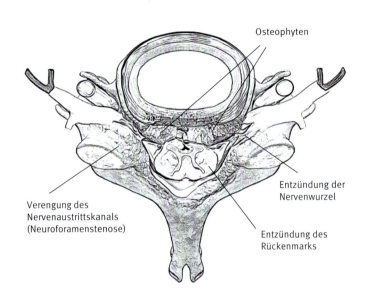

Osteophyten

Verengung des Nervenaustrittskanals (Neuroforamenstenose)

Entzündung der Nervenwurzel

Entzündung des Rückenmarks

◆ Spinalkanalstenose im Nacken – seitliche Ansicht. Die Abbildung zeigt die arthritischen Ablagerungen bei Spinalkanalstenose, die den Halswirbelkanal blockieren und das Rückenmark und die austretenden Nervenwurzeln zusammendrücken.

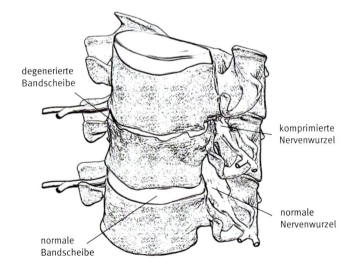

degenerierte Bandscheibe

komprimierte Nervenwurzel

normale Nervenwurzel

normale Bandscheibe

Die Architektur und Lebensdauer der Wirbelsäule 61

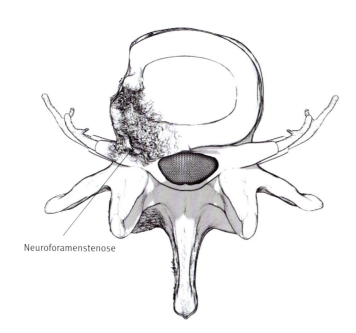

◄ Spinalkanalstenose im Rücken – axiale Ansicht

Neuroforamenstenose

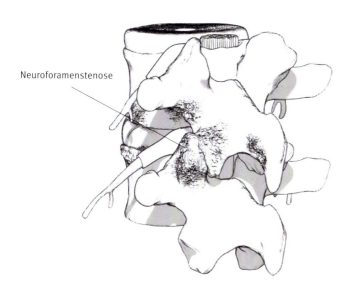

◄ Spinalkanalstenose im Rücken – seitliche Ansicht. Die Abbildung zeigt eine lumbale Spinalkanalstenose mit arthritischen Ablagerungen, die den Spinalkanal blockieren und auf die Nervenwurzel drücken.

Neuroforamenstenose

und die Bandscheiben zusammenfallen. Eine Spondylolisthese kann auftreten, wenn die Facettengelenke aufgrund der Degeneration der normalerweise stabilisierenden Strukturen schwach werden. Alterung, Erosion und Verletzungen können eine Spondylolisthese verursachen. Degenerative Bandscheibenerkrankungen und Facettenarthrose können gleichzeitig auftreten.

Patient*innen mit Wirbelgleiten klagen über Rückenschmerzen und einen dumpfen Schmerz, der vom Gesäß bis zur Rückseite des Oberschenkels reicht. Viele klagen über Verspannungen und Krämpfe der Muskulatur der Oberschenkelrückseite. Einige Patient*innen haben keine Symptome. In fortgeschrittenen Fällen kann der Patient einen Rundrücken mit vorstehendem Bauch, einen verkürzten Oberkörper und einen watschelnden Gang haben.

Osteoporose

Das Altern der Wirbelsäule kann zu Osteoporose führen. Weltweit treten jährlich neun Millionen osteoporotische Frakturen auf, d. h. alle drei Sekunden eine. Die Krankheit lässt die Knochen schwach und brüchig werden. Der Begriff bedeutet wörtlich »poröser Knochen«. Knochen sind lebendes Gewebe, das ständig abgebaut und ersetzt wird. Osteoporose tritt auf, wenn Knochen schneller abgebaut werden, als sie sich neu bilden können, was zu einer geringen Knochendichte führt. Die höchste Knochendichte hat man im Alter von dreißig. Mit zunehmendem Alter verliert man schneller Knochenmasse, als man sie aufbaut. Wenn Sie eine Osteoporose entwickeln, können Ihre Knochen so brüchig werden, dass ein Sturz, Bücken oder Husten einen Bruch verursachen kann.

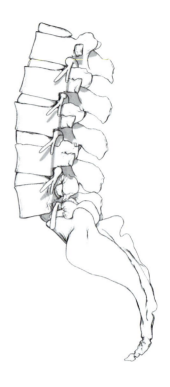

⬆ Bei einer Spondylolisthese (Wirbelgleiten) verrutscht ein Wirbelkörper im Verhältnis zum andern. Es handelt sich vorwiegend um ein Problem der Lendenwirbelsäule, kann aber auch im Nacken auftreten.

Osteoporose kann zu Kompressionsfrakturen in der Wirbelsäule führen. Die Erkrankung kann dazu führen, dass ein Wirbel mit der Zeit in sich zusammenfällt. Die frühen Stadien des Knochenschwunds sind in der Regel symptomlos. Wenn Ihre Knochen jedoch zunehmend geschwächt sind, können die folgenden Symptome auftreten:
- Knochen, die leichter als erwartet brechen
- Rückenschmerzen aufgrund eines gebrochenen oder kollabierten Wirbels
- Verringerung der Körpergröße
- Eine gebückte Haltung, bekannt als »Witwenbuckel«.

Starke Knochen

>> Sara, 64, war entschlossen, sich um ihre Wirbelsäule zu kümmern. Ihre Mutter hatte sich die Hüfte gebrochen und war in ihren letzten Lebensjahren gezwungen, einen Rollstuhl zu benutzen. Sara vermutete, dass ihre Mutter an Osteoporose gelitten hatte, und wollte nicht das gleiche Schicksal erleiden. Als ich ihre Bedenken hörte, ordnete ich eine DXA-Untersuchung an, bei der die Knochenstärke und das Osteoporoserisiko gemessen werden. Der Scan zeigte, dass Sara an Osteopenie litt, eine Vorstufe der Osteoporose, bei der zwar Knochenmasse in höherem Tempo ab- als aufgebaut wird, aber noch keine Brüche auftreten.

Osteoporose ist eine stille Krankheit. Oft wird sie erst entdeckt, wenn man sich einen Knochen bricht. Medizinisch werden solche Brüche als Fragilitätsfrakturen bezeichnet, die an den Wirbeln, Rippen, Hüften und Handgelenken auftreten. Eine Kompressionsfraktur der Wirbelsäule kann dazu führen, dass der betroffene Wirbel kollabiert. Die meisten Patient*innen mit Wirbelbrüchen klagen über Rückenschmerzen, die meist plötzlich auftreten. Mit der Zeit beugen sich Patient*innen mit dieser Art von Wirbelsäulenfraktur nach vorne, da der Wirbel an Höhe verliert.

Sara wollte wissen, was sie tun konnte, um ihre Knochen zu stärken und ihre Wirbelsäule zu schützen.

Ich sagte ihr, dass die Menschen ihre maximale Knochenmasse zwischen dem fünfundzwanzigsten und dreißigsten Lebensjahr erreichen, ab vierzig nimmt die Knochenmasse langsam ab.

Eine gute Haltung ist der beste Weg, die Wirbelsäule zu schützen. Die Kräfte, die auf die Wirbelsäule einwirken, nehmen zu, wenn die Wirbelsäule nicht richtig ausgerichtet ist. Sie verstand, dass eine Fehlhaltung für die Wirbelsäule eine Belastung bedeutet, die im Laufe eines Jahres mehreren hundert Kilo entspricht. Eine schlechte Haltung würde zu einer erheblichen Abnutzung ihrer Wirbelsäule führen.

Ich empfahl Sara, ihre Laufschuhe anzuziehen und mehr spazieren zu gehen. Da beim Gehen das eigene Gewicht getragen wird, trägt es zu starken Knochen bei. Zu den vielen zusätzlichen Vorteilen des Gehens gehören ein klarerer Geist, eine gesteigerte Beweglichkeit der Wirbelsäulenfacettengelenke sowie eine verbesserte Beweglichkeit und Funktion der Nervenwurzeln in der Wirbelsäule. Ich erklärte ihr, dass sich ihre Wirbelgelenke in einer nach vorne gebeugten, offenen Position befinden, wenn sie bergauf geht, was bei gereizten Nervenwurzeln hilfreich sein kann. Bergaufgehen kann sogar Patient*innen mit Spinalkanalstenose helfen, weil es den Wirbelsäulenkanal öffnet. Beim Bergabgehen befinden sich die Gelenke der

Wirbelsäule in einer nach hinten gebeugten, zusammengedrückten Position, was den Druck auf die Nervenwurzeln verschlimmern kann. Der Wirbelsäulenkanal verengt sich beim Bergabgehen. Ich empfahl ihr Kräftigungsübungen, um ihre Wirbelsäule zu stabilisieren und zu stützen.

Ich riet Sara, auf Sicherheit zu achten, um Unfälle, die zu Knochenbrüchen führen könnten, zu vermeiden. Stürze sind der größte Risikofaktor. Sie sollte darauf achten, wo sie hintritt, und mögliche Stolperfallen zu Hause beseitigen, um Stürze zu vermeiden, die zu Brüchen der fragilen Knochen führen könnten.

Der nächste Schritt zum Schutz ihrer Wirbelsäule war die Ernährung. Gute Knochen können bei ausreichender Zufuhr von Kalzium und Vitamin D gebildet werden. Sara ließ von ihrem Arzt ihre Blutwerte prüfen und supplementierte dann Vitamin D. Mehr als 50 Prozent der Weltbevölkerung haben einen Vitamin-D-Mangel. Wenn Sie die Sonne meiden, eine Milchallergie haben oder sich streng vegetarisch oder vegan ernähren, besteht für Sie möglicherweise ein Risiko für einen solchen Mangel. Außerdem empfahl ich Sara, sich kalziumreich zu ernähren und dies durch Supplemente zu ergänzen, um die für ihr Alter und ihre medizinischen Bedürfnisse optimalen Werte zu erreichen.

Teilweise wird die Meinung vertreten, dass die Vorbeugung von Osteoporose bereits im Kindesalter beginnen sollte. Sara war erleichtert, als ich ihr sagte, dass es für sie noch nicht zu spät sei und dass es Medikamente gibt, die die Knochen wieder aufbauen und den weiteren Knochenabbau stoppen. Sie verließ meine Praxis mit einem Plan, um ihre Wirbelsäule zu schützen.

Eine gesunde Ernährung, die Kalzium und Vitamin D enthält, und Übungen mit Gewichten tragen dazu bei, Knochenschwund zu verhindern. Frauen über fünfundsechzig Jahre und Männer über siebzig Jahre sollten eine Knochendichtemessung mit der DXA-Methode vornehmen lassen. Menschen, die ein geringes Körpergewicht haben, rauchen oder bereits eine Fraktur erlitten haben, haben ein höheres Risiko und sollten auch schon früher getestet werden.

Es wäre schön, wenn die Ursache von Rückenschmerzen jedes Mal diagnostiziert werden könnte, aber die meisten Menschen erfahren nie die Ursache ihres Leidens. Rückenschmerzen entwickeln sich oft ohne eine Ursache, die Ihr Arzt mit einem Test oder einer bildgebenden Untersuchung feststellen kann. Aus diesem Grund ist das Programm »Watch Your Back« so umfassend. Ich erkannte die Notwendigkeit einer täglichen Routine, die sich mit der Gesundheit der gesamten Wirbelsäule und den erkannten Auslösern für Rückenschmerzen befasst, sowohl physisch als auch emotional.

Teil 2 führt Sie in die neun Heilungsstrategien des Programms »Watch Your Back« ein. In jedem Kapitel erkläre ich, warum die jeweilige Strategie wirksam ist und was Sie tun müssen, um die Strategie in Ihr tägliches Leben zu integrieren. Wenn Sie sich bewusst machen, wie Sie stehen, sitzen und sich bewegen, Ihre Wirbelsäule stärken und Ihre Beweglichkeit verbessern, sich so ernähren, dass Schmerz reduziert wird, für ausreichend erholsamen Schlaf sorgen und Stress abbauen, können Sie Ihre Rücken- und Nackenschmerzen deutlich lindern. Sie haben eine Einführung in die Wirbelsäule erhalten und erfahren, was die Ursache für Ihre Schmerzen sein könnte. Jetzt ist es an der Zeit, aktiv zu werden.

© robert/stock.adobe.com – edited and composed by Thieme

Wie Sie auf Ihren Rücken achten

Schreiten wir zur Tat: Die neun Strategien von »Watch your back« verhelfen Ihnen zu einer gesunden Wirbelsäule.

Strategie 1: Die aufrechte Haltung

Im Jahr 2014 veröffentlichte ich eine Studie, die als »Smartphone-Nacken-Studie« bekannt wurde. Als Wirbelsäulenspezialist konnte ich nicht umhin festzustellen, dass die Nutzung von Smartphones und elektronischen Geräten zu einer schlechten Körperhaltung führte. Die Menschen beugten zum Lesen auf dem Bildschirm ihren Kopf nach vorne. Gleichzeitig klagten mehr und mehr meiner Patient*innen über Nacken- und Rückenschmerzen. Mir war klar, dass es einen Zusammenhang geben musste. Meine Untersuchungen haben ergeben, dass Erwachsene im Durchschnitt zwei bis vier Stunden pro Tag, Teenager deutlich mehr, mit nach vorne geneigtem Kopf verbringen, um zu lesen, Textnachrichten zu schreiben, zu spielen oder Filme und Serien auf Smartphones und anderen Geräten anzusehen. Insgesamt summieren sich so 700 bis 1.400 Stunden übermäßige Belastung der Halswirbelsäule im Jahr. In meiner Studie wurde der dramatische Anstieg des Drucks auf die Wirbelsäule gemessen, wenn der Kopf in verschiedenen Winkeln nach vorne gebeugt wird. Wir konnten die zusätzliche Kraft, die durch

❥ Der Kopf eines Erwachsenen wiegt in der neutralen Position 4 bis 5 Kilo. Wenn der Kopf nach vorne geneigt wird, nehmen die auf den Nacken wirkenden Kräfte wie in der Abbildung dargestellt zu.

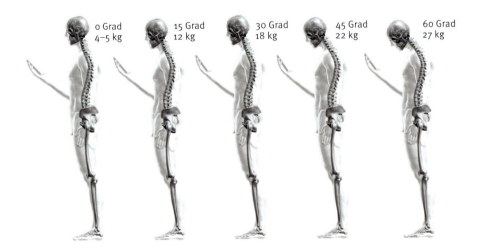

Smartphones und Nackenschmerzen

>> *Der Fall eines Patienten überzeugte mich davon, dass der Smartphone-Nacken ein gesundheitliches Problem darstellt. Der Zweiunddreißigjährige arbeitete in einem Lagerhaus als Aufseher. Er entwickelte einen Bandscheibenvorfall, der anhaltende Schmerzen in den Beinen verursachte. Durch die Operation konnte die betroffene Bandscheibe dekomprimiert werden. Seine Beinschmerzen verschwanden.*

Sechs Wochen leichte Rehabilitation waren erforderlich, bevor er an seinen Arbeitsplatz zurückkehren konnte. Weitere sechs Wochen lang sollte er ein progressives Krafttraining absolvieren, um wieder voll einsatzfähig zu werden und auch heben zu können. Schon bald bekam er Rücken- und Nackenschmerzen. Ein neues MRT zeigte, dass die Operationsstelle nicht das Problem war. Wir behandelten ihn fortlaufend mit Physiotherapie.

Während wir nach der Ursache für seine Schmerzen suchten, gab er eines Tages zu, dass er süchtig nach dem Videospiel Angry Birds war, welches er etwa vier Stunden pro Tag auf seinem Handy spielte. Beim Spielen neigte er den Kopf weit nach unten. Sein Handy hielt er dabei unter Brusthöhe. Während er spielte, schaute er nach unten und neigte seinen Kopf um mehr als 90 Grad. Die Bänder und Muskeln in seinem Nacken hatten sich entzündet, denn der geneigte Kopf war eine zusätzliche Belastung für seinen Nacken.

Um einen Smartphone-Nacken zu vermeiden, riet ich ihm, sein Handy auf Augenhöhe zu halten. Ich empfahl ein Haltungstraining für den Kopf mit Physiotherapie, um das Problem zu beheben. Ich riet ihm, darauf zu achten, wie er steht und sitzt, und die Übungen zur Haltungskorrektur sowie die Workouts aus meinem Programm »Watch Your Back« durchzuführen. Seine Haltung verbesserte sich. Nach einem Monat war er schmerzfrei.

das Neigen des Kopfes entsteht, quantifizieren. Stehen oder Sitzen in guter Haltung mit geradem Kopf erzeugt eine Kraft von 4 bis 5 Kilo auf den Nacken. Bei einem Winkel von sechzig Grad wird die Wirbelsäule mit 27 Kilo belastet. In einem Artikel über die Studie, der in »The Atlantic« erschien, wurden erschreckende Äquivalente für diese 27 Kilo angegeben. Wenn Sie Ihren Kopf um sechzig Grad nach vorne neigen, entsteht ein Druck, als ob Sie vier Bowlingkugeln, sechs Einkaufstüten mit Lebensmitteln oder ein achtjähriges Kind im Nacken tragen würden. Stellen Sie sich vor, welche Abnutzung diese 27 Kilo für Nacken und Wirbelsäule bedeuten. Kein Wunder, dass in meiner Praxis die Beschwerden über Nacken- und Rückenschmerzen so stark zugenommen hatten.

Die Smartphone-Nacken-Studie sollte Ihnen die Augen öffnen, welche Belastungen eine schlechte Körperhaltung mit sich bringt.

Positive Auswirkungen einer guten Körperhaltung

Im weitesten Sinne trägt eine gute Körperhaltung zu Flexibilität, Kraft und Gleichgewicht bei. Sie bedeutet die kleinstmögliche Belastung für Muskeln und Gelenke sowohl in Bewegung als auch im Sitzen. Diese Verringerung der Belastung führt zu weniger Muskelschmerzen, mehr Energie und einem geringeren Verletzungsrisiko. Die Liste der Vorteile für Ihren gesamten Körper ist beeindruckend und richtiges Stehen und Sitzen ist der beste Weg, Ihre Wirbelsäule zu schützen und die Degeneration zu verlangsamen. Eine gute Körperhaltung
- beugt Rückenschmerzen und Muskelschmerzen vor,
- hält die Knochen und Gelenke in der richtigen Position, sodass die Muskeln richtig eingesetzt werden können.

Negative Auswirkungen einer schlechten Körperhaltung

Eine schlechte Körperhaltung wirkt sich in einer Weise auf Ihre Gesundheit aus, die Sie möglicherweise gar nicht auf dem Schirm haben. Wenn Sie nicht aufrecht stehen oder sitzen, kann dies wichtige Körperfunktionen beeinträchtigen, darunter:

Durchblutung
Ihr Körper braucht eine kontinuierliche Versorgung mit Blut. Eine schlechte Körperhaltung, vor allem beim Sitzen, behindert die Durchblutung und kann dazu führen, dass sich das Blut über längere Zeit in den Venen staut. Eine schlechte Körperhaltung kann zu Bluthochdruck beitragen, da das Sitzen den Blutfluss zum Herzen hin und davon weg verringert. Eine schlechte Durchblutung führt auch zur Entstehung von Krampfadern.

Atmung
Vornüber geneigtes Sitzen schränkt die Kapazität und Funktion der Lunge ein. Um richtig atmen zu können, braucht Ihr Zwerchfell genügend Platz im Brustraum, um sich bei jedem Atemzug zu entspannen und zusammenzuziehen. Dieser Raum wird zusammengedrückt, wenn Sie sich nach vorne beugen. Wenn Sie die Schultern rund machen, ist es schwieriger, einen normalen, tiefen Atemzug zu nehmen. Wenn Ihr Körper gestreckt und aufgerichtet ist, ist Ihre Atmung nicht beeinträchtigt. Sie können den Sauerstoff einatmen, den Sie brauchen, um alle Zellen in Ihrem Körper zu regenerieren und zu verjüngen. Studien haben gezeigt, dass sich die Lungenkapazität bei guter Körperhaltung im Laufe der Zeit um 30 Prozent verbessern kann.

Verdauung
Wenn die Schultern im Sitzen über Bauch und der Brust nach vorne geneigt sind, werden die Organe im Bauchraum zusammengedrückt. Dadurch verlangsamt sich die Verdauung, was sich auf den Stoffwechsel und Nahrungsverarbeitung im Körper auswirkt.

Schlaf
Nacken- und Rückenschmerzen sowie ein erhöhtes Stressniveau, das durch eine schlechte Körperhaltung verursacht wird, können die Qualität des Schlafs direkt beeinträchtigen. Schmerzen im unteren Rücken und im Nacken sind das Ergebnis kleiner Risse in den Muskeln, die im Laufe des Tages entstehen. Die Schmerzen einer überlasteten Rückenmuskulatur können die Entspannung

Zur Erinnerung: Wie man richtig steht

Im Kapitel »Auslöser für Rückenschmerzen« (s. S. 27) habe ich Ihnen allgemeine Haltungsrichtlinien gegeben. Erinnern Sie sich daran, dass die Ohren eine Linie mit den Schultern bilden und die Schulterblätter gestrafft und zueinander gezogen sein sollten? Die Vorstellung einer Schnur, die oben am Kopf befestigt ist und Sie nach oben zieht, hilft Ihnen, Ihre Haltung zu verbessern. Da die Körperhaltung so wichtig für die Gesundheit Ihrer Wirbelsäule ist, gebe ich Ihnen eine genaue Anleitung, um Ihre Haltung zu überprüfen.

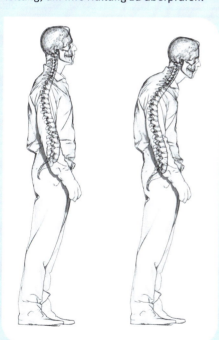

In der folgenden Liste wird die richtige Körperhaltung nach Körperteilen aufgeschlüsselt:
- Stellen Sie sich gerade und aufrecht hin, die Ohrläppchen in einer Linie mit Ihren Schultern.
- Ziehen Sie die Schultern nach unten und hinten.
- Halten Sie Ihren Kopf gerade. Neigen Sie ihn nicht nach vorne, nach hinten oder zur Seite.
- Lassen Sie die Arme ganz locker neben dem Körper herunterhängen.
- Ziehen Sie den Bauch ein.
- Stellen Sie die Füße schulterbreit auseinander.
- Verteilen Sie Ihr Gewicht gleichmäßig auf beide Füße.
- Halten Sie die Knie leicht gebeugt.
- Wenn Sie längere Zeit stehen müssen, verlagern Sie Ihr Gewicht von den Fußballen auf die Fersen oder von einem Fuß auf den anderen.

Vermeiden Sie eine Überkorrektur und ziehen Sie Ihre Schultern nicht zu weit nach hinten. Stocksteif wie ein Soldat zu stehen führt zu Muskelverspannungen, Steifheit und Schmerzen im oberen Rücken. Wenn Sie Ihren Brustkorb wie ein Zinnsoldat aufrichten, überstrecken Sie Ihren unteren Rücken, wodurch die unteren Rückenmuskeln zu stark arbeiten müssen.

erschweren. Möglicherweise wälzen Sie sich hin und her, um die richtige Position zu finden. Ihre Körperhaltung kann zu Schlaflosigkeit, Schlafapnoe und anderen Schlafstörungen führen.

Es kann ein Teufelskreis in Gang gesetzt werden. Wenn man nicht genug Schlaf bekommt, ist man am nächsten Tag anfälliger für Stress. Der Anstieg des Stressniveaus bei Schlafmangel kann zu Verspannungen im Körper führen, die tagsüber zu einer gebeugten Haltung verleiten.

Wenn Sie nicht genügend erholsamen Schlaf bekommen, haben Ihre Muskeln in der Nacht nicht genug Zeit, sich zu regenerieren. Der Schmerz setzt sich am nächsten Tag fort, was zu weiterer Schlaflosigkeit führt. Studien haben ergeben, dass Menschen mit mäßigen bis schweren Schlafproblemen nach einem Jahr mit größerer Wahrscheinlichkeit chronische Schmerzen entwickeln als Menschen, die gut schlafen.

Sex

Krummes Sitzen oder »Lümmeln« ist hier der Übeltäter. Bei dieser Haltung befindet sich das Gesäß am vorderen Rand des Stuhls und man lehnt sich zurück. Durch diese Haltung verkürzt und verspannt sich die Beckenbodenmuskulatur, die wichtigste Sexualmuskulatur. Wenn diese Muskeln verspannt sind, können sie keine Kraft ausüben. Die Folge sind schwache oder ausbleibende Orgasmen. Männer erleben weniger Ausdauer und schwächere Ejakulationen. Die Schwächung der Beckenbodenmuskulatur bei Frauen führt zu einer geringeren sexuellen Erregung und selteneren Orgasmen. Wenn Sie also ein besseres Sexualleben haben wollen, achten Sie auf Ihre Haltung.

Wenn Sie sich Ihrer Körperhaltung bewusster werden, bekommen Sie ein besseres Körpergefühl. Sie werden Bereiche mit Verspannungen und Dysbalancen bemerken, während Sie an der Verbesserung Ihrer Haltung arbeiten. Diese Sensibilität für Problemzonen wird Ihnen helfen, das Beste aus meinem Programm herauszuholen, die Dehnungen auszuwählen, die Sie brauchen, um Schmerzen zu lindern, und Kraft aufzubauen, wo Sie sie brauchen.

Die Verbesserung Ihrer Haltung beginnt damit, dass Sie sich im Tagesablauf bewusst machen, wie Sie stehen. Halten Sie regelmäßig inne und überprüfen Sie Ihre Haltung. Wenn Sie eine krumme Haltung bemerken oder den Kopf nach vorne strecken, sollten Sie sich wieder korrekt ausrichten. Bleiben Sie nicht über einen längeren Zeitraum in einer Position. Um Muskelermüdung vorzubeugen, sollten Sie alle halbe bis ganze Stunde Ihre Position wechseln oder aufstehen, um sich zu bewegen.

Über das Sitzen

Vermutlich verbringen Sie sehr viel Zeit im Sitzen. Wenn Sie gebückt sitzen, kehren Sie einige der natürlichen Kurven Ihrer Wirbelsäule um. Um Ihre Wirbelsäule wieder aufzurichten, setzen Sie sich aufrecht und so weit wie möglich nach hinten auf Ihren Stuhl, wobei Ihre Füße flach auf dem Boden stehen. Ihr Kinn sollte parallel zum Boden und Ihre Schultern sollten entspannt sein. Achten Sie auf die Krümmung in Ihrem unteren Rücken. Die Kurve darf nicht abflachen. Benutzen Sie ein Lendenkissen oder ein zusammengerolltes Handtuch, um die Krümmung der Lendenwirbelsäule aufrecht zu erhalten.

Schultern zurück

>> Irene, eine siebzigjährige Frau, kam mit einem besonderen Haltungsproblem zu mir. Sie war 1,70 Meter groß, hatte eine zierliche Statur und konnte ihren Kopf beim Autofahren nicht ausreichend drehen, um richtig zu sehen. Es fiel ihr zunehmend schwer, die Straße im Blick zu behalten, um sicher zu fahren. Sie war auch verärgert, weil sich direkt unter ihrem Nacken ein Buckel entwickelte. Als ich ihre nach vorne gerichtete Kopfhaltung bemerkte, erkannte ich, dass eine schlechte Körperhaltung die Ursache ihres Problems war. Ich erklärte ihr, dass zu einer korrekten Haltung eine neutrale Wirbelsäule gehört, bei der die Ohren in einer Linie mit den Schultern ausgerichtet sind und die Schulterblätter zueinander ziehen, um den Brustkorb zu öffnen. Im Gegensatz dazu befinden sich die Ohren bei einer schlechten Haltung vor den Schultern, und die Schultern hängen nach vorne. Ich empfahl ihr Physiotherapie zur Haltungskorrektur.

Die Physiotherapeutin arbeitete mit Irene an einer Verbesserung ihres Bewegungsumfangs. Das Ziel des Bewegungstrainings war es, ihr beizubringen, ihre Wirbelgelenke wieder zu benutzen und dann den Kopf zurück in die richtige Position zu bringen. Irene führte Dehnübungen und Übungen zur Öffnung des Brustkorbs durch. Zur Kräftigung der Brustmuskulatur wurde das Training mit Flaschenzügen fortgesetzt. Mit der Zeit gelang es ihr durch eine Kombination aus Achtsamkeit und Kraftaufbau, ihre nach vorne geneigte Kopfhaltung zu korrigieren. Die Ausrichtung ihrer Wirbelsäule verbesserte sich deutlich.

Irene lernte von ihrer Physiotherapeutin einen Trick zur Haltungskorrektur. Wenn sie ihr Kinn nach hinten schob und so ihren nach vorne ragenden Kopf korrigierte, konnte sie den Kopf automatisch besser drehen. Dadurch wurde das Autofahren leichter, es war ihr möglich, durch den Schulterblick ihre toten Winkel zu überprüfen. Sie stellte fest, dass, wenn sie ein Lendenstützkissen benutzte, ihr Gesäß nach vorne schob und ihren Autositz erhöhte, ihre verbesserte Sitzhaltung ihr eine bessere Sicht auf die Straße ermöglichte. Irene freute sich über die neu gewonnene Leichtigkeit beim Fahren, die Fähigkeit, über die Schulter zu schauen, und die verbesserte Sicht auf die Straße.

Richtiges Sitzen

- Verteilen Sie Ihr Gewicht gleichmäßig auf beide Hüften.
- Ihre Knie sollten im rechten Winkel gebeugt sein. Die Füße sollten flach auf dem Boden stehen und die Knie gleich oder etwas höher als die Hüften sein. Schlagen Sie die Beine nicht übereinander.
- Entspannen Sie Ihre Schultern.
- Halten Sie die Ellbogen dicht am Körper und um 90 bis 120 Grad gebeugt.
- Ihre Oberschenkel sollten parallel zum Boden sein. Achten Sie darauf, dass Ihr Rücken vollständig gestützt ist. Verwenden Sie ein Rückenkissen, wenn die Rücken-

> **Ganz einfach zu einer guten Sitzposition**
>
> Diese schnelle Übung hilft Ihnen, die richtige Sitzposition für eine aufrechte Wirbelsäule einzunehmen:
> - Setzen Sie sich »lümmelnd« mit dem Gesäß an der Kante Ihres Stuhls.
> - Erinnern Sie sich an die Schnur an Ihrem Kopf? Ziehen Sie sich hoch und betonen Sie die Krümmung Ihres unteren Rückens so weit wie möglich. Halten Sie diese Position für ein paar Sekunden.
> - Geben Sie um etwa 10 Grad nach. So sollte sich Ihre Wirbelsäule anfühlen, wenn Sie sitzen.

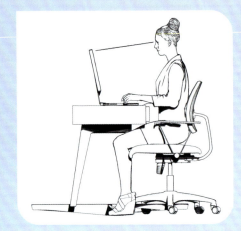

lehne Ihres Stuhls die untere Kurve Ihres Rückens nicht stützt.
- Vermeiden Sie es, länger als dreißig Minuten in ein und derselben Position zu sitzen.
- Stellen Sie bei der Arbeit die Höhe Ihres Stuhls so ein, dass Sie in dieser Position bequem sitzen können.
- Sie sollten nicht zu weit weg von Ihrem Arbeitsgerät sitzen, der Computerbildschirm sollte nach oben geneigt sein. Nach oben sehen zu müssen kann genauso viel Nackenschmerzen verursachen wie der Blick nach unten.
- Stützen Sie Ihre Ellbogen und Unterarme auf Ihrem Stuhl oder Schreibtisch ab, während Sie Ihre Schultern entspannt halten.
- Wenn Ihr Stuhl roll- und drehbar ist, drehen Sie im Sitzen nicht nur den Oberkörper, sondern den ganzen Körper.
- Um aufzustehen, rutschen Sie an die Vorderseite des Stuhls. Richten Sie sich mit aufrechtem Rücken auf und strecken Sie die Beine durch, um aufzustehen. Beugen Sie sich nicht in der Taille nach vorne.

Die Wahl des richtigen Stuhls

Wenn Sie Ihre Arbeitszeit sitzend am Schreibtisch verbringen, kann ein ergonomischer Stuhl helfen, Rückenprobleme zu verringern. Der ideale Bürostuhl verfügt über eine verstellbare Lendenwirbelstütze, um die nach innen gerichtete Krümmung des unteren Rückens optimal zu unterstützen. Eine höhenverstellbare Sitzfläche ist wichtig, damit Ihre Füße flach auf dem Boden stehen können. Wünschenswert ist außerdem eine anpassbare Vorwärts- oder Rückwärtsneigung des Stuhls. Alternativen zu herkömmlichen Bürostühlen sind beliebt geworden. Sie sind so konzipiert, dass sie eine gute Körperhaltung fördern und die Wirbelsäule stützen. Diese Stühle können Ihnen helfen, wenn Sie Schmerzen im unteren Rücken haben. Es gibt beispielsweise die folgenden Optionen:

Ergonomischer Kniestuhl

Dieser Bürostuhl hat keine Rückenlehne und wird in einer modifizierten knienden Position benutzt. Die Form schiebt die

Hüften nach vorne und richtet Rücken, Schultern und Nacken aus. Das fördert eine gute Körperhaltung. Gestützt wird der Körper hauptsächlich durch die Sitzfläche des Stuhls und von den Schienbeinen. Das Gewicht wird zwischen Becken und Knien verteilt, was den Druck auf die Wirbelsäule verringert. Außerdem werden Druck und Verspannungen in der unteren Rücken- und Beinmuskulatur reduziert. Der Stuhl hat eine nach vorne geneigte Sitzfläche, die eine natürlichere Position für die Wirbelsäule schafft. Auch wenn es einige Zeit dauern kann, sich daran zu gewöhnen, macht diese Art von Bürostuhl das Sitzen in der richtigen Position intuitiv und bequem.

Gymnastikball

Die Verwendung eines Gymnastikballs als Schreibtisch- oder Computerstuhl ist eine weitere ergonomische Option. Der Ball muss groß genug sein. Die Bälle gibt es in verschiedenen Größen, suchen Sie sich also einen aus, der die richtige Höhe für Sie hat. Der Ball regt zur Bewegung und zum aktiven Sitzen an. Ein leichtes Wippen bringt die Beine in Bewegung, was den Kreislauf anregt und die Muskeln belebt. Dadurch werden Ermüdung und Stress verringert. Wenn Sie auf einem Ball sitzen, ist lümmelndes, gekrümmtes Sitzen fast unmöglich. Auf dem Ball verbessert sich automatisch die Körperhaltung. Einige Gymnastikbälle haben ein Untergestell mit Rädern für die Mobilität und/oder eine Rückenlehne.

Stühle für zu Hause gegen Rückenschmerzen

Vermeiden Sie Stühle ohne Rückenlehne, z. B. Hocker, es ist schwierig, darauf aufrecht zu sitzen. Das Gleiche gilt für Eierstühle. Harte Stühle mit gerader Rückenlehne sind ebenfalls tabu, wenn Sie Rückenprobleme haben, denn die gerade Rückenlehne stützt die Lendenwirbelsäule nicht, was aber besonders wichtig ist. Wenn zwischen Ihrem unteren Rücken und der Stuhllehne eine Lücke ist, sollten Sie ein Kissen zur Unterstützung verwenden. Armlehnen helfen, die obere Wirbelsäule und die Schultern zu entlasten. Eine Fußstütze hilft, die Belastung von Hüfte und Wirbelsäule zu verringern.

Relaxsessel

Studien haben gezeigt, dass das Zurücklehnen in einem Winkel von 135 Grad weniger Bandscheibenbewegungen in der Wirbelsäule hervorruft als das aufrechte oder nach vorne geneigte Sitzen, was bei Rückenschmerzen helfen kann. Ein Relaxsessel stützt den gesamten Rücken. Das Sitzen in einer zurückgelehnten Position ist besonders hilfreich für Menschen mit Schmerzen aufgrund von Spinalkanalstenose oder degenerativen Bandscheibenerkrankungen.

Natürlich eignet sich ein Relaxsessel hervorragend zum Fernsehen, aber manche nutzen ihn auch zum Arbeiten. Es gibt kleine Tische, die am Sessel befestigt werden, um die Arbeit am Laptop oder Schreibarbeiten zu ermöglichen.

Aufstehsessel

Bei einem Aufstehsessel wird der gesamte Sessel durch einen elektrischen Antrieb gekippt und angehoben. Das macht es einfacher, aus dem Sessel aufzustehen und sich zu bewegen.

Zero-Gravity-Stuhl

Bei dieser Art von Stuhl befinden sich Ihre Füße auf gleicher Höhe wie Ihr Herz, wenn Sie sich zurücklehnen. Durch diese Position wird der Einfluss der Schwerkraft auf Ihren Körper minimiert. Ein Zero-Gravity-Stuhl entlastet Ihre Wirbelsäule, lindert Rückenschmerzen, verbessert die Durchblutung und dämpft Muskelkater. Wie ein Astronaut werden Sie sich schwerelos fühlen und eine tiefe Entspannung erfahren.

Massage- und Wärmesessel

Was könnte besser sein als ein Massagetherapeut, der rund um die Uhr bei Ihnen zu Hause ist? Eine häufige Ursache für Rückenschmerzen sind verspannte, überlastete Muskeln. Ein Massagesessel entspannt Ihre Muskeln, indem er die Durchblutung der Rückenpartien anregt, die mehr Sauerstoff und Nährstoffe benötigen. Dies ist besonders hilfreich, wenn Sie unter Muskelkrämpfen leiden. Viele Massagesessel arbeiten auch mit Wärme. Die Erwärmung der verspannten Muskeln kann diese entspannen. Wenn Ihre Muskeln angespannt sind, wird die Belastung für Ihr Skelett erhöht. Viele Massagesessel dehnen und kneten die Problemzonen, in denen Ihre Muskeln zu stark angespannt sind. Die Entspannung dieser Muskeln trägt dazu bei, die Belastung der Skelettstruktur, einschließlich der Wirbelsäule, zu verringern und hilft bei der Aufrichtung der Wirbelsäule.

Haltungsverbessernde Dehnungen

Wenn Sie Haltungsfehler mit Übungen und Dehnungen korrigieren, wird Ihr geschärftes Bewusstsein für Ihre Körperhaltung Veränderungen bewirken. Es reicht nicht aus, einfach nur auf Ihre Haltung zu achten. Jahrelange Fehlhaltungen haben wahrscheinlich zu Dysbalancen in Ihrem Körper geführt. Um Haltungsfehler zu korrigieren und Ihre Wirbelsäule neu auszurichten, müssen Sie verkürzte Muskeln dehnen und Muskeln, Bänder und Sehnen stärken, die durch die Belastung der Wirbelsäule aufgrund einer schlechten Haltung verlängert und geschwächt sein können.

Ein wichtiger Bestandteil des Programms »Watch Your Back« sind haltungsverbessernde Dehnübungen, die jeder Mensch durchführen sollte, denn die Wirbelsäule altert bei allen. Das Training besteht aus sieben einfachen Dehnungen und Übungen, die Ihre gesamte Wirbelsäule neu ausrichten und stärken. Das Workout dauert weniger als zehn Minuten, wenn Sie alle Übungen ausführen. Sie können auch gezielte Übungen für einen bestimmten Problembereich auswählen, aber am besten beginnen Sie mit dem gesamten Workout. Diese Übungen werden wesentlich dazu beitragen, die Degeneration Ihrer Wirbelsäule zu verlangsamen.

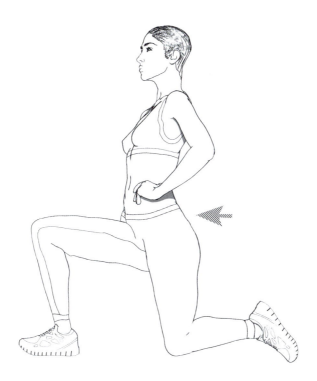

Hüftbeuger dehnen im Ausfallschritt

Die Hüftbeuger, eine Gruppe von vier Muskeln, befinden sich an der Vorderseite des Oberschenkels im Bereich des Beckens. Sie halten die hinteren Beckenmuskeln im Gleichgewicht, was zu einer guten Körperhaltung beiträgt und verhindert, dass das Becken nach vorne kippt. Die Hüftbeuger werden bei jedem Schritt aktiviert. Wenn Sie den ganzen Tag am Schreibtisch sitzen, verkürzen und verkrampfen sich diese Muskeln, was zu einer steifen und schmerzenden Hüfte führt. Verkürzte Muskeln können nicht so viel Kraft aufwenden wie gedehnte. Geschwächte Hüftbeuger werden leichter überlastet und reißen leichter. Starke Hüftbeuger lindern Schmerzen im unteren Rücken und verbessern die Körperhaltung.

Diese Dehnung hilft, die Auswirkungen von zu langem Sitzen umzukehren.
- Gehen Sie auf die Knie und stellen Sie den linken Fuß nach vorn, wobei beide Knie im 90-Grad-Winkel gebeugt sind. Spannen Sie die Gesäßmuskeln an, sodass Ihr Becken leicht nach unten kippt.
- Drücken Sie die Hüfte nach vorne, bis Sie eine Dehnung an der Vorderseite der rechten Hüfte und am Oberschenkel spüren. Die Wirbelsäule bleibt aufrecht, die Hüfte bildet mit ihr eine Linie.
- Halten Sie die Dehnung 30 bis 60 Sekunden, während Sie langsam atmen. Entspannen Sie sich und wiederholen Sie die Übung 3-mal.
- Wiederholen Sie die Dehnung mit dem rechten Fuß vorne.

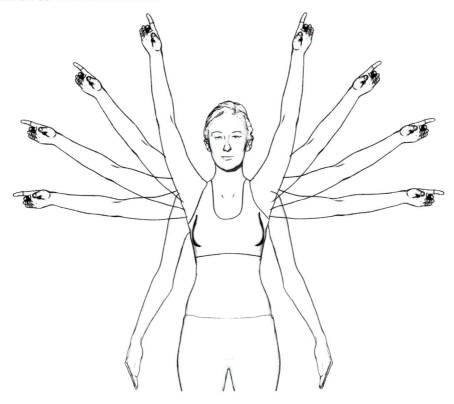

Wand-Engel

Diese Übung erinnert an »Schnee-Engel« im Winter. Sie ist eine tiefe, dynamische Dehnung für die Wirbelsäule. Die Bewegung stärkt die Rückenmuskulatur und dehnt die Muskeln im vorderen Bereich des Nackens, der Schultern und der Körpermitte. Durch die Konzentration auf die Beweglichkeit des Oberkörpers fördert der »Wand-Engel« die korrekte Ausrichtung der Wirbelsäule, stärkt die Muskeln, die die Schultern straffen, und hilft, den vollen Bewegungsradius zu erhalten. Die Übung kann gerundeten Schultern entgegenwirken, indem sie die Muskeln an der Vorderseite des Körpers dehnt. Durch die Arbeit an der oberen und mittleren Wirbelsäule können sich die Wirbelgelenke im Nacken dekomprimieren, was Schmerzen und Verspannungen lindert und das Vorneigen des Kopfes reduziert.

- Stellen Sie sich mit dem Rücken an die Wand, die Fersen stehen 15 Zentimeter von der Wand entfernt.
- Lehnen Sie sich mit dem Rücken gegen die Wand. Kippen Sie Ihr Becken so, dass Ihr unterer Rücken an der Wand anliegt. Ziehen Sie die Schultern und den Kopf nach hinten, sodass sie die Wand berühren.
- Heben Sie die Arme langsam nach oben, bis sich Ihre Hände über dem Kopf berühren.
- Senken Sie Ihre Arme langsam in die Ausgangsposition. Achten Sie darauf, dass die Rückseiten Ihrer Arme die Wand nicht verlassen.
- Wiederholen Sie dies 5- bis 10-mal.

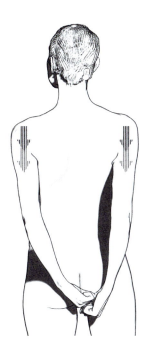

Herzöffner

Wenn Sie den Großteil des Tages im Sitzen verbringen, fällt Ihr Brustkorb in sich zusammen, weil Ihre Brustmuskeln verkürzt und geschwächt sind. Die Schultern rollen nach vorne und der obere Rücken wird rund. Wenn Sie Ihren Brustkorb öffnen, wirken Sie einem runden Rücken entgegen. Diese Dehnung stärkt die Rücken- und Schultermuskulatur und unterstützt eine aufrechte Haltung. Durch den Abbau von Spannungen werden Schmerzen und Verspannungen gelindert.

- Nehmen Sie einen hüftbreiten Stand ein.
- Führen Sie die Arme hinter Ihren Körper und verschränken Sie die Finger, wobei Sie die Handflächen aneinanderdrücken. Wenn Sie die Hände nicht zusammenbringen können, fassen Sie ein Handtuch oder ein Gymnastikband.
- Halten Sie Kopf, Nacken und Wirbelsäule in einer Linie, während Sie geradeaus schauen.
- Heben Sie mit der Einatmung den Brustkorb zur Decke und ziehen Sie die Hände Richtung Boden.
- Atmen Sie tief durch, während Sie die Stellung 5 Atemzüge lang halten.
- Lassen Sie los und entspannen Sie ein paar Atemzüge lang.
- Wiederholen Sie dies 5- bis 10-mal.

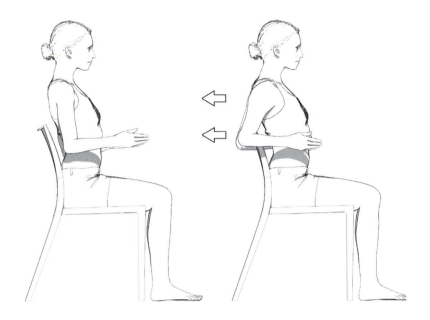

Isometrisches Rudern

Sie können diese Übung im Sitzen oder Stehen durchführen. Bei einer isometrischen Übung werden die Muskeln angespannt, ohne dass sich die umliegenden Gelenke bewegen. Das Halten der Position stabilisiert die Muskeln, während diese eine konstante Länge behalten. Das Rudern stärkt die Schulter-, Arm- und Rückenmuskulatur sowie die Sehnen und Bänder. »Isometrisches Rudern« lindert Schmerzen und Steifheit.

- Beugen Sie im Sitzen oder Stehen die Arme, wobei die Finger nach vorne zeigen und die Handflächen einander zugewandt sind.
- Atmen Sie aus, während Sie die Ellbogen zurückziehen und die Schulterblätter zusammenziehen.
- Halten Sie diese Position 10 Sekunden lang und atmen Sie tief ein und aus.
- Beim Einatmen langsam in die Ausgangsposition zurückkehren.
- Wiederholen Sie dies 10-mal.

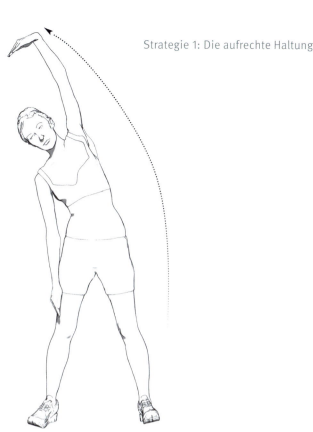

Seitbeugen

Seitbeugen verbessern Haltung und Beweglichkeit. Wenn Sie viel Zeit in gebückter Haltung am Schreibtisch verbringen, verkürzen sich Ihre seitlichen Rückenmuskeln und fühlen sich verkrampft an. Die unausgewogene Haltung führt zu Spannungen in Rücken, Muskeln und Hüften. Dieses Ungleichgewicht führt nicht nur zu Rückenschmerzen, es kann auch die Lunge einengen und die Atmung beeinträchtigen.

Die seitliche Bewegung, die sogenannte Lateralflexion, verbessert die Flexibilität des unteren Rückens und der Bauchmuskulatur, wodurch die Wirbelsäule besser gestützt und die Körperhaltung verbessert wird. Seitbeugen verbessern die Rumpfkraft, die ein Schlüssel zu einer guten Körperhaltung ist.

- Stellen Sie sich mit aufrechter Wirbelsäule hin, die Füße leicht nach außen gedreht und die Arme entspannt an den Seiten.
- Halten Sie die Handflächen nach unten und heben Sie den rechten Arm gerade nach oben zur Schulter.
- Drehen Sie die rechte Handfläche nach oben und strecken Sie den rechten Arm senkrecht über den Kopf.
- Beim Ausatmen beugen Sie den Oberkörper nach links und lassen dabei den linken Arm das linke Bein hinabgleiten.
- Halten Sie die Dehnung 30 Sekunden lang.
- Mit einem Einatmen kehren Sie in die Ausgangsposition zurück und wiederholen den Vorgang auf der anderen Seite.
- Wiederholen Sie dies 10-mal.

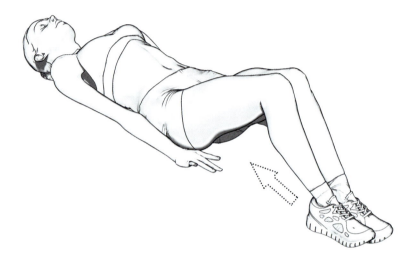

Gesäßmuskeln anspannen

Die Glutealmuskeln bilden das Gesäß: der Gluteus maximus, der Gluteus medius und der Gluteus minimus. Sie sind für die Streckung, die Abduktion (Bewegung nach außen) und die Innenrotation der Beine und Hüftgelenke verantwortlich. Durch zu langes Sitzen entsteht ein Ungleichgewicht zwischen Hüftbeugern und Gesäßmuskeln. Die Beuger ziehen sich zusammen und verkürzen sich, während die Gesäßmuskeln sich verlängern und nicht aktiv sind. Sind die Gesäßmuskeln geschwächt, übernehmen die Muskeln im unteren Rücken und in den Kniesehnen deren Aufgaben, was zu Verspannungen und Schmerzen führt. Diese Übung stärkt und aktiviert die Gesäßmuskeln. Mit mehr Kraft, Ausdauer und Stärke verbessert die Gesäßmuskulatur die Ausrichtung der Hüften und des Beckens, was zu besserer Haltung und weniger Schmerzen führt.

- Legen Sie sich auf den Rücken, beugen Sie die Knie und stellen Sie die Füße etwa hüftbreit auseinander, etwa 30 Zentimeter von den Hüften entfernt. Die Arme liegen neben dem Körper, die Handflächen zeigen nach unten.
- Spannen Sie beim Ausatmen die Gesäßmuskeln an und bringen Sie die Füße näher zur Hüfte.
- Halten Sie diese Position 10 Sekunden lang, entspannen Sie sich dann und bringen Sie Ihre Füße in die Ausgangsposition zurück.
- Wiederholen Sie diese Bewegung 1 Minute lang.

Strategie 1: Die aufrechte Haltung

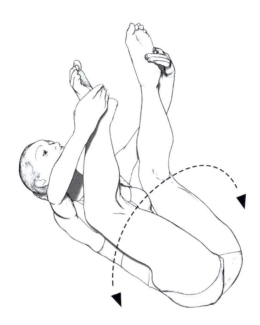

Happy Baby Pose

Die Happy Baby Pose macht nicht nur Spaß, sondern hat auch viele positive Effekte. Sie öffnet die Hüften, macht sie flexibler und das Becken stärker, wodurch es die Wirbelsäule stützen kann. Durch die Stärkung der unteren Rückenmuskeln lindert diese Yogastellung Schmerzen im unteren Rücken. Die Haltung richtet die Wirbelsäule, die Hüften, die Gesäßmuskeln, die Kniesehnen und die Schultermuskeln korrekt aus und dehnt sie. Sie lindert auch Rücken- und Nackenschmerzen. Die Dehnung hat eine wunderbare psychologische Komponente. Die Happy Baby Pose fördert sanft und beruhigend die Entspannung und lindert Stress, Angst und Müdigkeit. Dies ist eine rundum großartige Dehnung.

- Legen Sie sich auf den Rücken, der Kopf liegt flach auf dem Boden.
- Beugen Sie die Knie in einem 90-Grad-Winkel zur Brust, wobei die Fußsohlen nach oben zur Decke zeigen.
- Greifen Sie nach vorne und greifen Sie die Innen- oder Außenseiten Ihrer Füße. Heben Sie die Schultern nicht an. Wenn Sie Ihre Schultern nicht flach halten können, halten Sie sich an den Knöcheln oder Schienbeinen statt an den Füßen fest.
- Spreizen Sie die Knie und schieben Sie sie in Richtung der Achselhöhlen.
- Drücken Sie die Fersen in die Hände und wippen Sie sanft von einer Seite zur anderen. Machen Sie dies bis zu 1 Minute lang.

Die vier Haltungsprobleme

Die Abbildung zeigt die häufigsten Arten von Fehlhaltungen: Hohlkreuz/ Hyperlordose, Flachrücken, Rundrücken/ Hyperkyphose und nach vorne geschobener Kopf oder Nacken.

Eine gesunde, richtig ausgerichtete Wirbelsäule hat die Form eines S. Die Krümmungen machen die Wirbelsäule elastisch wie eine Sprungfeder, sie sorgen für das Gleichgewicht, dämpfen Stöße und ermöglichen Bewegungen. Ihre Bauchmuskeln tragen zusammen mit den Rückenmuskeln dazu bei, die S-Form zu erhalten. Wie Sie aus der Abbildung ersehen können, verändert eine schlechte Körperhaltung die S-Form, was schwerwiegende Folgen für Ihre Wirbelsäule und Ihre allgemeine Gesundheit hat.

Nach den Erklärungen zu den einzelnen Haltungstypen finden Sie Vorschläge zur Haltungsverbesserung sowie Übungen und Dehnungen aus anderen Teilen des Buches, die für diese Haltung besonders hilfreich sind. Die jeweilige Seite ist angegeben.

Hohlkreuz/Hyperlordose

Bei einem Hohlkreuz ist die untere Wirbelsäule zu stark nach innen gekrümmt. Sie können sicher nachvollziehen, warum diese Haltung den Spitznamen »Donald-Duck-Syndrom« hat. Menschen, mit dieser Haltung scheinen ihren Bauch und ihren Hintern herauszustrecken. Die Krümmung des Nackens verlagert sich nach innen, wodurch der Kopf nach vorne und die Schultern weiter nach hinten geneigt werden. Diese Haltung kann durch Übergewicht, Schwangerschaft, Osteoporose, das Tragen hoher Absätze und Schlafen in Bauchlage verursacht werden.

◆ Die vier Haltungsprobleme

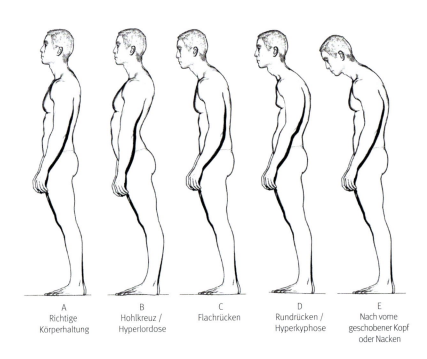

A Richtige Körperhaltung
B Hohlkreuz / Hyperlordose
C Flachrücken
D Rundrücken / Hyperkyphose
E Nach vorne geschobener Kopf oder Nacken

Ein Hohlkreuz schwächt die Rumpf- und Bauchmuskulatur.

Um das Hohlkreuz zu korrigieren, konzentrieren Sie sich auf Übungen zur Stärkung der Körpermitte und des Gesäßes sowie auf Dehnungen der Hüftbeuger und Oberschenkel.

Übungen zur Haltungskorrektur:
- Hüftbeuger dehnen im Ausfallschritt (s. S. 77)
- Plank (s. S. 154)
- Beinheben in Seitlage (s. S. 153)
- Stellung des Kindes (s. S. 159)

Flachrücken

Bei dieser Fehlhaltung wird die Wirbelsäule flach und verliert ihre natürliche untere Krümmung, oft aufgrund von Muskelungleichgewichten. Rücken- oder Beinschmerzen können die Folge sein. Ein flacher Rücken führt dazu, dass man den Nacken und den Kopf nach vorne lehnt, was zu Verspannungen im Nacken und oberen Rücken führen kann. Jeder Zustand, der den vorderen Teil der Wirbelsäule verkürzt, wie z. B. degenerative Bandscheibenerkrankungen, Bandscheibenvorfälle und Kompressionsfrakturen, kann einen Flachrücken verursachen. Längeres Sitzen oder Bücken kann bei Menschen mit einem flachen Rücken zu Schmerzen oder Beschwerden führen.

Um einen Flachrücken zu korrigieren, empfehle ich Übungen zur Stärkung der Rumpf-, Gesäß-, Nacken- und hinteren Schultermuskulatur.

Übungen zur Haltungskorrektur:
- Plank (s. S. 154)
- Beinheben in Seitlage (s. S. 153)
- Dehnung in der Ecke (s. S. 152)
- Herzöffner (s. S. 79)
- Katze-Kuh (s. S. 148)

Rundrücken/Hyperkyphose

Diese Fehlhaltung führt zu einer Rundung des oberen Rückenbereichs. Menschen mit Rundrücken haben nach vorne gebeugte Schultern, einen nach unten gerichteten Kopf und einen gekrümmten oberen Rücken. Dadurch werden der Rücken und der Nacken stark belastet, was zu Nackenschmerzen und einem steifen oberen Rücken und steifen Schultern führt. Kyphose tritt häufig bei älteren Frauen auf (»Witwenbuckel«, Anm. d. Redaktion), die an Osteoporose leiden, sowie bei Menschen, die zu viel Zeit gebeugt vor Computerbildschirmen verbringen. Diese sollten sich auf Augenhöhe befinden, damit man nicht nach unten schauen muss. Denken Sie an den Smartphone-Nacken.

Übungen zur Haltungskorrektur:
- Plank (s. S. 154)
- Schulterbrücke (s. S. 149)
- Dehnung in der Ecke (s. S. 152)
- Herzöffner (s. S. 79)
- Kobra (s. S. 151)

Schmerzhafte Gewohnheiten

Smartphone-Nacken

Dieses Kapitel begann nicht umsonst mit meiner Studie zum Thema Nackenschmerzen. Der weltweiten Reaktion auf die Veröffentlichung der Studie nach zu urteilen, muss ich davon ausgehen, dass viele Menschen die Folgen der Zeit, die sie vor Handys, Tablets, tragbaren Spielsystemen und anderen Geräte verbringen, zu spüren bekommen. Das Mobiltelefon kam 1983 auf den Markt. Ich finde es erstaunlich, dass unsere elektronische Kultur in weniger als vierzig Jahren dieses weit verbreitete Haltungsproblem geschaffen hat.

Der Blick nach unten fördert einen nach vorne geschobenen Kopf. Die zusätzliche Belastung übt Druck auf die Vorderseite des Nackens und die Zwischenräume in der Wirbelsäule aus. Dies kann dazu führen, dass sich die Bandscheiben zwischen den Wirbeln nach hinten verschieben, was die Gefahr von Bandscheibenvorfällen erhöht. Der Nacken wird belastet, weil sich die Muskeln auf der Rückseite ständig zusammenziehen, um den Kopf zu stützen und nach hinten zu ziehen. Die obere Rückenmuskulatur erschlafft und die Brustmuskeln verkürzen sich. Der Smartphone-Nacken führt zu Verspannungen im vorderen Teil des Nackens und in der Brust, die sich auf die Schultern und den mittleren Rücken auswirken.

Ich weiß, dass Sie Ihr Mobiltelefon nicht aufgeben werden, nur weil Ihr Nacken schmerzt. Ein paar Anpassungen in der Art und Weise, wie Sie Ihr Telefon benutzen, werden Ihnen helfen. Eine offensichtliche Maßnahme ist, das Telefon und andere Geräte auf Augenhöhe zu halten, damit Sie Ihren Kopf nicht neigen. Eine weitere Möglichkeit ist es, bei der Verwendung von Geräten, die in der Hand gehalten werden, häufige Pausen einzulegen. In diesen Pausen können Sie Ihren Nacken und Ihren Oberkörper nach hinten beugen, um Ihrer nach vorne geneigten Haltung entgegenzuwirken.

Regelmäßige Bewegung ist wichtig. Ein flexibler, kräftiger Rücken und Nacken kann die zusätzliche Belastung durch einen steifen Nacken besser verkraften. Die folgenden Übungen helfen, die Schmerzen und die Steifheit zu lindern.

Übungen zur Haltungskorrektur:
- Kopf zur Seite neigen (s. S. 115)
- Kopfdrehung (s. S. 116)
- Wand-Engel (s. S. 78)
- Herzöffner (s. S. 79)
- Kobra (s. S. 151)

Im Stuhl lümmeln

Wenn Sie jeden Tag stundenlang auf einem Stuhl sitzen, hat das die gleichen Auswirkungen auf Ihre Wirbelsäule wie eine krumme Haltung im Stehen, aber es gibt noch andere mögliche Probleme, die Sie vielleicht nicht erwarten. Krummes Sitzen kann zu Inkontinenz führen, wenn Sie husten oder lachen. Wenn Sie gekrümmt sitzen, lastet mehr Druck auf Ihrem Magen, was wiederum Druck auf die Blase ausübt. Wenn Sie auf einem Stuhl sitzen, ist es für die Beckenbodenmuskulatur schwieriger, dem zusätzlichen Druck standzuhalten. Eine krumme Sitzhaltung nach einer Mahlzeit kann die Verdauung verlangsamen und Sodbrennen und Säurereflux verursachen. Beim Sitzen dürfen Sie Ihre Körperhaltung nicht vergessen. Eine neutrale, aufrechte Haltung der Wirbelsäule während der vielen Stunden, die Sie täglich im Sitzen verbringen, ist für eine gute Gesundheit unerlässlich.

Strategie 1: Die aufrechte Haltung

Übungen zur Haltungskorrektur:
- Herzöffner (s. S. 79)
- Schulterbrücke (s. S. 149)
- Katze-Kuh (s. S. 148)
- Plank (s. S. 154)
- Kobra (s. S. 151)

Einklemmen des Telefons zwischen Kopf und Schulter

Halten Sie Ihr Telefon bei der Arbeit zwischen Ohr und Schulter, damit Sie die Hände frei haben, um auf der Tastatur zu tippen, oder zu Hause, wenn Sie telefonieren, während Sie Zwiebeln anbraten oder das Baby halten? Ihr Körper ist nicht darauf ausgelegt, diese Position lange zu halten. Wenn Sie die Gewohnheit haben, Ihr Telefon einzuklemmen, belasten Sie die Muskeln Ihres Nackens, des oberen Rückens und der Schultern. Eine solch unnatürliche Haltung kann zu einem muskulären Ungleichgewicht zwischen der linken und der rechten Seite Ihres Nackens führen.

Übungen zur Haltungskorrektur:
- Wand-Engel (s. S. 78)
- Herzöffner (s. S. 79)
- Isometrisches Rudern (s. S. 80)
- Kopf senken und heben (s. S. 114)
- Kopfdrehung (s. S. 116)

Die Verbesserung Ihrer Körperhaltung ist die erste Strategie des Programms, denn die Art und Weise, wie Sie stehen und sitzen, hat einen großen Einfluss auf Ihre Wirbelsäule und Ihre allgemeine Gesundheit. Eine gute Körperhaltung ist die Grundlage für einen starken und flexiblen Rücken. Die Dehnungsübungen zur Haltungskorrektur und die Haltungsverbesserungen in diesem Kapitel bringen Sie auf den richtigen Weg. Sie sind Teil des täglichen Programms. Denken Sie bei Ihren Bemühungen daran, dass eine Änderung Ihrer Haltung wirksamer sein kann als jedes Schmerzmittel.

Strategie 2:
Die tiefe Atmung

Es gibt einen Grund, warum Sie tief durchatmen, bevor Sie etwas Anspruchsvolles tun wollen. Dieser langsame, volle Atem beruhigt und zentriert Sie.

Bewusstes, tiefes Atmen kann verschiedenste Spannungen lösen und hat viele weitere Vorteile für Körper und Geist.

Erinnern Sie sich an die »Kampf-oder-Flucht«-Reaktion? Wenn Sie unter großem Stress stehen, atmen Sie wahrscheinlich kurz und flach. Ihre Herzfrequenz und Ihr Blutdruck steigen und Ihre Muskeln spannen sich an. Es gelangt nicht genügend sauerstoffhaltige Luft in den untersten Teil Ihrer Lungen, was dazu führen kann, dass Sie sich unruhig fühlen. Wenn Sie tiefe, Atemzüge in den Bauch machen, ändern sich Ihre körperlichen und emotionalen Reaktionen auf Stress.

Tiefes Atmen fördert einen vollständigen Sauerstoffaustausch. Beim Einatmen gelangt der Sauerstoff aus den Lungen in den Blutkreislauf. Gleichzeitig gelangt Kohlendioxid aus dem Blut in die Lungen. Wenn Sie tief atmen, ist der Umfang des Gasaustausches größer. Dieser umfassendere Austausch kann den Herzschlag verlangsamen, den Blutdruck senken und die Muskelspannung verringern. Kurz gesagt: Wenn Sie Ihre Atmung verlangsamen, entspannt sich Ihr Körper, was sich positiv auf Ihre Wirbelsäule auswirkt.

Die kontrollierte, langsame Atmung wird auch Bauchatmung, Zwerchfellatmung oder Abdominalatmung genannt. Wenn Sie tief atmen, setzen Sie Ihr Zwerchfell ein, einen kuppelförmigen Muskel am unteren Ende Ihres Brustkorbs. Wenn Sie einatmen, spannt sich Ihr Zwerchfell an und bewegt sich nach unten. Dadurch entsteht in Ihrem Brustkorb mehr Raum, in den sich die Lungen ausdehnen können, um mehr Luft aufzunehmen. Die Muskeln zwischen den Rippen heben den Brustkorb an und schaffen so noch mehr Platz für die Lungen, die sich weiten können.

Wenn Sie ausatmen, entspannt sich Ihr Zwerchfell und bewegt sich in Ihrem Brustkorb nach oben, wodurch das Kohlendioxid nach außen gedrückt wird. Durch eine tiefere Einatmung kann mehr Sauerstoff in Ihrem Körper Energie erzeugen.

Was die Bauchatmung für Sie tun kann

Innezuhalten und sich den Rhythmus und die Geschwindigkeit Ihres Atems bewusst zu machen ist ein bewährtes Mittel, um Rückenschmerzen zu lindern. Anstatt sich auf den Schmerz zu konzentrieren, konzentrieren Sie sich auf Ihren Atem. Ihr Schmerz tritt in den Hintergrund, wenn er nicht im Mittelpunkt Ihrer Aufmerksamkeit steht. Wenn Sie Ihre Aufmerksamkeit von Ihrem Leiden ablenken, entfernen Sie sich von den Schmerzen. Wenn Sie sich auf Ihren Atem konzentrieren, nehmen Sie den Schmerz weniger wahr. Ich muss noch hinzufügen, dass die körperliche Bewegung bei der tiefen Atmung eine sofortige Korrektur der Körperhaltung bewirkt.

Die Zwerchfellatmung hat auch viele direkte körperliche Vorteile. Vielleicht denken Sie, dass ich zu viel verspreche, aber die folgenden Vorteile sind wissenschaftliche Fakten.

Freisetzung von Endorphinen

Bei der tiefen Bauchatmung löst der erhöhte Sauerstoffgehalt im Blut die Ausschüttung von Endorphinen und Enkephalinen aus, die nicht nur mit glücklichen, positiven Gefühlen verbunden sind. Diese Hormone sind die natürlichen Schmerzmittel des Körpers. Sie signalisieren dem Körper: »Schmerz stoppen.« Das ist eine gute Nachricht, wenn Sie unter chronischen Rückenschmerzen leiden.

Reduzierung von Ängsten und Stress

Die tiefe Atmung ist eine sehr wirksame Entspannungstechnik. Die erhöhte Sauerstoffzufuhr zum Gehirn stimuliert den Parasympathikus, der für die Ruhe- und Verdauungsreaktion des Körpers verantwortlich ist. Der Parasympathikus macht die Arbeit des Sympathikus rückgängig, der in Stresssituationen mit »Kampf oder Flucht« reagiert. Der Parasympathikus reduziert die Stresshormone im Blut, senkt die stressbedingte beschleunigte Atmung und erhöhte Herzfrequenz und verringert die Muskelspannung. Durch das Herunterregeln der Stressreaktion trägt die Bauchatmung dazu bei, Entzündungen im Körper zu verringern. Dadurch wird Ihr Körper von einem Zustand der hohen Alarmbereitschaft in einen Zustand der Gelassenheit versetzt, von Stress und Angst zu einem Gefühl des Wohlbefindens. Da Stress ein wichtiger Auslöser von Rückenproblemen ist, wird die Beruhigung der Stressreaktion Ihres Körpers zur Linderung Ihrer Rückenschmerzen beitragen.

Erhöhung des Lymphflusses

Das Lymphsystem ist ein wichtiger Teil des Immunsystems. Es ist dafür verantwortlich, den Körper vor krank machenden Eindringlingen zu schützen, seinen Flüssigkeitshaushalt im Gleichgewicht zu halten und zelluläre Abfälle zu entfernen. Im Gegensatz zum Blutkreislauf verfügt das Lymphsystem nicht über eine aktive Pumpe wie das Herz, welche die Lymphflüssigkeit in den Blutkreislauf befördert. Das System ist auf die Muskeltätigkeit angewiesen. Die Auf- und Abwärtsbewegung des Zwerchfells bei der tiefen Bauchatmung hilft, dem Blutkreislauf Lymphflüssigkeit zuzuführen. Durch die Stimulierung des Lymphsystems wird der Abtransport von Abfallstoffen aus dem Körper über den Lymphfluss beschleunigt. Der effizientere Abtransport von Abfallstoffen verringert Schwellungen und erhöht die Muskelkraft, beides fördert die Heilung.

Warm-up für die Wirbelsäule

Die Bauchatmung zieht nicht nur Ihren Fokus vom Schmerz ab, sondern trägt auch zur

Die Magie der tiefen Atmung

>> *Caitlyn ist 41 Jahre alt und Professorin für Bildende Künste. Seit Jahren leidet sie unter Rückenschmerzen und Ischiasbeschwerden auf der linken Seite. Ich beobachtete bei ihrem ersten Besuch, dass sie schwitzte, unruhig und reizbar war, alles Symptome von Angst. Ihr MRT und ihre Röntgenaufnahmen zeigten eine leichte bis mittelschwere Spinalkanalstenose bei L4-L5. Wir machten uns daran, Caitlyn mit den Strategien des Programms »Watch Your Back« vertraut zu machen.*

Bei einem weiteren Besuch erfuhr ich zu meiner großen Freude, dass Caitlyns Rückenschmerzen deutlich zurückgegangen waren. Erstaunt über die Verbesserungen wollte Caitlyn wissen, wie eine tiefe Bauchatmung von etwa zehn Minuten pro Tag ihre Rückenschmerzen und Ängste lindern konnte.

Ich erinnerte Caitlyn daran, dass sie viel mehr tat, um ihre Wirbelsäule und ihren Geist zu beruhigen. Sie war sich bewusster geworden, wie sie sich bewegte. Sie bemühte sich, das Bücken, Heben, Drehen und Strecken zu vermeiden, Bewegungen, die ihre Wirbelsäule und Nerven entzünden könnten.

Sie bestand darauf, dass die Atmung ein magisches Schmerzmittel sei. Ich erklärte ihr, dass das tiefe Atmen die Lungen bis zur vollen Kapazität ausreizt. Es führt zu einer besseren Sauerstoffversorgung des Körpers, was Ängste abbaut und ein gutes Gefühl vermittelt. Wenn man traurig ist oder Schmerzen hat, neigt man dazu, flach zu atmen. Das hat eine unzureichende Versorgung mit Sauerstoff zur Folge.

Gleichzeitig sorgt die Atmung für die richtige Körperhaltung, was zur Schmerzlinderung beiträgt. Eine tiefe Bauchatmung bewegt und massiert die Rückenmarksflüssigkeit um das Rückenmark und die Nervenwurzeln der Wirbelsäule. Die Spinalnerven kommunizieren mit dem Gehirn und leiten Botschaften an den Rest des Körpers weiter.

»Wer hätte gedacht, dass das Atmen so viel bewirken kann«, antwortete Caitlyn mit Begeisterung. »Ich werde das tiefe Atmen zu einer lebenslangen Gewohnheit machen.« Sie grinste und fragte: »Welche anderen Tricks haben Sie noch in petto, Dr. Ken?«

Gesundheit der Wirbelsäule bei. Zunächst einmal mobilisiert jeder tiefe Atemzug die Wirbelsäule auf natürliche Weise. Wenn Sie tief einatmen, das Zwerchfell sich senken und die Brustwand sich ausdehnen lassen, wird die Brustwirbelsäule gestreckt. Wenn Sie tief ausatmen und sich entspannen, beugt sich die Brustwirbelsäule. Tiefes Atmen ist wie ein Warm-up für die Wirbelsäule.

Verbesserte Beweglichkeit der Wirbelsäule und entzündungshemmende Wirkung

Wie Sie bereits gelernt haben, mindert die Bauchatmung Entzündungen und Schwellungen, was die Beweglichkeit Ihrer Wirbelgelenke, des Rückenmarks und der Nervenwurzeln verbessert. Wenn sich die Spinalnerven bei jedem Atemzug im Nervenkanal bewegen können, heilen entzündete Nerven von selbst. Wenn die Nerven nicht mehr entzündet sind, verschwinden Schmerzen oder werden zumindest reduziert.

Hydrierung (Flüssigkeitsversorgung) der Bandscheiben

Rückenschmerzen und Wirbelsäulenprobleme sind unerwartete Folgen einer Dehydrierung. Die Wirbelsäule, insbesondere die Bandscheiben, enthält überraschend viel Wasser. Wenn Ihre Bandscheiben dehydriert sind, verlieren sie an Volumen, was das Risiko von Degeneration und Verletzungen erhöht. Durch tiefes Atmen wird mehr Blut in die Wirbelsäule geleitet, was die Flüssigkeitsversorgung der Bandscheiben verbessert, sodass heilender Sauerstoff und Nährstoffe zu den Bandscheiben und Gelenken gelangen können.

Verbesserte Gesundheit des Zentralnervensystems

Die Zerebrospinalflüssigkeit (Liquor), eine klare, farblose Flüssigkeit, umgibt das Gehirn und das Rückenmark. Die Flüssigkeit fungiert als Stoßdämpfer für das Gehirn und das Rückenmark. Ihre Hauptfunktion besteht darin, das Gehirn innerhalb des Schädels abzupolstern. Außerdem reguliert der Liquor das chemische Gleichgewicht im Gehirn. In ihm zirkulieren Nährstoffe und Chemikalien, die aus dem Blut gefiltert werden, und er transportiert Stoffwechselabfallprodukte, Antikörper, Chemikalien und pathologische Krankheitsprodukte aus dem Gehirn und dem Rückenmark in den Blutkreislauf. Da das Gehirn über kein Lymphsystem verfügt, wird der Liquor durch die Bewegung der Lungen und den Herzschlag in Bewegung gesetzt. Wenn Sie tief einatmen, nimmt die Bewegung und Verteilung des Liquors zu, und das ist gut so.

Jetzt wissen Sie, warum die Bauchatmung eine der Strategien in meinem Programm ist. Nichts könnte grundlegender sein als das Atmen. Sie haben es seit Ihrem ersten Atemzug ununterbrochen getan. Wenn Sie wie die Mehrheit der Menschen sind, schenken Sie Ihrer Atmung vermutlich nicht viel Aufmerksamkeit. Wenn Sie aber Ihr Augenmerk auf Ihre Atmung lenken und lernen, sie nur ein paar Minuten pro Tag zu kontrollieren, haben Sie ein wirksames Mittel gegen Stress und Rückenschmerzen an der Hand.

Drei Atemtechniken gegen Rückenschmerzen

Besonders reizvoll an der Bauchatmung ist, dass Sie diese beruhigende Technik jederzeit und überall anwenden können. Sie können sie sogar praktizieren, ohne dass andere es bemerken. Um Ihnen Optionen zu geben, beschreibe ich drei verschiedene Techniken: die klassische Zwerchfellatmung, meine »Zähl-bis-fünf«-Tiefatmungstechnik und den Rückenöffner.

Die Bauchatmung

Ich habe beobachtet, dass viele meiner Patient*innen gewohnheitsmäßig nur in die Brust atmen. Schlechte Körperhaltung und Stress tragen zu einer flachen Atmung bei. Das Erlernen der Bauchatmung half ihnen dabei, ihre Rückenschmerzen in den Griff zu bekommen.

- Sie können die Bauchatmung im Sitzen auf einem Stuhl oder auf dem Rücken liegend üben. Suchen Sie sich einen ruhigen, bequemen Platz.
- Wenn Sie auf einem Stuhl sitzen, sollten Ihr Kopf, Ihr Nacken und Ihre Schultern entspannt sein. Ihre Haltung muss nicht kerzengerade sein, aber Sie sollten gekrümmtes Sitzen vermeiden, da dies das Einatmen behindert.
- Wenn Sie sich hinlegen, können Sie Ihre Knie beugen, wenn das bequemer ist. Sie können auch kleine Kissen unter Kopf und Knie legen.
- Legen Sie eine Hand auf die obere Brust und die andere unter den Brustkorb, direkt über den Bauchnabel. Während Sie ein- und ausatmen, sollte sich die Hand auf der oberen Brust kaum bewegen. Die Hand auf dem Bauch sollte sich mit den Atembewegungen des Zwerchfells bewegen.
- Atmen Sie durch die Nase ein. Atmen Sie langsam und gleichmäßig. Während Sie spüren, wie die Luft nach unten strömt, sollte sich Ihr Bauch mit Ihrer Hand darauf heben, während sich die Hand auf Ihrer Brust kaum bewegt. Vermeiden Sie es, die Bewegung zu erzwingen oder Ihre Bauchmuskeln nach außen zu drücken.
- Atmen Sie langsam mit geschürzten Lippen durch den Mund aus. Versuchen Sie, mindestens doppelt so lange auszuatmen, wie Sie eingeatmet haben. Entspannen Sie Ihren Bauch. Die Hand auf dem Bauch sollte sich in Richtung Wirbelsäule bewegen. Die Hand auf der Brust sollte wieder relativ ruhig sein.

Wenn Sie mit der Bauchatmung beginnen, versuchen Sie, die Atemfolge dreimal zu wiederholen. Beginnen Sie langsam und steigern Sie sich allmählich. Sie können auf fünf bis zehn Minuten ein oder zweimal am Tag hinarbeiten.

> **Achtung**
>
> Wenn die kontrollierte, bewusste Atmung neu für Sie ist, kann es sein, dass Ihnen nach einigen Atemzügen schwindelig wird oder Sie sich benommen fühlen. Mit zunehmender Erfahrung werden Sie in der Lage sein, länger zu üben, ohne dass Ihnen schwindlig wird.
> Wenn es passieren sollte, setzen oder legen Sie sich eine Minute lang hin und atmen Sie wieder normal.

Zähl bis Fünf

>> Nicole ist 36 und Mutter von vier Kindern. Sie litt unter starken Angst- und Panikattacken und einer Angststörung, außerdem unter Nacken- und Schulterschmerzen und brauchte Hilfe. Es war ihr wichtig, sich untersuchen zu lassen. Ihre anhaltenden Schmerzen zogen ihre Aufmerksamkeit von ihren Kindern ab. Ihr Mann unterstützte sie, aber sie fühlte sich schrecklich und schuldig. Sie wollte für ihre Kinder da sein. Sie sagte mir, sie habe Angstzustände und Panikattacken. Sie war daran gewöhnt, damit zu leben. Während wir uns unterhielten, begann sie zu hyperventilieren. Ich konnte sehen, dass der Stress sie überwältigt hatte.

Ich kam hinter meinem Schreibtisch hervor und setzte mich auf einen Stuhl neben sie. Ich bat sie, mir zu vertrauen, dass ich ihr helfen würde, ihre Ängste zu lindern. Ich demonstrierte ihr meine »Zähl-bis-fünf«-Bauchatmungstechnik, die schon vielen meiner Patient*innen geholfen hat. Ich bat sie, Folgendes zu tun:
- Atmen Sie tief durch die Nase ein.
- Spüren Sie, wie sich Ihr Bauch in fünf kleinen Schritten hebt.
- Atmen Sie tief ein und zählen Sie bis fünf. Spüren Sie beim Einatmen, wie sich Ihr Bauch hebt.
- 1... 2... 3... 4... 5...
- Halten Sie den Atem für einige Sekunden an.
- Atmen Sie durch den Mund aus.
- Spüren Sie, wie Ihr Bauch in fünf Schritten sinkt.
- 1... 2... 3... 4... 5...

Ich machte diese Übung fünf Minuten lang mit ihr. Als wir aufhörten, war meine Patientin sichtlich ruhiger. Nicole seufzte erleichtert und bedankte sich bei mir. Auch sie war nun von der Kraft der tiefen Atmung überzeugt. Wir konnten mit unserer ersten Konsultation fortfahren. Ich befragte und untersuchte sie und schickte sie zu den entsprechenden Tests. Jetzt hat Nicole ein wirksames Instrument, das ihr bei der nächsten Panikattacke helfen kann.

Rückenöffner

Diese Bauchatmungstechnik wird Ihre Haltung verbessern und Ihre Rückenschmerzen lindern. Sie können sie in jeder Position durchführen – stehend, sitzend, kniend, auf dem Rücken, auf der Seite oder dem Bauch liegend –, solange die Position für Sie bequem und Ihr Gewicht gleichmäßig verteilt ist. Eine entspannte, aufrechte Sitzhaltung ist ein guter Anfang.

Während Sie diese Atemübung durchführen, sollten Sie einen Unterschied in der Länge Ihrer Wirbelsäule, die Lösung von Na-

cken- und Schulterverspannungen und die Unterstützung Ihrer unteren Bauchmuskeln spüren.
- Atmen Sie tief durch die Nase ein und stellen Sie sich vor, wie sich die Luft nach unten in Richtung Steißbein bewegt.
- Atmen Sie weiter ein, bis Sie spüren, wie die Luft im Brustkorb nach oben strömt und die Rippen hebt.
- Ziehen Sie beim Ausatmen die unteren Bauchmuskeln nach oben und zurück in Richtung der unteren hinteren Rippen.
- Wenn Sie die Ausatmung beenden, lassen Sie Ihre Schulterblätter nach unten sinken, wodurch sich Ihr oberer Rücken verlängert und Ihr Nacken und Kopf nach oben gleiten.

Führen Sie diese Atemsequenz zu Beginn viermal durch. Gehen Sie allmählich dazu über, diese Atmung fünf bis zehn Minuten pro Tag zu praktizieren. Vielleicht möchten Sie alle drei Atemtechniken ausprobieren, um zu sehen, welche für Sie am besten funktioniert. Meine Patient*innen haben mit meiner »Zähl-bis-fünf«-Technik sehr gute Erfahrungen gemacht. Versuchen Sie beim tiefen Atmen nicht, sich zu sehr anzustrengen, denn das könnte dazu führen, dass Sie sich verkrampfen. Das Hauptaugenmerk sollte auf Ihrer Atmung liegen. Tiefes Atmen funktioniert, weil Sie Ihren Fokus von dem, was Sie stresst, auf den tiefen, ruhigen Rhythmus Ihres Atems verlagern.

Das Schöne an der Bauchatmung ist, dass man sie überall machen kann, wenn man sich entspannen möchte. Sie können die tiefe Atmung üben, während Sie andere Dinge tun. Probieren Sie es aus, während Sie pendeln, mit dem Hund spazieren gehen, am Schreibtisch oder im Wartezimmer sitzen. Schon ein geringer Zeitaufwand kann erhebliche Vorteile bringen. Wenn Sie auch nur weniger als zwei Minuten am Tag tief atmen, kann dies einen großen Unterschied in Bezug auf Ihre Rücken- oder Nackenschmerzen bewirken.

Strategie 3: Korrekte Belastung

Sicher haben Sie schon mal von der korrekten Technik beim Heben vom Gegenständen gehört. Korrekte Belastung bei anstrengenden Bewegungen ist sehr wichtig.

Haben Sie schon einmal ein Stechen im Rücken gespürt, wenn Sie sich bücken, um etwas aufzuheben, nach einem Teller auf einem hohen Regal in der Küche greifen oder schwere Einkaufstüten aus dem Kofferraum Ihres Autos holen? Wenn Sie nicht darauf achten, wie Sie sich bei solchen Belastungen bewegen, können alltägliche Aktivitäten – Bücken, Heben, Absenken, Drehen, Greifen, Ziehen und Schieben – Ihren Rücken verletzen oder bestehende Beschwerden verschlimmern. Sie müssen beim Bewegen Rücksicht auf Ihre Wirbelsäule nehmen. Wenn Sie sich richtig bewegen, können Sie Zerrungen, Verstauchungen und Verletzungen vermeiden. Eine schlechte Körpermechanik birgt ein hohes Risiko für die Entwicklung von Rückenproblemen.

Wenn Sie sich nicht richtig und sicher bewegen, ist Ihre Wirbelsäule anormalen Belastungen ausgesetzt, die im Laufe der Zeit zur Degeneration von Bandscheiben und Gelenken, zu Verletzungen und unnötigem Verschleiß führen können. Viele meiner Patient*innen üben einen Beruf aus, bei dem sie schwere Lasten heben oder immer wieder dieselben Bewegungen ausführen müssen. Ich behandle Fernfahrende, Bauarbeiter, Pflegepersonal, Büroangestellte, Menschen aus allen Bereichen des Handwerks, Zahnärztinnen und zahnmedizinisches Personal, Lager- und Vertriebsmitarbeitende, Automechaniker, Friseure, Fabrikarbeiterinnen, Lehrkräfte und Menschen, die in der Kinderbetreuung tätig sind. Ihre Arbeit fordert ihrem Körper viel ab. Sie kommen mit Schmerzen unterschiedlichen Ausmaßes zu mir. Im Rahmen ihrer Behandlung weise ich sie auf die Körpermechanik hin und zeige ihnen, was sie tun können, um die Belastung für ihre Wirbelsäule am Arbeitsplatz zu verringern. Immer wieder sehe ich, dass meine Patient*innen ihre Rücken- und Nackenschmerzen lindern, Rückfälle vermeiden und ihren Rücken schützen können, wenn sie lernen, sich mit der richtigen Körpermechanik zu bewegen. In diesem Kapitel erfahren Sie, wie Sie sich rückenschonend bewegen können.

Ein Leben lang jeden Tag über 400 Kilo

>> Bill stand mit seinen vierundsechzig Jahren kurz vor der Rente. Er hatte fünfundzwanzig Jahre lang bei einem Express-Lieferdienst gearbeitet. Er klagte über Schmerzen in Rücken und Kniesehnen, die immer schlimmer wurden.

Wir berechneten sein tägliches Hebeaufkommen. Er trug durchschnittlich zweihundert Pakete pro Tag mit einem Gewicht von 200 Gramm bis über 22 Kilogramm. Wir schätzten ein durchschnittliches Gewicht von rund 1 Kilo pro Paket. Er lud die Pakete auf den Lastwagen und lieferte sie dann aus. Er hob zweimal täglich zweihundert Pakete x 1 Kilo. Das sind schätzungsweise über 400 Kilogramm, die er jeden Tag heben musste. Aufgrund von mehr Feiertagen und durch den zunehmenden Onlinehandel stieg die Zahl der Pakete, die er täglich ausliefern musste, stetig an.

Ich erklärte mein Konzept der 250-fachen Vergrößerung. Was auch immer er an einem Tag, fünf Tagen in der Woche, fünfzig Wochen im Jahr stemmt, vergrößert sich um das 250-fache pro Tag. Wenn Bill 400 Kilogramm am Tag hebt, hebt er 100.000 Kilogramm im Jahr. Ich habe Menschen behandelt, die routinemäßig 2700 Kilogramm pro Tag heben, was 675.000 Kilogramm pro Jahr entspricht.

Das Tragen von Gegenständen oder Paketen nah am Körper schont die Wirbelsäule. Die Gegenstände, die von einem Zusteller angehoben werden, üben starke Kräfte auf seine Wirbelsäule aus. Ein Gegenstand, der nahe am Körper angehoben wird, kann die Hälfte seines Gewichts als Kraft auf die Wirbelsäule ausüben. Ist er fünfundvierzig Grad vom Körper entfernt, übt er die zweifache Kraft seines Gewichts aus. Wenn Sie einen Gegenstand in einem Winkel von neunzig Grad zum Körper halten, wirkt die vierfache Kraft des Objektgewichts.

Durch meine Berechnung wurde Bill klar, dass er sich wie ein Spitzensportler für seinen Arbeitstag aufwärmen musste. Er führte drei Monate lang die »Watch Your Back«-Übungen zur Stärkung der Körpermitte durch. Er ergänzte die Übungen vor der Arbeit durch tiefes Atmen, Dehnen, Kräftigung und Aufwärmen mit Ausdauertraining. Bill freute sich auf die Rente.

Er war davon überzeugt, dass das Programm »Watch Your Back« es ihm ermöglichen würde, seinen Ruhestand ohne Schmerzen zu genießen – eine Errungenschaft, nachdem er ein Leben lang schwer heben musste.

Wenn Sie über dreißig sind, müssen Sie besonders darauf achten, wie Sie sich bewegen. Das gilt natürlich für jedes Alter, aber das Risiko, sich zu verletzen, wird mit zunehmendem Alter größer. Je älter Sie sind, desto wahrscheinlicher ist es, dass Sie bereits eine Vorgeschichte mit Verletzungen von Muskeln, Bändern oder Bandscheiben haben, die Sie anfällig für weitere Verletzungen machen. Darüber hinaus werden Ihre Muskeln und Bänder mit zunehmendem Alter weniger flexibel und Ihre Bandscheiben instabiler. Eine falsche Bewegung kann zu Verletzungen und langanhaltenden Rückenschmerzen führen.

Dieses Kapitel zeigt Ihnen, wie Sie sich richtig bewegen, um Rückenschmerzen zu vermeiden. Außerdem erfahren Sie, wie Sie Ihren Rücken schützen können, wenn Sie husten, niesen oder eine lange Autofahrt vor sich haben, was häufig Auslöser für Rückenschmerzen ist.

Grundregeln

Es gibt drei grundsätzliche Regeln, um Ihre Wirbelsäule zu schützen, wenn Sie sich bewegen:
- Halten Sie Ihre Wirbelsäule gerade.
- Sorgen Sie immer für einen breiten, stabilen Stand.
- Vermeiden Sie das Beugen und Verdrehen der Wirbelsäule.

Richtiges Bücken

Wenn Sie Ihren Körper auf Höhe der Taille oder der Hüfte beugen, wenn Sie etwas vom Boden aufheben oder aus dem Kofferraum Ihres Autos holen, könnten Sie sich Probleme einhandeln. Ihr Rücken sieht aus wie ein »C«, wenn Sie sich in der Taille beugen. Das belastet Ihre Bandscheiben, die nicht noch zusätzlich strapaziert werden sollten. Durch eine schlechte Bücktechnik wirken mehr Kräfte und Belastungen auf den unteren Rücken. So bücken Sie sich, um Ihren Rücken zu schonen (siehe Abbildung):

◁ Falsches und richtiges Bücken

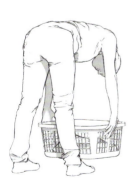
Unsachgemäßes Bücken

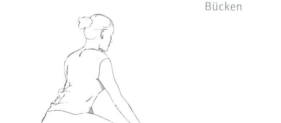
Richtiges Bücken

- Schauen Sie geradeaus, anstatt nach unten.
- Halten Sie den Kopf hoch und die Wirbelsäule gerade.
- Ziehen Sie den Bauch ein, um Ihre Körpermitte zu aktivieren.
- Beugen Sie die Knie, um den Körper langsam abzusenken.
- Halten Sie die Füße etwa hüftbreit auseinander und drücken Sie die Fersen in den Boden.
- Bringen Sie das, was Sie anheben wollen, möglichst nah an Ihre Körpermitte, bevor Sie sich aufrichten.
- Drücken Sie sich aus den Beinen hoch. Achten Sie auf einen geraden Rücken, während Sie sich langsam aufrichten.
- Halten Sie die Last auf Hüfthöhe und dicht am Körper.

Wenn Sie etwas aus dem Kofferraum Ihres Autos oder von einem niedrigen Tisch holen, gelten ähnliche Regeln:
- Beugen Sie sich nicht in der Taille. Gehen Sie in die Hocke, indem Sie die Knie beugen.
- Behalten Sie die natürlichen Krümmungen Ihres Rückens bei.
- Verdrehen Sie Ihren Körper nicht.
- Wenn Sie sich nach vorne beugen müssen, bewegen Sie Ihren ganzen Körper, nicht nur die Arme, denn das würde Ihren Rücken stark belasten.

Richtiges Heben

Die Regel »Knie beugen, nicht die Hüfte« gilt auch für das Heben.

Sie sollten Ihre Grenzen realistisch einschätzen, wenn Sie einen Gegenstand heben wollen. Ist er zu schwer, versuchen Sie nicht, ihn allein zu heben. Sie bekommen keine Goldmedaille dafür, dass Sie sich den Rücken verrenken.

Zögern Sie nicht, jemanden um Hilfe zu bitten. Vermeiden Sie es, sich beim Heben zu drehen. Das ist sehr riskant und kann

❖ Richtiges Heben

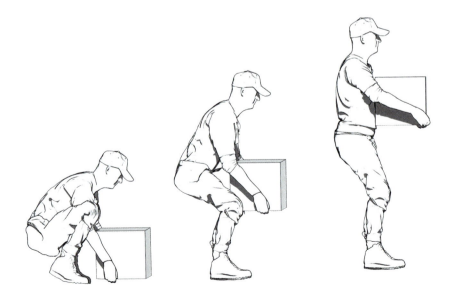

schmerzhafte Folgen haben. Wenn Sie sich drehen müssen, drehen Sie die Füße, wenn Sie aufrecht stehen.

Sie sollten sich vorab bewusst darüber sein, wohin Sie das, was Sie heben, bringen wollen und wie. Sie wollen schließlich nicht auf Hindernisse stoßen, während Sie etwas tragen.

Eine Regel zur Rückenschonung: Wenn Sie können, schieben Sie, statt zu heben. Es gibt Sackkarren, Rollwagen und Ähnliches. Die Verwendung solcher Hilfsmittel schont Ihren Rücken.
- Stellen Sie sich mit schulterbreiten Füßen dicht an das Objekt, um einen festen Stand zu haben.
- Gehen Sie in die Hocke, beugen Sie die Knie und halten Sie dabei den Rücken gerade und aufrecht.
- Spannen Sie Ihre Bauchmuskeln an, damit Ihr Rücken nicht überstreckt wird. Atmen Sie tief ein und beim Anheben aus.

- Heben Sie aus den Beinen, indem Sie sie strecken, nicht mit dem Rücken. Achten Sie darauf, nicht gleichzeitig zu heben und sich zu drehen.
- Halten Sie den Gegenstand, den Sie heben, so nah wie möglich zwischen Hüfte und Schultern am Körper.
- Heben Sie mit gleichmäßigen, kontrollierten Bewegungen.
- Wenn Sie den Gegenstand gemeinsam mit einer anderen Person anheben, stimmen Sie sich ab. Eine Person sollte das Signal zum Anheben, Gehen und Abladen geben.

Richtiges Absenken

Absenken ist das Gegenteil von Anheben. Kehren Sie die Abbildungen zum richtigen Heben einfach um.
- Beugen Sie langsam die Knie, um die Last zu senken.
- Halten Sie den Rücken gerade und das Gewicht nahe der Körpermitte.

❖ Richtiges Absenken

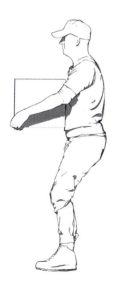
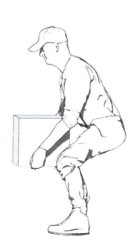
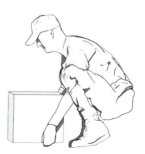

Die Gefahren der Wiederholung

>> *Im Alter von 57 Jahren kam Lawrence zu mir. Er hatte 30 Jahre lang als Maler gearbeitet, er war ein echter Handwerker. Larry litt unter Nackenschmerzen, die beim Malern in seine Arme ausstrahlten. Streckbewegungen verschlimmerten seine Symptome.*

Die MRT- und Röntgenaufnahmen zeigten eine schwere zervikale Stenose an C4-C5, C5-C6 und C6-C7. Eine Operation war angezeigt, um das Rückenmark und die Nervenwurzeln zu dekomprimieren. Es war nicht leicht, ihm zu erklären, dass der Schweregrad seines Problems eine Versteifung an drei Stellen erforderlich machte und er über eine Frühberentung nachdenken musste. Ich sagte ihm, dass er, wenn er weiter als Maler tätig wäre, seine Halswirbelsäule weiter verschleißen könnte. Larry sah ein, dass er eine Operation brauchte, war aber nicht bereit, seinen Beruf aufzugeben. Er konzentrierte sich darauf, dass er für seine Familie sorgen musste, und beschloss, die Operation aufzuschieben.

Ich begann die Behandlung, indem ich Larry in die Strategien von »Watch Your Back« einführte. Ich erklärte ihm, dass er vor allem das Bücken, Heben, Verdrehen und Strecken vermeiden sollte, insbesondere das Strecken, was er bei seiner Arbeit täglich stundenlang tat. Wiederholtes Strecken belastet die Halsnerven und verschlimmert die Kompression des Rückenmarks, insbesondere die Stenose. Ich erklärte ihm, dass wiederholte Streckbewegungen dazu führen können, dass Nerven in engen Kanälen gequetscht würden, was zu Schmerzen und Unbehagen führt. Das Strecken führt dazu, dass Nerven dauerhaft angespannt sind.

Ich erklärte ihm, dass er seine Bewegungen während der Arbeit korrigieren musste. Wenn er sich mit einer Leiter näher an seine Arbeit heranstellte, anstatt sich zum Streichen nach oben zu strecken, würde das seine Nerven schonen. Näher an der Arbeit zu stehen würde verhindern, dass er seinen Nacken streckte. Der Blick nach oben führt zu einem verengten Kanal. Wenn er sich in eine nach vorn gebeugte Haltung brächte, würde er mehr Platz für sein Rückenmark und seine Nervenwurzeln schaffen. Die Haltungsveränderung würde dazu beitragen, seine Schmerzen zu lindern. Ich riet ihm, regelmäßig kurze Pausen einzulegen, um Dehnübungen zu machen, während der Arbeit oder immer dann, wenn der Schmerz ihn störte. Ich empfahl die Übungen Kopfdrehung (s. S. 116), Kopf zur Seite neigen (s. S. 115), Wand-Engel (s. S. 78), Dehnung in der Ecke (s. S. 152) und Kobra (s. S. 151).

Er sollte zudem einige Kräftigungsübungen ausprobieren, um seine Schultern und seinen Rumpf zu lockern und zu stärken. Ich empfahl ihm den Herzöffner (s. S. 79), Isometrisches Rudern (s. S. 80) und Planks (s. S. 154).

Ich zeigte ihm die Technik der tiefen Bauchatmung »Zähl bis fünf«, die er tagsüber oft praktizierte. Während des Malerns konnte er tief durchatmen. Er erzählte mir, dass er einen gereizten Nerv mit tiefen Atemzügen direkt beruhigen konnte. Indem er auf der Leiter höher stieg, konnte er seinen Nacken oberhalb des Arbeitsbereichs positionieren, was langes Strecken überflüssig machte. Larry konnte seinen Beruf für weitere zehn Jahre ausüben.

Als er schließlich in den Ruhestand ging, stimmte er einer Operation zur Dekompression und Versteifung der Halswirbelsäule zu, die ich durchführte. Er ist so gut wie schmerzfrei, wendet aber immer noch die Strategien von »Watch Your Back« an, um seinen Nacken und seine Arme zu schonen. Er kann seine Rente deutlich mehr genießen, als er erwartet hatte.

- Wenn Sie die Last auf einem Tisch absetzen, stützen Sie sie auf der Kante ab und schieben Sie das Objekt mit Armen und Körper nach vorne.
- Wenn Sie die Last auf dem Boden absetzen wollen, beugen Sie langsam die Knie. Halten Sie den Rücken gerade und die Last nahe am Körper, während Sie in die Hocke gehen.

Richtiges Drehen

Haben Sie bemerkt, dass Bewegungen aus der Hüfte heraus riskant für Ihre Wirbelsäule sind? Das Drehen beeinträchtigt vor allem die Wirbelgelenke. Ihr anfälliger unterer Rücken trägt die Last, wenn Sie sich aus der Hüfte drehen.
- Drehen Sie sich mit den Füßen und nicht mit dem Oberkörper.
- Behalten Sie die korrekte Ausrichtung der Wirbelsäule bei.
- Achten Sie auf genügend Platz.
- Halten Sie die Last vor sich.

Richtiges Strecken und Greifen

Es ist weit verbreitet, sich wie ein Tänzer zu strecken, um etwas zu erreichen. Stellen Sie sich auf die Zehenspitzen? Heben Sie ein Bein nach hinten an? Strecken Sie sich nach vorne? Das ist nicht der richtige Weg. Eine ausgestreckte Haltung bringt Zug auf die Nervenwurzeln in den Wirbelsäulenkanälen. Wenn Sie zu weit von dem Objekt entfernt stehen, nach dem Sie greifen möchten, vergrößert die Entfernung die Kräfte auf die Wirbelsäule. Wenn Sie sich zu weit strecken, verlängert sich Ihr Nacken und Ihr Wirbelkanal verengt sich. Steht man näher, wird die Wirbelsäule gebeugt, wodurch mehr Platz für die Nervenwurzeln entsteht.

Wenn Sie nach etwas greifen, egal ob Sie sitzen oder stehen, gelten die folgenden Regeln:
- Positionieren Sie sich nahe an dem Objekt, das Sie erreichen wollen, so nah wie nur möglich, um Streckbewegungen zu vermeiden. Wenn Sie stehen, bleiben Sie mit beiden Füßen auf dem Boden.
- Vermeiden Sie es, sich in der Taille zu beugen, zu verdrehen oder zu strecken, wenn Sie nach etwas greifen. Wenn Sie stehen, beugen Sie Ihre Knie.
- Lassen Sie Ihre Arme und Beine das Gewicht tragen, nicht Ihren Rücken.

Richtiges Über-Kopf-Greifen

Es kann ein gefährliches Unterfangen sein, etwas oberhalb des eigenen Kopfes zu greifen und herunterzunehmen. Wenn Sie diese Vorsichtsmaßnahmen treffen, vermeiden Sie Verletzungen.

Prüfen Sie immer das Gewicht der Last, bevor Sie sie bewegen. Heben Sie probeweise eine Ecke der zu transportierenden Last an. Wenn Sie einen Gegenstand über Ihre Schultern heben oder aus dieser Höhe absenken wollen, sollten Sie die Last so leicht wie möglich machen.

- Stellen Sie sich nahe an das Objekt, das Sie erreichen wollen. Greifen Sie nur so hoch, wie Sie es bequem können. Vermeiden Sie Streckungen. Beugen, verdrehen oder überstrecken Sie sich beim Greifen nicht.
- Stellen Sie ein Bein vor das andere, um sich abzustützen.
- Lassen Sie Arme und Beine das Gewicht tragen, nicht Ihren Rücken.
- Halten Sie die Last nahe am Körper.
- Benutzen Sie bei Bedarf einen Tritthocker. Stellen Sie sich auf etwas Stabiles, um näher an das heranzukommen, wonach Sie greifen wollen.
- Wenn Sie Gegenstände von oberhalb der Schultern absenken, schieben Sie die Last nahe an Ihren Körper heran, fassen Sie den Gegenstand fest an, schieben Sie ihn an Ihrem Körper hinunter bis zur Taille und fahren Sie mit Ihrer Bewegung fort.

Richtiges Ziehen und Schieben

Schieben ist immer besser als Ziehen. Schieben ist sicherer für den Rücken, weil dabei weniger Muskeln im unteren Rückenbereich beansprucht werden. Ein zusätzlicher Vorteil: Wenn Sie schieben, können Sie sehen, wohin Sie gehen.

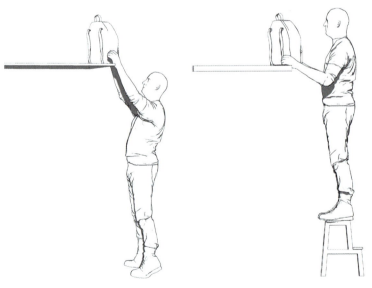

❱ Falsches und richtiges Über-Kopf-Greifen

Unsachgemäßes Greifen   Richtiges Greifen

Bleiben Sie nahe an der Last, lehnen Sie sich nicht nach vorne. Niemals mit gebeugtem Rücken schieben oder ziehen.
- Schieben Sie wann immer möglich, anstatt zu ziehen. Sie können ohne Anstrengung doppelt so viel schieben wie ziehen. Wenn Sie schieben, setzen Sie Ihre Bauchmuskeln stärker ein als beim Ziehen. Beim Ziehen wird Ihr Rücken stärker belastet.
- Benutzen Sie beide Arme.
- Spannen Sie Ihre Bauchmuskeln beim Schieben an.
- Drehen Sie sich nicht. Richten Sie die Hüfte in die Richtung aus, in die Sie schieben.
- Benutzen Sie beim Schieben immer Ihr Körpergewicht und nicht Ihre Füße.
- Wenn Sie ziehen, wenden Sie sich der Last zu. Wenn Sie nach vorne schauen und ein Objekt hinter sich herziehen, kann dies zu einer schlechten Körpermechanik führen, die Ihr Verletzungsrisiko erhöht. Wenn Sie sich der Last zuwenden, können Sie Ihr Körpergewicht nutzen, um einen Gegenstand sicher zu ziehen.

Plötzliche Bewegungen: Husten, Niesen, Gähnen Und Lachen

Manchmal kann ein Husten- oder Niesanfall, ein kräftiges Gähnen oder sogar ein herzhaftes Lachen akute Rückenschmerzen verursachen oder ein früheres Problem wieder aufleben lassen. Viele Menschen neigen dazu, bei diesen scheinbar harmlosen Dingen die Schultern einzuziehen und sich nach vorne zu lehnen. Die Bewegung des Körpers kann den Rücken belasten, was zu Schmerzen im unteren Rückenbereich oder Rückenverspannungen führen kann. Ein starker Husten kann ein Band dehnen oder reißen lassen. Wenn die Wirbelsäule auf diese Weise gebeugt wird, erhöht sich der Druck auf die Bandscheiben erheblich, was sie anfällig für Verletzungen macht. Komprimierte Bandscheiben können reißen oder bestehende

◂ Falsches und richtiges Ziehen

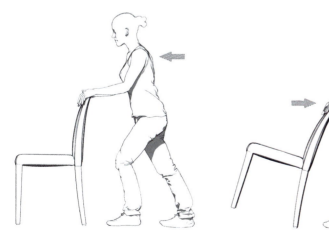

Unsachgemäßes Ziehen   Richtiges Ziehen

Risse können sich verschlimmern. Wenn Sie einen Bandscheibenvorfall haben, kann Husten die Schmerzen verstärken. Wenn Sie sich schnell und kräftig nach vorne beugen, kann Druck auf die Nervenwurzeln der Wirbelsäule entstehen, was zu plötzlichen akuten Rückenschmerzen führen oder chronische Schmerzen verschlimmern kann.

Es gibt zwei Dinge, die Sie tun können, um sich vor hustenbedingten Schmerzen zu schützen:
- Achten Sie auf Ihre Körperhaltung, wenn Sie husten, niesen, gähnen oder lachen. Vermeiden Sie es, sich nach vorne zu beugen. Achten Sie darauf, dass Ihre Wirbelsäule ihre natürliche Form behält, um den Druck auf Ihre Bandscheiben zu verringern.
- Stützen Sie sich ab. Wenn Sie spüren, dass ein Hustenanfall kommt, legen Sie Ihre Hände auf eine feste, flache Unterlage, z. B. einen Tisch oder eine Kante. Das bietet Ihnen Stabilität und verringert den Druck auf Ihre Wirbelsäule.

Mit diesem Aktionsplan können Sie einem erneuten Ausbruch von Rückenschmerzen oder einer Verletzung vorbeugen.

Im Auto

Viele meiner Patient*innen klagen über Rückenschmerzen auf langen Autofahrten. Bei anderen scheinen selbst kurze Fahrten wie der Weg zur Arbeit Rückenschmerzen zu verursachen oder zu verstärken. Ich beschloss daher, die Auswirkungen des Autofahrens auf den Rücken zu untersuchen.

Bei meinen Recherchen bin ich auf das Phänomen der Ganzkörperschwingungen gestoßen, das ich hier in einfachen Worten erklären möchte. Wenn sich Ihr Auto in Bewegung setzt, erfährt Ihr Körper verschiedene Kräfte, wie z. B. die Beschleunigung und Verlangsamung sowie das Schwanken von einer Seite zur anderen. Wenn Sie mit dem Auto auf der Straße fahren, treten Ganzkörpervibrationen auf, die sich über den Fahrzeugboden oder den Sitz auf Ihre Beine und Ihre Wirbelsäule übertragen. Ganzkörpervibrationen können nachweislich Muskel- und Skeletterkrankungen verursachen, am häufigsten Schmerzen im unteren Rücken. Auch Schmerzen und Schwäche in Armen, Schultern oder Nacken können auftreten.

Ein weiterer Aspekt des Autofahrens, der sich auf Ihren Rücken auswirkt, betrifft Ihre Füße. Wenn Ihr rechter Fuß auf dem Gaspedal ruht, stabilisieren Ihre Füße Ihren Unterkörper nicht so, wie wenn Sie auf einem Stuhl sitzen und Ihre Füße auf dem Boden stehen. Beim manuellen Schalten sind beide Füße beschäftigt und Ihre Stabilität kann beeinträchtigt werden. Infolgedessen federt Ihre Wirbelsäule jede Unebenheit ab, und das ist eine Grundlage für Probleme.

Meine Patient*innen sagen mir, dass das Schlimmste am Autofahren die Unebenheiten auf der Straße sind, die die Wirbelsäule erschüttern. Bevor sie sich auf den Weg machen, tun sie alles, was sie können, um eine ruhige Fahrt zu gewährleisten. Vor einer langen Fahrt stellen sie sicher, dass die Stoßdämpfer und Reifen des Autos nicht abgenutzt sind. Manche verringern den Reifendruck ein wenig. Andere reisen mit Fahrzubehör, wie einem Sitzkissen oder einem Lendenkissen. Manche haben auch ein Kälte- oder Wärmepack dabei, falls sie Schmerzen haben sollten.
- Es gibt eine Reihe von Dingen, die Sie tun können, um Rückenschmerzen beim Autofahren zu vermeiden: Leeren Sie Ihre

Gesäßtaschen. Wenn Sie auf Ihrer Brieftasche oder Ihrem Telefon sitzen, kann das Ihre Wirbelsäule aus dem Gleichgewicht bringen.
- Stellen Sie Ihren Sitz und Ihre Kopfstütze ein:
  - Setzen Sie sich nahe an das Lenkrad. Um die Sicherheit der Airbags zu gewährleisten, sollte Ihr Brustkorb mindestens 25 Zentimeter vom Lenkrad entfernt sein. Wenn Sie zu weit vom Lenkrad entfernt sitzen, werden Ihr unterer Rücken, Ihr Nacken, Ihre Schultern und Ihre Handgelenke stärker beansprucht, wenn Sie danach greifen.
  - Wenn Sie sich in der Nähe des Lenkrads befinden, müssen Sie sich nicht anstrengen, um die Pedale zu erreichen.
  - Wenn Ihre Knie etwas höher als Ihre Hüften positioniert sind, verringern Sie den Druck auf Ihren unteren Rücken und Ihre Kniesehnen.
  - Stellen Sie Ihre Rückenlehne auf einen Winkel von 100 bis 110 Grad ein. Ihre Schultern sollten sich leicht hinter Ihren Hüften befinden.
  - Die Kopfstütze sollte sich in der Mitte Ihres Kopfes befinden. Um eine gute Körperhaltung zu gewährleisten, sollten sich Ihr Nacken und Ihr Hinterkopf in einer neutralen Position befinden.
  - Nutzen Sie bei Bedarf eine Lendenstütze. Wenn Sie kein Stützkissen haben, können Sie ein Handtuch oder ein Sweatshirt zusammenrollen und in den Rücken legen, um ihn zu stützen.
- Stellen Sie Ihre Spiegel so ein, dass Sie sich nicht drehen müssen, um sie zu sehen. Sie sollten nur Ihre Augen bewegen müssen, um die Seitenspiegel zu benutzen. Sitzen Sie immer aufrecht, während Sie die Spiegel einstellen. Verändert sich der Blick, werden Sie darauf aufmerksam gemacht, dass Sie eine krumme Sitzhaltung eingenommen haben und diese korrigieren müssen.
- Benutzen Sie auf langen Strecken den Tempomat, wenn Sie einen haben.
- Wenn Sie eine Sitzheizung haben, schalten Sie sie ein. Die Wärme entspannt verspannte Muskeln. Wenn Ihr Auto nicht über eine Sitzheizung verfügt, können Sie einen heizbaren Sitzbezug kaufen.
- Das lange Sitzen in derselben Position führt zu einer Versteifung der Rückenmuskulatur. Schmerzen und Muskelkrämpfe können die Folge sein. Sie sollten alle zwei Stunden eine fünfzehnminütige Pause einlegen. Wenn Sie Rückenprobleme haben, sollten Sie häufiger Pausen einlegen, etwa alle dreißig Minuten. Sie können an den Straßenrand fahren, um sicher auszusteigen und sich zu bewegen und zu dehnen, was die Blutzirkulation in Ihrem unteren Rücken anregt.
- Wechseln Sie ab und zu Ihre Position. Strecken und bewegen Sie sich in Ihrem Sitz. Sie können Ihren Sitz hin und wieder leicht verstellen. Jede Bewegung, die Sie gefahrlos ausführen können, hilft, die Schmerzen in Schach zu halten.
- Schonen Sie Ihren Rücken, indem Sie auf die richtige Weise ein- und aussteigen. Drehen Sie sich beim Einsteigen mit dem Rücken zum Sitz. Wenden Sie sich beim Einsteigen vom Sitz ab. Steigen Sie mit dem Rücken voran ein, senken Sie sich vorsichtig ab, setzen Sie sich, drehen Sie sich nach vorne und ziehen Sie dann Ihre Füße nach. Achten Sie darauf, dass Sie nicht den Rücken verdrehen. Um auszusteigen, rutschen Sie nach vorne und Richtung Tür. Stellen Sie die Füße auf den Boden und richten Sie sich auf. Bei Bedarf können Sie den Türrahmen als Stütze benutzen.

Ganz gleich, ob Sie sich bei der Arbeit bücken und heben, ob Sie unterrichten oder pflegen oder den ganzen Tag am Computer sitzen – richtige Bewegungen sind der beste Schutz vor Rückenverletzungen. Das Wissen um die Biomechanik einer guten Bewegung schützt Sie vor plötzlichen akuten Schmerzen oder chronischen Schmerzen durch langfristige Abnutzung. Nach der Frage, wie man sich bewegt, geht es jetzt darum, aus dem Stubenhocker-Modus auszubrechen. Das folgende Kapitel wird Sie davon überzeugen, dass Sie sich mehr bewegen müssen.

Strategie 4: Bewegung

Der moderne Mensch bewegt sich zu wenig. Unser Organismus braucht aber Bewegung, um gesund zu bleiben.

Denken Sie einmal daran, wie viel Zeit Sie jeden Tag im Sitzen oder Liegen verbringen. Wie viele Stunden am Tag sitzen Sie am Schreibtisch, am Konferenztisch, in Restaurants, im Auto, in Bussen oder Zügen? Wenn Sie nach Hause kommen, liegen Sie dann auf dem Sofa vor dem Fernseher oder sitzen am Computerbildschirm? All die arbeitssparenden Geräte in Ihrem Leben können zu Ihrer Inaktivität beitragen. Sie können mit einem Klick einkaufen, den Sender wechseln, das Garagentor öffnen und ans Telefon gehen, ohne sich vom Stuhl erheben zu müssen. Im Lauf des Tages ist einfach nicht viel Bewegung erforderlich.

Amerikanische Erwachsene verbringen 55 bis 70 Prozent ihrer Zeit im Sitzen oder Liegen, das sind 9,4 bis 12 Stunden pro Tag. Wenn man sieben Stunden Schlaf hinzurechnet, sind das sogar neunzehn inaktive Stunden pro Tag. So viel Inaktivität ist gefährlich für die allgemeine Gesundheit und eine Katastrophe für die Wirbelsäule.

Sitzen ist das neue Rauchen geworden. Die Forschung hat gezeigt, dass zu langes Sitzen oder Liegen das Risiko für chronische Gesundheitsprobleme wie Herzkrankheiten, Diabetes und einige Krebsarten erhöht. Auch die geistige Gesundheit kann durch mangelnde Bewegung beeinträchtigt werden. Wer tagsüber steht oder sich bewegt, hat ein geringeres Risiko, früh zu sterben, als jemand, der stundenlang am Schreibtisch sitzt, ohne sich zu bewegen. Wer viel sitzt, hat ein höheres Risiko, Übergewicht zu entwickeln, an Typ-2-Diabetes oder Herzkrankheiten zu erkranken und Depressionen und Angststörungen zu entwickeln.

Was Ihre Wirbelsäule betrifft, so kann Inaktivität Schwellungen verstärken und zu schlechter Versorgung und Degeneration der Bandscheiben beitragen. Die Bandscheiben haben keine Blutgefäße. Sie sind auf die Versorgung per Diffusion angewiesen und werden auf diesem Weg von den Blutgefäßen mit Nährstoffen, hauptsächlich Glukose und Sauerstoff, versorgt, außerdem werden in dieser Weise auch Stoffwechselabfälle, wie z. B. Milchsäure, abtransportiert. Der Flüssigkeitsaustausch trägt dazu bei, Schwellungen, die verletzte Bandscheiben umgeben, zu

> **Einmal pro Stunde eine aktive Pause einlegen**
>
> Der beste Weg, die negativen Auswirkungen der sitzenden Tätigkeit zu vermeiden, besteht darin, jede Stunde zwei bis fünf Minuten aufzustehen und sich zu bewegen. Stehen entlastet den Nacken und den unteren Rücken und fördert die Durchblutung, insbesondere der unteren Extremitäten. Eine stündliche aktive Pause ist ideal, um ein paar Dehnübungen zur Verbesserung der Körperhaltung durchzuführen (s. S. 76).

verringern. Bewegung erhöht den Blutfluss. Die erhöhte Blutzufuhr bringt frischen Sauerstoff zur Wiederherstellung der Bandscheiben und hilft dabei, Laktate und andere Stoffwechselprodukte abzubauen.

Ich könnte seitenlang darüber schreiben, wie schädlich Inaktivität ist, aber ich möchte mich lieber auf die vielen Vorteile einer erhöhten körperlichen Aktivität konzentrieren. Die wirksamste Art, Stress zu bekämpfen, ist, sich mehr zu bewegen. Bewegung kann Sie erfrischen, denn sie klärt den Geist und hilft bei der emotionalen Regulierung. Bewegung ist ein Stimmungsaufheller. Die bessere Durchblutung Ihres Gehirns kann Sie in eine Stimmung versetzen, die eine positivere Lebenseinstellung fördert. Ein aktiver Lebensstil sorgt nicht nur dafür, dass Sie besser aussehen und sich besser fühlen, sondern auch dafür, dass Sie das Leben optimistischer sehen.

Wenn Sie Bewegung zu einem Teil Ihres Lebens machen, werden Sie sich insgesamt wohler fühlen. Ihr Stoffwechsel kommt in Schwung, und Sie können Ihr Gewicht reduzieren und es auf niedrigerem Level halten. Da Sie weniger auf Stress reagieren, werden Sie besser schlafen. Es ist bekannt, dass Bewegung, die die Freisetzung von »Wohlfühl«-Hormonen im Gehirn bewirkt, Depressionen und Angstzustände lindern kann. Sportliche Betätigung fördert den Aufbau und den Erhalt gesunder Knochen, Muskeln und Gelenke. Wie Sie sehen, bietet Bewegung Vorteile, die auf die strategischen Ziele des Programms »Watch Your Back« einzahlen.

Körperliche Aktivität ist gut für die Gesundheit Ihrer Wirbelsäule. Bewegung stärkt, dehnt und repariert die Muskeln, die Ihren Rücken stützen. Die Rücken- und Bauchmuskeln stützen die Wirbel, Bandscheiben, Facettengelenke und Bänder. Wenn schwache Rücken- und Bauchmuskeln keine Unterstützung bieten können, werden Muskeln, Bänder und Sehnen anfälliger für Zerrungen und Verstauchungen. Darüber hinaus verringert Rückentraining Steifheiten, indem es die Fasern von Bändern und Sehnen flexibel hält, was Risse, Verletzungen und Rückenschmerzen verhindert.

Eine der wichtigsten Strategien meines Programms »Watch Your Back« besteht darin, aktiv zu werden und sich zu bewegen. Wer nur auf der Couch sitzt oder an den Schreibtisch gekettet ist, riskiert Ärger. Ich erwarte nicht, dass Sie über Nacht ein Bodybuilder oder Marathonläufer werden. Sie müssen nur darauf achten, sich in Ihrem Alltag mehr zu bewegen. Mehr Bewegung wird Ihnen Energie geben, und diese Energie wird Sie motivieren, sich weiter zu bewegen.

Strategie 4: Bewegung

Leitlinien für körperliche Aktivität

Der Kategorie »sitzender Lebensstil« entgehen Sie, wenn Sie sich nur dreißig Minuten an der Mehrzahl der Wochentage, d. h. an vier Tagen pro Woche, moderat bewegen. Im Jahr 2020 hat das US-Gesundheitsministerium Empfehlungen für körperliche Aktivität veröffentlicht, die Ihnen ein Ziel vorgeben. Sie müssen nicht versuchen, diese Ziele am ersten Tag zu erreichen. Die Richtlinien sind das Ideal. Nichts wird Sie eher entmutigen, als wenn Sie zu Beginn zu viel von sich und Ihrem Körper erwarten. Beginnen Sie langsam und steigern Sie sich allmählich. Die Beobachtung Ihrer Fortschritte wird eine Belohnung für Sie sein. Dies sind die Richtwerte für körperliche Aktivität:

- Alle Erwachsenen ab neunzehn Jahren sollten sich bemühen, täglich aktiv zu sein, d. h. sich den ganzen Tag über mehr zu bewegen und weniger zu sitzen.
- Insgesamt sollten Sie sich mindestens 150 Minuten (zweieinhalb Stunden) bis 300 Minuten (fünf Stunden) pro Woche moderat bewegen, wobei schon 10 Minuten am Stück ausreichen. Das entspricht einer Gesamtzahl von etwa 22 bis 45 Minuten pro Tag. Alltägliche Aktivitäten wie das Gassigehen mit dem Hund oder Haus- und Gartenarbeit zählen mit.
- Wenn Sie wollen, können Sie sich 75 (1 Stunde und 15 Minuten) bis 150 Minuten (2 Stunden und 30 Minuten) pro Woche intensiv bewegen, um den größtmöglichen Nutzen für die Gesundheit zu erzielen. Das entspricht etwa 11 bis 21 Minuten pro Tag.
- Sie können im Lauf der Woche moderates und intensives Training abwechseln. Eine Minute intensives Training entspricht in etwa zwei Minuten moderatem Training. Sie müssen nur halb so viel Zeit aufwenden, wenn Sie sich intensiv bewegen.
- Sie sollten an zwei oder mehr Tagen pro Woche muskelstärkende Aktivitäten von moderater oder hoher Intensität durchführen, die alle wichtigen Muskelgruppen einbeziehen.
- Ältere Menschen, die sturzgefährdet sind, sollten sich körperlich betätigen, um das Gleichgewicht und die Koordination zu verbessern.

Was bedeutet »moderates Training«?
Sie sind sich nicht sicher, was der Unterschied zwischen moderatem und intensivem Training ist? Das wird Ihr Körper Ihnen sagen. Moderates Training ist weniger anstrengend:
- Ihr Atem beschleunigt sich, aber Sie sind nicht außer Atem.
- Nach etwa 10 Minuten Aktivität kommen Sie leicht ins Schwitzen.
- Sie können sich unterhalten, aber Sie könnten bei der Aktivität nicht singen.

Um Ihnen eine Vorstellung davon zu geben, was als moderate körperliche Aktivität gilt, hier einige Beispiele:
- Gehen (4 km/h)
- Radfahren bei leichter Anstrengung (16 bis 19 km/h)
- Treppensteigen
- Wassergymnastik
- Hausarbeit - Staubsaugen, Wischen usw.
- Tennisspielen (Doppel)
- Gartenarbeit
- Laub harken
- Auto waschen

Was ist »intensives Training«?
Ein intensives Training fühlt sich anstrengend an. Ihre Aktivität ist anstrengend, wenn:

- Ihre Atmung schnell und tief ist.
- Sie schon nach wenigen Minuten Aktivität ins Schwitzen kommen.
- Sie nicht mehr als ein paar Worte sagen können, ohne eine Pause zu machen.

Die folgende Liste enthält einige intensive Aktivitäten, um den Unterschied zwischen moderater und intensiver Bewegung zu verdeutlichen:
- Schnelles Gehen oder Bergaufgehen
- Radfahren schneller als 19 km/h oder bergauf
- Laufen oder Joggen
- Krafttraining
- Seilspringen
- Tennisspielen (Einzel)
- Bahnen schwimmen
- Schnee schippen
- Skilanglauf
- Tanzen

Eine der Strategien meines Programms ist es, Sie in Bewegung zu bringen. Wie Sie auf den folgenden Seiten sehen werden, können Sie ohne großen Aufwand mehr Bewegung in Ihr Leben bringen. Die Vorteile, die sich daraus ergeben, sind unermesslich.

In Bewegung bleiben

Sie müssen sich nicht stundenlang im Fitnessstudio verausgaben. Gehen Sie es einfach langsam und stetig an. Wenn Sie viel sitzen, können Sie damit beginnen, tagsüber mehr zu stehen. Egal, was Sie tun, stehen Sie etwa alle zwanzig Minuten auf und gehen Sie ein paar Meter oder stehen Sie einfach zwei Minuten lang. Sie können den Wecker Ihres Handys so einstellen, dass er Sie regelmäßig daran erinnert aufzustehen. Mehr Bewegung in Ihr Leben zu bringen, muss keine Qual sein. Ich setze Bewegung gerne mit Erholung gleich. Ein Spaziergang nach dem Abendessen, Gartenarbeit, Tanzen, Radfahren, Wandern, Yoga, Tennis oder Golf sind alles angenehme Möglichkeiten, sich mehr zu bewegen. Spazierengehen, Schwimmen und Radfahren werden Ihnen helfen, Ihre Rückenschmerzen zu verringern. Ich betrachte diese Art von Freizeitbeschäftigung als bewegte Meditation. Sich wiederholende, gleichmäßige Bewegung kann Ihren Bewusstseinszustand verändern und ein Gefühl von Ruhe und Gelassenheit erzeugen.

Ausdauertraining ist für eine gesunde Wirbelsäule von entscheidender Bedeutung, da es den Blutfluss zu den Strukturen des Rückens erhöht. Die tiefe Atmung, die durch Ausdauertraining entsteht, verbessert die Beweglichkeit der Wirbelgelenke, insbesondere der Facettengelenke, des Rückenmarks und der Nervenwurzeln, und erhöht den Fluss und die Verteilung der Gehirnrückenmarksflüssigkeit (Liquor). Darüber hinaus kann Ausdauertraining die Schwellung von problematischen Gelenken und Nervenwurzeln verringern. Ausdauertraining verbessert die Hydrierung der Bandscheiben und führt ihnen und auch den Gelenken mehr Sauerstoff und Nährstoffe zu, um die Heilung zu fördern.

Wenn Sie Rückenprobleme haben, empfehle ich Ihnen keine anstrengenden Ausdauersportarten. Die abrupten Bewegungen werden Ihre Schmerzen nur noch verschlimmern. Sie müssen nicht für einen Marathon trainieren, um von Bewegung zu profitieren. Gehen ist gut für Ihre Wirbelsäule. Es fördert

Einfache Möglichkeiten, mehr Aktivität in Ihr Leben zu bringen

- Stehen oder gehen Sie auf und ab, wenn Sie telefonieren.
- Verstecken Sie die Fernbedienung.
- Machen Sie jeden Tag nach dem Mittag- und Abendessen einen kurzen Spaziergang.
- Nutzen Sie keine Drive-In-Angebote.
- Legen Sie einen Kräutergarten oder ein Blumenbeet an.
- Melden Sie sich für einen Fitnesskurs an.
- Tanzen Sie bei der Hausarbeit.
- Stehen Sie in öffentlichen Verkehrsmitteln.
- Zappeln Sie.
- Gehen Sie bei Ihren Kollegen im Büro vorbei, anstatt eine E-Mail zu schreiben.
- Suchen Sie sich ein aktives Hobby – Pole-Dance, Yoga, Skifahren, Fechten, Ballett, Radfahren, Wandern.
- Verwenden Sie den Schrittzähler Ihres Handys oder tragen Sie einen Fitness-Tracker.
- Bieten Sie an, auf ein Kleinkind aufzupassen.
- Benutzen Sie nicht den Aufzug oder steigen Sie ein oder zwei Stockwerke früher aus.
- Treten Sie einem Sportverein bei.
- Gehen Sie zu Fuß oder fahren Sie mit dem Fahrrad zur Arbeit.
- Nutzen Sie die Zeit vor dem Fernseher – machen Sie ein Armtraining mit leichten Gewichten oder Dehnübungen.
- Machen Sie während der Werbespots eine Plank (s. S. 154).
- Steigen Sie eine Haltestelle früher aus öffentlichen Verkehrsmitteln aus und gehen Sie den Rest des Weges zu Fuß.
- Machen Sie beim Warten in der Schlange oder in einer Arztpraxis Wadenheben oder Dehnübungen.
- Treffen Sie sich mit Freunden zu einem Spaziergang, anstatt in ein Café oder Restaurant zu gehen.
- Besorgen Sie sich ein Stehpult, einen Heimtrainer oder ein Laufband.

Sie verstehen das Prinzip? Es gibt unzählige Möglichkeiten, mehr Bewegung zu genießen.

---

die Beweglichkeit der Wirbelgelenke sowie die Bewegung und Funktion der Nervenwurzeln. Je mehr sich Ihre Wirbelgelenke und Nerven bewegen, umso besser werden Sie sich fühlen. Wenn Sie bergauf gehen, befinden sich die Gelenke Ihrer Wirbelsäule in einer gebeugten, offenen Position, was hilfreich sein kann, wenn Ihr Problem eine Nervenwurzelverengung ist. Bergaufgehen kann Patient*innen mit Spinalkanalstenose helfen, weil es den Wirbelsäulenkanal öffnet.

Passende Schuhe

Die Passform von Schuhen ist wichtig, wenn man sich viel bewegt, insbesondere für Menschen, die den ganzen Tag stehen, wie Ärzte, Krankenschwestern, Lehrerinnen, Kellner und Flugbegleiterinnen. Durchschnittliche Erwachsene machen 4.000 bis 18.000 Schritte pro Tag, wobei Männer mehr Schritte machen als Frauen. Die Passform eines Schuhs bestimmt, wie die Kräfte vom Fuß auf den Boden übertragen werden.

Dem Schmerz aus dem Weg gehen

Zu Fuß gehen ist eine einfache Möglichkeit, den Tag mit körperlicher Aktivität anzureichern. Sie können Ihr Auto weit weg vom Eingang des Supermarkts parken, eine Haltestelle früher aus dem Bus aussteigen und den Rest des Weges zu Fuß gehen, mit einer Freundin spazieren gehen, anstatt im Café zu sitzen – Sie können den Kaffee trinken, während Sie gehen. Das alles summiert sich. Sie müssen nicht von Anfang an 10.000 Schritte pro Tag anstreben. Wenn Bewegung kein normaler Bestandteil Ihres Tages ist, fangen Sie mit fünf Minuten Gehen an und steigern Sie sich bis zu dreißig Minuten Gehzeit. Die dreißig Minuten müssen nicht am Stück absolviert werden. Sie können die Zeit nach Belieben aufteilen. Mit der Zeit werden Sie positive Veränderungen spüren, die Sie dazu motivieren, sich mehr zu bewegen. Sie können draußen spazieren gehen und die Sonne und die frische Luft genießen oder Sie können ein Laufband benutzen. Um eine optimale Wirkung zu erzielen und Ihren Rücken zu schützen, ist es wichtig, dass Sie richtig laufen. Hier sind einige Tipps:

- Halten Sie den Kopf aufrecht und blicken Sie zum Horizont.
- Halten Sie die Schultern entspannt, ohne sich nach vorne zu krümmen.
- Ziehen Sie den Bauch ein, um Ihre Wirbelsäule zu stützen.
- Vermeiden Sie es, sich beim Gehen nach vorne zu lehnen.
- Sie müssen keine großen Schritte machen – die Schrittlänge sollte sich natürlich anfühlen.
- Halten Sie die Arme dicht am Körper und winkeln Sie die Ellbogen im 90-Grad-Winkel an. Führen Sie die Arme beim Gehen im Rhythmus des entgegengesetzten Beins vor und zurück.
- Vermeiden Sie es, die Hände zu verkrampfen oder zu Fäusten zu ballen. Ihre Hände sollten entspannt sein.
- Setzen Sie den Fuß bei jedem Schritt sanft auf Ferse und Mittelfuß auf. Rollen Sie dann ab, um sich mit den Zehen abzustoßen. Drücken Sie sich bei jedem Schritt mit den Fußballen und Zehen nach vorne.
- Wenn Sie auf dem Laufband gehen, versuchen Sie, sich nicht an den Handläufen festzuhalten. Sie sollten nur so schnell laufen, dass Sie keine Gleichgewichtsprobleme bekommen.
- Beginnen Sie mit einem 5-minütigen Spaziergang und steigern Sie die Dauer auf mindestens 30 Minuten, mindestens 3- oder 4-mal pro Woche.
- Gehen Sie zügig, aber ohne außer Atem zu kommen, sodass Sie ein Gespräch führen können.

Bei manchen Menschen rollen die Füße eher nach außen (Supination), bei anderen ist die Rotation neutral, und bei manchen sind die Füße eher nach innen gerollt (Pronation). Die Fußgewölbe können hoch, neutral oder flach sein. Die meisten Lauf- und Jogging- sowie Skigeschäfte bieten eine kostenlose Beurteilung der Fußhaltung beim Gehen oder Laufen auf einem Laufband an. Es kann eine individuelle Einlage für Sie angefertigt werden, die das Auftreten des Fußes auf dem Boden optimiert.

Schuhe und Turnschuhe gibt es in einer Vielzahl von Ausführungen, die Halt, Weichheit, Flexibilität und Dämpfung bieten. Ich empfehle, mit der richtigen Größe, Länge und Breite zu beginnen. Lassen Sie sich von einem Schuhexperten beraten, um die Eigenschaften Ihres Fußes zu bestimmen. Probieren Sie dann den Schuh oder Sneaker an, um Komfort, Dämpfung und Gefühl zu testen. Falsch sitzende Schuhe können eine direkte Ursache für Rückenschmerzen sein. Angemessen leicht und gut gedämpft, hilft der Sneaker ihnen, wieder zu gehen und die Aufprallkräfte zu verringern, die auf die Wirbelsäule wirken und Rückenschmerzen verursachen können.

Nicht alle Oberflächen sind gleich

Das Gehen auf Pflaster führt zu einem härteren Auftreten. Der Fuß trifft auf das harte Pflaster, und die Kräfte werden wieder auf den Fuß übertragen. Harter Beton oder Pflastersteine erzeugen Stoßwellen, die durch den Körper schwingen, was zu Muskelverspannungen sowie Nacken- und Rückenschmerzen führen kann. Weicher Boden bietet einen federnden Untergrund. Der Fuß trifft auf den weichen Boden und dieser bewegt sich, wodurch die Aufprallkräfte abgeleitet werden. Es wird weniger Kraft auf den Fuß zurückübertragen. Mechanisch gesehen führt weicher Boden dazu, dass weniger Kraft auf den Körper zurückwirkt. Weicher Boden fühlt sich besser an, übt weniger Kraft auf den Körper aus und kann das richtige Rezept für ältere Sportler oder Menschen sein, die ihr Leben als Läufer verlängern möchte.

20 Dehnübungen für überall und jederzeit

Sie haben keine Zeit für Sport? Als Antwort auf diese gängige Ausrede habe ich zwanzig Dehnübungen zusammengestellt, die Sie am Schreibtisch oder auch sonst überall durchführen können. Die meisten Übungen werden von den Menschen um Sie herum wahrscheinlich gar nicht bemerkt.

Es gibt viele Gründe, warum Sie Dehnübungen in Ihren Alltag einbauen sollten. Diese einfachen Bewegungen werden Muskelverspannungen lösen, Ihnen helfen, sich zu entspannen, Ihr Gleichgewicht und Ihr Bewusstsein für Ihre Haltung verbessern, die Effizienz Ihrer Bewegungen steigern und Sie von Schmerzen und Krämpfen befreien.

Es gibt keine feste Reihenfolge für die zwanzig Dehnungen, und es ist nicht nötig, alle auf einmal zu machen. Wenn Sie lernen zu erkennen, wo sich in Ihrem Körper Spannungen aufbauen, werden Sie die Dehnung wählen, die Sie entspannt und mit der Sie sich gut fühlen.

Diese zwanzig Bewegungen lösen Muskelverspannungen, wenn Sie viel Zeit mit Computerarbeit verbracht haben, nach einer langen Autofahrt oder nach einem langen Fernsehabend. Sie stärken die Muskeln, die besonders wichtig sind, um Ihren Rücken zu stützen und Ihre Haltung zu verbessern. Die besten Ergebnisse erzielen Sie, wenn Sie sich dehnen, wann immer Sie sich unwohl fühlen. Wenn Sie aufstehen oder alle zwanzig Minuten die Position wechseln, dehnen Sie sich. Ihr Rücken wird es Ihnen danken. Die Dehnübungen finden Sie auf den folgenden Seiten 114–133.

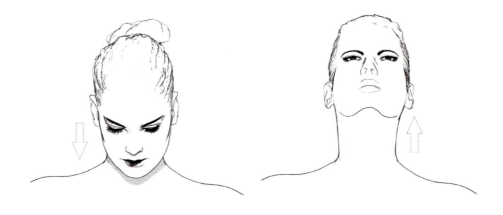

Kopf senken und heben

Durch diese Dehnung werden die Muskeln im vorderen und hinteren Halsbereich gelockert und die Beweglichkeit erhöht. Wenn Sie den Kopf nach vorne beugen, werden auch die oberen Muskeln Ihrer Schultern angesprochen. Wenn Sie ihn nach hinten beugen, dehnen Sie Ihre obere Brustmuskulatur, was dringend notwendig ist, wenn Sie über einen Computer gebeugt sitzen oder zu einer krummen Haltung neigen.

- Setzen Sie sich bequem auf einen Stuhl, stellen Sie Ihre Füße flach auf den Boden und halten Sie Ihren Hals in einer neutralen Position mit gerader Wirbelsäule. Achten Sie darauf, dass Ihr Kopf nicht nach vorne oder hinten geschoben ist.
- Richten Sie die Wirbelsäule auf und senken Sie den Kopf langsam nach vorn, wobei das Kinn dicht an der Brust liegt. Halten Sie die Position für 10 Sekunden.
- Heben Sie langsam den Kopf und neigen Sie ihn zurück. Ihr Blick geht zur Decke. Halten Sie diese Position für 10 Sekunden.
- Kehren Sie in Ihre Ausgangsposition zurück. Wiederholen Sie dies 5-mal.

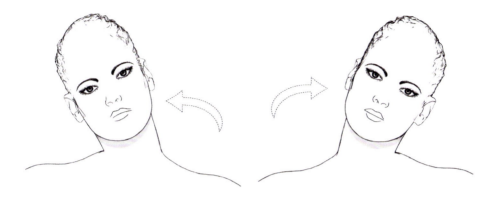

Kopf zur Seite neigen

Mit dieser Übung werden die Halsseiten gedehnt. Das Ziel ist es, die Halsmuskeln zu stärken und zu lockern. Wenn die Muskeln richtig gedehnt werden, halten sie Ihren Hals aufrecht und entspannt.

- Sitzen Sie mit geradem Rücken und den Füßen auf dem Boden und neigen Sie den Kopf langsam nach rechts. Versuchen Sie, Ihr Ohr so nah wie möglich an Ihre Schulter zu bringen. Achten Sie darauf, dass Sie die Schultern nicht hochziehen und die Bewegung nicht erzwingen. Halten Sie die Position 10 Sekunden lang.
- Bringen Sie Ihren Kopf in eine neutrale Position. Neigen Sie den Kopf nach links auf die andere Seite. 10 Sekunden halten. Wiederholen Sie diese Dehnung 5-mal.

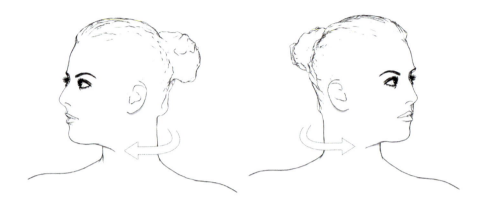

Kopfdrehung

Das Drehen des Kopfes lindert Nackenschmerzen und verbessert den Bewegungsspielraum.

- Mit gerader Wirbelsäule und aufrechtem Kopf drehen Sie den Kopf nach rechts, das Kinn bleibt dabei hoch. Halten Sie die Schultern entspannt. Halten Sie die Position für 10 Sekunden.
- Bringen Sie den Kopf wieder in die Mitte und drehen Sie ihn dann nach links. Halten Sie die Position für 10 Sekunden.
- Zurück in die Mitte.
- Wiederholen Sie dies 5-mal.

Strategie 4: Bewegung 117

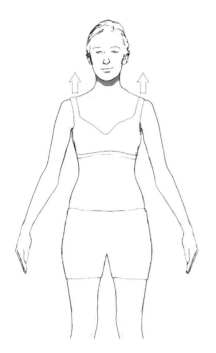 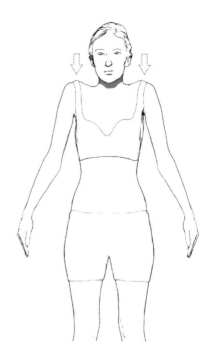

Schulterheben

Das Schulterheben stärkt Ihre Schulter-, Nacken- und die obere Rückenmuskulatur. Die Kräftigung dieser Muskeln stabilisiert Ihren Hals und oberen Rücken und verringert die Belastung Ihres Halses. Die Übung ist eine großartige Dehnung zur Verbesserung der Körperhaltung.

- Setzen Sie sich auf die Kante Ihres Stuhls oder stehen Sie mit leicht gebeugten Knien. Heben Sie den Brustkorb und ziehen Sie beide Schultern zu den Ohren hoch. Halten Sie für 5 Sekunden.
- Entspannen Sie sich, indem Sie die Schultern nach unten sinken lassen.
- Wiederholen Sie dies 15-mal.

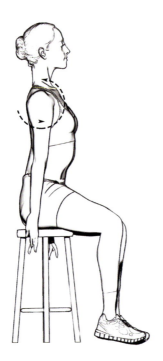 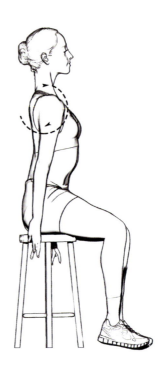

Schultern kreisen

Diese Dehnung löst Verspannungen in den Hals-, Schulter- und oberen Rückenmuskeln. Das Kreisen der Schultern trägt zu einer besseren Körperhaltung bei, da die Bewegung den Körper in eine korrekte Position bringt.
- Setzen Sie sich auf die Stuhlkante, mit geradem Rücken und dem Kopf mittig über den Schultern.
- Bewegen Sie die rechte Schulter nach hinten und oben in Richtung Kinn. Rollen Sie dann nach vorne und unten. Rollen Sie die Schulter 5-mal.
- Wiederholen Sie dies mit der linken Schulter. Rollen Sie die Schulter 5-mal.
- Wechseln Sie in die entgegengesetzte Richtung: Bewegen Sie die rechte Schulter nach vorne und oben in Richtung Kinn. Rollen Sie die Schulter zurück und nach unten. Wiederholen Sie dies 5-mal.
- Wiederholen Sie dies auf der linken Seite 5-mal.

Strategie 4: Bewegung

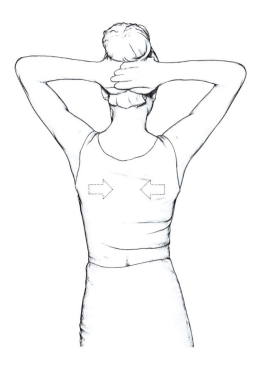

Dehnung des Brustkorbs

Diese Übung kann im Sitzen oder Stehen durchgeführt werden. Sie wirkt einer buckeligen Körperhaltung entgegen. Durch die Dehnung der Oberkörpermuskulatur werden Schmerzen und Verspannungen in der Brust und im oberen Rücken gelindert.

- Legen Sie die Hände auf den Hinterkopf, wobei die Ellbogen zur Seite zeigen.
- Legen Sie den Kopf in die Hände zurück und öffnen Sie den Brustkorb.
- Drücken Sie die Schulterblätter zusammen und halten Sie die Position für 20 Sekunden.
- Entspannen Sie sich.
- Wiederholen Sie dies 3- bis 5-mal.

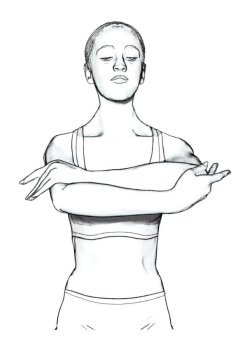

Dehnung des Brustkorbs mit gekreuzten Armen

Diese Dehnung kann im Sitzen oder Stehen durchgeführt werden. Sie fördert die Flexibilität des Oberkörpers, da sie die Schultern und den oberen Rücken anspricht.

- Heben Sie den rechten Arm mit der Handfläche nach unten vor sich auf Schulterhöhe.
- Beugen Sie den Arm am Ellenbogen, der Unterarm ist parallel zum Boden ausgerichtet.
- Nehmen Sie den rechten Ellbogen in die linke Hand und ziehen Sie ihn sanft über Ihre Brust.
- Sie werden eine Dehnung im Oberarm und in der Schulter auf der rechten Seite spüren.
- 20 Sekunden lang halten, dann beide Arme entspannen.
- Wiederholen Sie dies auf der linken Seite
- Wiederholen Sie dies 3-mal auf jeder Seite.

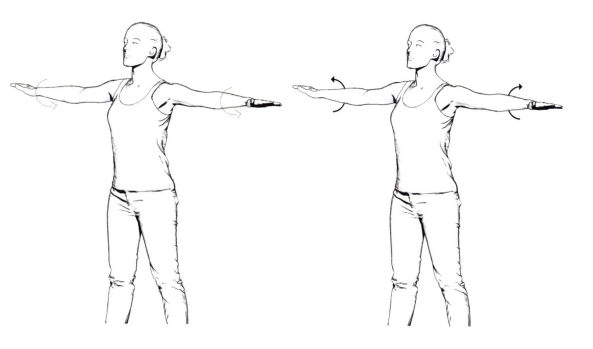

Arme kreisen

Sie können diese Bewegung im Sitzen oder Stehen ausführen. Das Kreisen der Arme wärmt Schultern, Arme, Brust- und Rückenmuskeln auf, was besonders hilfreich ist, wenn Sie zu lange in einer Position gesessen haben. Diese Bewegung lindert Schulterschmerzen.

- Stellen Sie sich gerade hin, die Füße sind schulterbreit auseinander. Heben Sie die Arme seitlich parallel zum Boden an, ohne die Ellbogen zu beugen. Die Handflächen sollten nach unten zeigen.
- Lassen Sie Ihre Arme langsam nach vorne kreisen, die Kreise sollten einen Durchmesser von etwa 10 Zentimeter haben. Machen Sie dies 1 Minute lang. Lassen Sie die Arme sinken und entspannen Sie sich.
- Wiederholen Sie die Übung in die entgegengesetzte Richtung, also nach hinten kreisen. Machen Sie dies 1 Minute lang.

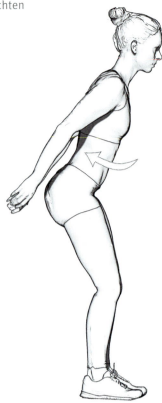

Rückwärts Rudern

Diese Übung trainiert die Rückenmuskeln und die Körpermitte. Wenn Sie sie anspruchsvoller gestalten möchten, können Sie in jeder Hand ein Gewicht halten.

- Stellen Sie sich mit den Armen seitlich zum Körper hin, die Handflächen zeigen nach hinten. Spannen Sie Ihre Bauchmuskeln an und gehen Sie leicht in die Hocke.
- Halten Sie den Rumpf angespannt und die Arme gerade. Drücken Sie die Arme langsam hinter die Hüfte und halten Sie sie 5 Sekunden lang dort.
- Kehren Sie mit einer kontrollierten Bewegung in die Ausgangsposition zurück. Vermeiden Sie es, die Arme zu schwingen oder die Ellbogen zu beugen.
- Wiederholen Sie dies 12- bis 15-mal.

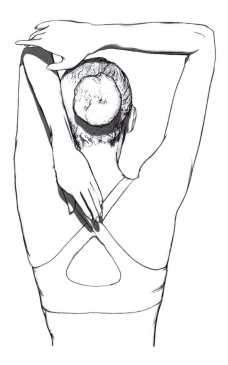

Schulterdehnung über Kopf

Diese Dehnung des Trizeps bringt Ihren Körper in die richtige Haltung. Sie stärkt die Schultern, den Nacken und den oberen Rücken.

- Stellen Sie sich hin. Die Schultern ziehen nach hinten, die Brust ist geöffnet und die Füße stehen schulterbreit auseinander.
- Heben Sie den rechten Arm über den Kopf, beugen Sie den Ellbogen und legen Sie die Hand hinter den Nacken.
- Greifen Sie mit der anderen Hand Ihren Ellbogen. Ziehen Sie ihn sanft hinter Ihren Kopf.
- Um die Dehnung zu verstärken, versuchen Sie, mit der hinter dem Kopf liegenden Hand zwischen den Schulterblättern und entlang der Wirbelsäule nach unten zu greifen. Erzwingen Sie die Dehnung nicht.
- Halten Sie die Dehnung für 10 Sekunden.
- Wiederholen Sie die Dehnung auf der anderen Seite.

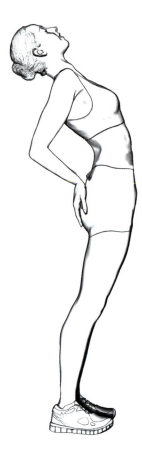

Stehende Rückbeuge

Diese Dehnung fördert die Flexibilität der unteren Wirbelsäule. Sie wirkt gerundeten, hängenden Schultern entgegen und dehnt Nacken, Schultern, Rücken und Rumpfmuskulatur. Die Rückbeuge öffnet die Vorderseite des Körpers, was dem Herz-Kreislauf-, Verdauungs- und Atmungssystem zugutekommt, die bei Vorwärtsneigung zusammengedrückt werden.

- Stellen Sie sich mit leicht auseinanderstehenden Füßen hin. Legen Sie die Hände auf den unteren Rücken, die Finger liegen auf dem Gesäß und zeigen nach unten.
- Ziehen Sie die Kniescheiben hoch und spannen Sie die Oberschenkel und das Gesäß an.
- Drücken Sie die Hüfte nach vorne und wölben Sie den Oberkörper langsam nach hinten, indem Sie die Schultern zurückrollen und die untere Wirbelsäule so weit wie möglich biegen. Ziehen Sie die Arme nach unten. Halten Sie Beine und Gesäß angespannt.
- Wenn Ihr Gleichgewicht gut ist, können Sie den Kopf nach hinten fallen lassen.
- 15 bis 20 Sekunden lang halten.
- Atmen Sie ein, heben Sie den Oberkörper, dann den Kopf und den Nacken, um in die Ausgangsposition zurückzukehren.
- Wiederholen Sie die Dehnung 3-mal.

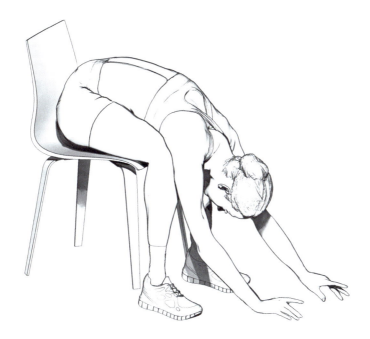

Sitzende Vorwärtsbeuge

Diese Dehnung eignet sich hervorragend, wenn Sie stundenlang vor einem Computerbildschirm gesessen haben. Sie reduziert Verspannungen im Nacken, in den Schultern, im unteren Rücken und in den Hüften. Ein zusätzlicher Vorteil: Diese Dehnung senkt den Blutdruck.

- Setzen Sie sich auf einen Stuhl, die Knie zusammen und die Füße flach auf den Boden.
- Atmen Sie tief ein. Beim Ausatmen runden Sie die Schultern und beugen sich Wirbel für Wirbel nach vorn.
- Lassen Sie den Kopf ganz sinken und die Arme fallen, die Hände berühren die Füße oder den Boden davor. Halten Sie die Position für 30 bis 60 Sekunden, bevor Sie in die Ausgangsposition zurückkehren.

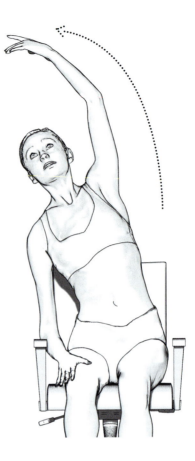

Seitliche Rumpfstreckung im Sitzen

Diese Dehnung entspannt die Muskeln an den Körperseiten und der Wirbelsäule, wodurch Rücken- und Schulterschmerzen gelindert werden. Wenn Sie den Arm über den Kopf heben, werden die Muskeln der Schultern und des unteren Rückens gedehnt.

- Setzen Sie sich auf einen Stuhl und stellen Sie Ihre Füße flach auf den Boden.
- Heben Sie den linken Arm über den Kopf und stützen Sie sich mit der rechten Hand auf dem Oberschenkel ab.
- Beugen Sie sich langsam nach rechts, bis Sie eine Dehnung auf der linken Seite Ihres Oberkörpers spüren.
- Halten Sie die Dehnung für 15 bis 20 Sekunden. Kehren Sie langsam in die Mitte zurück. Wiederholen Sie die Dehnung mit angehobenem rechtem Arm und lehnen Sie sich nach links.
- Wechseln Sie die Seiten und wiederholen Sie die Dehnung bis zu 3- bis 5-mal.

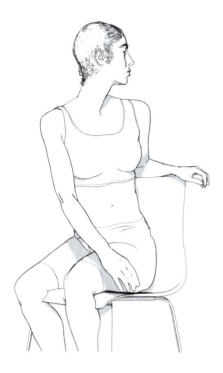

Sitzende Drehung

Diese Yogastellung erhöht die Flexibilität der Wirbelsäule. Zwar empfehle ich prinzipiell, die Wirbelsäule nicht zu verdrehen, aber diese Position ist statisch und Sie stützen Ihre Wirbelsäule mit den Händen. Sie ist entspannend und belebend zugleich. Die Drehung fördert auch die Verdauung.

- Setzen Sie sich hin, die Füße stehen auf dem Boden, die Knie sind um 90 Grad gebeugt. Bewegen Sie sich auf Ihrem Stuhl ein wenig nach vorne, aber nicht so weit, dass Sie das Gefühl haben, instabil zu werden oder dass der Stuhl könnte nach vorne kippen könnte.
- Setzen Sie sich beim Einatmen aufrecht hin, strecken Sie die Wirbelsäule und heben Sie die Arme über den Kopf.
- Drehen Sie sich beim Ausatmen sanft nach rechts. Legen Sie Ihre linke Hand auf die Außenseite Ihres rechten Knies und Ihre rechte Hand auf die Stuhllehne hinter Ihnen. Benutzen Sie Ihre rechte Hand nicht, um Sie in eine tiefere Drehung zu drücken. Verdrehen Sie Ihre Wirbelsäule nicht per Armkraft.
- Bleiben Sie in der Drehung, atmen Sie ein und drehen Sie sich beim Ausatmen noch ein wenig weiter.
- Atmen Sie 3- bis 5-mal durch, bevor Sie die Drehung lösen und auf der anderen Seite wiederholen.
- Drehen Sie sich mindestens zweimal zu jeder Seite.

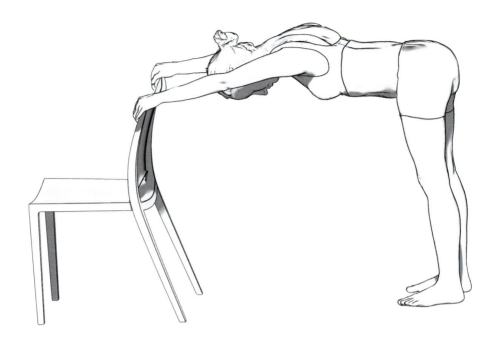

Modifizierter herabschauender Hund

Diese Yogahaltung dehnt den oberen und unteren Rücken und die Brust. Durch die Dehnung der Kniesehnen wird der Bewegungsradius der Hüfte vergrößert und Rückenschmerzen werden gelindert.

- Stellen Sie sich einen halben bis ganzen Meter hinter einen stabilen Stuhl, wobei Ihre Füße etwa 45 Zentimeter auseinander stehen.
- Heben Sie die Hände über den Kopf. Beugen Sie sich mit geradem Rücken langsam nach vorne, bis Ihre Hände auf der Stuhllehne liegen. Halten Sie Ihren Kopf in einer Linie mit Ihrer Wirbelsäule. Lassen Sie ihn nicht fallen.
- Halten Sie die Position für 20 bis 30 Sekunden oder so lange, wie die Dehnung für Sie angenehm ist.

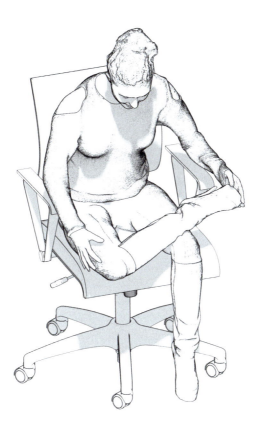

Taube im Sitzen

Diese Pose wirkt Wunder bei verspannten Hüften. Sie öffnet die Hüften und vergrößert so ihren Bewegungsradius. Die erhöhte Flexibilität lindert Schmerzen im unteren Rücken. Dies ist eine bevorzugte Dehnung bei Ischiasbeschwerden. Führen Sie diese Dehnung nicht aus, wenn Sie eine Hüftprothese haben, es besteht das Risiko einer Ausrenkung.

- Setzen Sie sich auf die vordere Kante eines Stuhls, ohne sich anzulehnen, die Füße stehen schulterbreit auseinander.
- Legen Sie Ihren rechten Knöchel auf Ihr linkes Knie oder Ihren linken Oberschenkel. Wenn Sie dabei Schmerzen haben, können Sie das linke Bein mit der Ferse auf dem Boden ausstrecken und den rechten Knöchel weiter unten auf das linke Bein legen.
- Drücken Sie Ihr rechtes Knie sanft nach unten. Wenn Sie beim aufrechten Sitzen eine tiefe Dehnung spüren, atmen Sie in diese Dehnung hinein.
- Für eine tiefere Dehnung beugen Sie sich aus der Hüfte nach vorne, wobei Sie Ihre Wirbelsäule so weit wie möglich strecken.
- Bleiben Sie in dieser Position für 7 bis 10 tiefe Atemzüge.
- Wiederholen Sie den Vorgang mit dem linken Bein auf dem rechten Knie. Eine Seite wird wahrscheinlich enger sein als die andere. Halten Sie die Dehnung auf dieser Seite länger.

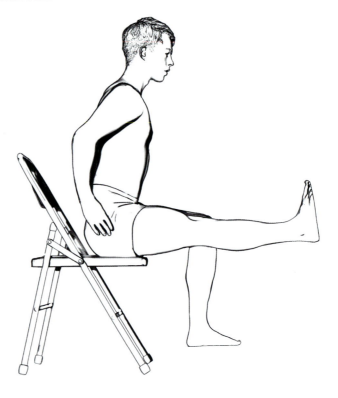

Beinheben im Sitzen

Auch wenn es den Anschein hat, dass diese Bewegung die Bauchmuskeln trainiert, werden in Wirklichkeit die Hüftbeuger angesprochen. Die Übung hilft, das Becken zu stabilisieren und die Beweglichkeit der Hüfte aufrechtzuerhalten. Beginnen Sie damit, jeweils ein Bein anzuheben, und steigern Sie sich bis zum Anheben beider Beine.

- Heben Sie im Sitzen einen oder beide Füße vom Boden ab, bis sich Ihre Beine gerade vor Ihnen ausgestreckt befinden.
- Senken Sie die Beine ab, ohne dass die Füße den Boden berühren. Wiederholen Sie den Vorgang 15-mal. Wenn Sie jeweils nur ein Bein anheben, wechseln Sie die Seiten ab.

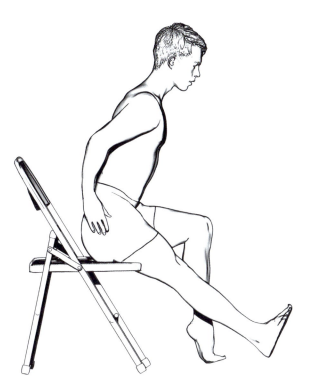

Dehnung der Kniesehnen im Sitzen

Wenn Sie viel sitzen, verspannen sich Ihre Kniesehnen. Dadurch wird die Beweglichkeit Ihres Beckens beeinträchtigt. Es kippt nach hinten, wodurch Ihr unterer Rücken stärker belastet wird. Die daraus resultierende gekippte Stellung des Beckens führt zu einer Abflachung der natürlichen Wölbung des unteren Rückens. Diese Dehnung hilft, diese Fehlhaltung zu vermeiden oder zu korrigieren.

- Setzen Sie sich auf einen Stuhl und strecken Sie das rechte Bein aus, wobei die Ferse auf dem Boden steht.
- Lehnen Sie sich mit geradem Rücken nach vorne und spüren Sie die Dehnung in der rechten Kniesehne.
- Halten Sie die Dehnung 20 bis 30 Sekunden lang und wiederholen Sie sie dann mit dem linken Bein.
- Wiederholen Sie dies 4-mal für jedes Bein.

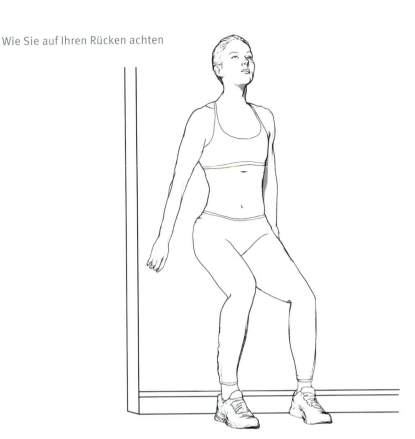

Wandsitz

Dies ist eine der besten Übungen überhaupt. Nur wenige Übungen trainieren so viele Muskeln. Das Wandsitzen trainiert die Gesäßmuskeln, die vordere und hintere Oberschenkelmuskulatur und stärkt den gesamten Körper. Diese Übung verbessert die Ausdauer, das Gleichgewicht und die Beweglichkeit.

- Stellen Sie sich mit dem Rücken an eine Wand.
- Beugen Sie die Knie und rutschen Sie mit dem Rücken an der Wand nach unten, bis Ihre Oberschenkel parallel zum Boden ausgerichtet sind.
- Halten Sie die Position mindestens 30 bis 60 Sekunden lang. Versuchen Sie, so lange wie möglich so zu bleiben, und steigern Sie die Dauer allmählich. Ihre Beine werden anfangen zu zittern.
- Bleiben Sie mit dem Rücken an der Wand, strecken Sie die Knie langsam durch und richten Sie sich sanft auf.

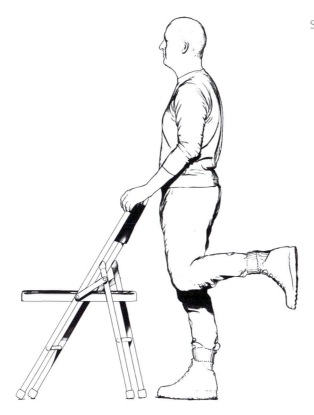

Stehender Beinbeuger

Wenn der Körper altert, können Beinbeuger im Stehen Rückenschmerzen vorbeugen. Sie verbessern die Stärke und Flexibilität der hinteren Oberschenkelmuskulatur. Die Übung schult auch das Gleichgewicht, was mit zunehmendem Alter wichtig ist.

- Stützen Sie sich mit den Händen auf die Rückenlehne eines Stuhls, die Füße stehen schulterbreit auseinander.
- Beugen Sie Ihr linkes Knie in einem 90-Grad-Winkel und heben Sie langsam Ihr linkes Bein mit gebeugtem Fuß nach hinten an. Zielen Sie mit der Ferse auf die Oberseite des linken Oberschenkels.
- Senken Sie den Fuß wieder ab und wiederholen Sie die Beugung mit dem rechten Bein.
- Wiederholen Sie dies 10- bis 20-mal mit jedem Bein.

Als Wirbelsäulenchirurg gehöre ich zur Risikogruppe

Als Autor unserer Studie über den Smartphone-Nacken freue ich mich, dass wir der Welt geholfen haben, den Kopf zu heben, aber als Chirurg riskiere ich, selbst einen Smartphone-Nacken zu bekommen. Die berufsbedingt nach vorne gerichtete Kopfhaltung verursacht bei Chirurgen häufig Probleme. Wir müssen Operationen mit den Händen durchführen, ohne die Arme zu heben, und gleichzeitig ganz genau hinsehen, was wir tun. Wir sind häufig stundenlang auf den Beinen, den Kopf nach vorne gebeugt oder mit vorgeschobenem Kinn. Chirurgen müssen besonders auf die Gesundheit ihrer Wirbelsäule achten.

Ich bereite mich auf Operationen vor, indem ich in der Nacht davor gut schlafe. Ich beginne meinen Tag mit einer langen, heißen Dusche. Ich mache Dehnübungen für Nacken, Schultern, Arme und Beine. Ich möchte nicht, dass mich Verspannungen während der Operation ablenken. Das Dehnen meiner hinteren Oberschenkelmuskeln vor der Operation hilft mir dabei, mich wohlzufühlen, während ich operiere. Isometrische Übungen oder ein paar Liegestütze, Sit-ups und Ausfallschritte sind meine bevorzugten Übungen zur Stärkung. Ich versuche, vor, während und nach der Operation ausreichend Flüssigkeit zu mir zu nehmen.

Der Schutz meines Nackens ist bei der Durchführung von Operationen von entscheidender Bedeutung. Die neueste Ausstattung der Operationssäle trägt diesem Umstand Rechnung. Heutzutage können Operationstische gedreht werden, wodurch die Chirurgen weniger stark nach unten schauen müssen und die Neigung von Kopf und Nacken verringert wird. Chirurgische Teleskope werden jetzt so gebaut, dass die Chirurgen nicht mehr nach unten schauen müssen und riskieren, sich den Nacken zu verspannen.

Ich selbst nutze das Programm »Watch Your Back«, um fit, flexibel, ruhig und stark zu bleiben. Ich praktiziere, was ich predige:

- Ich genieße die Bauchatmung und mache meine »Zähl-bis-fünf«-Bauchatmung hundertmal am Tag.
- Ich dehne regelmäßig meinen Nacken, den Rücken, die hintere Oberschenkelmuskulatur, den Quadrizeps, die Achillessehnen sowie beide Schultern.
- Ich nutze Dehnübungen, um meinen Brustkorb weit zu öffnen. Die Haltungs- und Kniesehnendehnungen halten mich für die Operation fit.
- Als Krafttraining mache ich 10 Liegestütze, ein paar Minuten Planks, 10 Sit-ups, 25 Kniebeugen und 10 Ausfallschritte. Ich finde tiefe Kniebeugen besonders effektiv.
- Mein Ausdauertraining besteht in Laufen auf der Stelle: 30-Sekunden mit hohen Knien (Knie zur Brust heben), 30-Sekunden normal (gleichmäßige Schritte) und 30-Sekunden Po-Kicks (Füße Richtung Gesäß). Das mache ich mehrmals.
- Zum Schluss mache ich noch ein oder zwei geführte Meditationen aus »Lift: Meditations to Boost Back Health« (s. S. 234)

Meine Sportroutine gibt mir die notwendige Ausdauer, Energie und Entspannung, um komplizierte Operationen durchführen zu können, ohne Muskelverspannungen und Erschöpfung zu erfahren.

Wasser marsch

Aktivitäten wie Schwimmen und Wassergymnastik sind ideal, um Rückenschmerzen zu lindern, weil sie die Wirbelsäule und den Rumpf stabilisieren. Starke Rücken-, Bauch- und Hüftmuskeln sind der Schlüssel zu einer gesunden Wirbelsäule. Da Wasserübungen wenig belastend sind, eignen sie sich besonders gut für ältere Menschen. Durch den Auftrieb im Wasser werden Ihre Gelenke entlastet und Sie können Ihre Muskeln auf sichere Weise stärken und trainieren. Das Wasser bietet ohne Stoßwirkung einen festen Widerstand. Übungen im Wasser sind ein effizienter Weg, um die Muskeln zu kräftigen und zu stärken. Der Widerstand im Wasser kann zwölfmal so groß wie an der Luft sein, sodass die Muskeln härter arbeiten müssen. Verbuchen Sie jeden Ausflug ins Schwimmbad als Extrapunkt.

Bahnenschwimmen ist ein wunderbares Ganzkörpertraining. Beim Kraulen, Brustschwimmen, Seitenschwimmen und Rückenschwimmen werden alle wichtigen Muskelgruppen des Körpers beansprucht. Wenn Ihnen das Schwimmen nicht zusagt, empfehle ich Ihnen, einfache Wassergymnastikübungen auszuprobieren, um Ihre Körpermitte zu stärken und beweglicher zu werden. Die folgenden sechs Wasserübungen (S. 136–141) sind ein großartiges Konditionstraining.

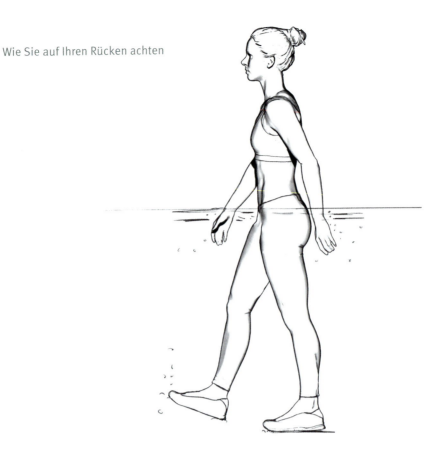

Aquajogging

Der Widerstand des Wassers lässt die Muskeln stärker arbeiten und kräftigt sie dadurch. Aquajogging ist wie Power Walking (schnelles Gehen) ohne Belastung für Knie, Hüfte und Rücken. Ich war fasziniert von einer Studie mit Menschen mit Spinalkanalstenose, die zeigte, dass sich ihr Gleichgewicht und ihre Muskelfunktion nach zwölf Wochen Aquajogging verbesserten.

- Stehen Sie im hüft- oder brusthohen Wasser und verteilen Sie Ihr Gewicht gleichmäßig auf beide Füße. Gehen Sie 10 bis 20 Schritte vorwärts. Denken Sie daran, Ihre Bauchmuskeln anzuspannen und Ihren Rücken gerade zu halten.
- Joggen Sie 30 Sekunden lang sanft auf der Stelle.
- Gehen Sie dann 10 bis 20 Schritte rückwärts.
- Laufen Sie bis zu 5 Minuten lang hin und her.
- Um die Intensität der Übung zu erhöhen und sie anspruchsvoller zu machen, bewegen Sie sich einfach schneller.

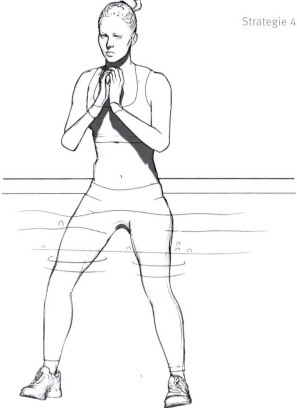

Seitwärtsgehen

Beim Seitwärtsgehen werden andere Muskeln beansprucht als beim Geradeausgehen. Die seitliche Bewegung stärkt wenig beanspruchte Muskeln, insbesondere die Hüftabduktoren und Außenrotatoren. Indem Sie diese Muskeln stärken, verbessern Sie das muskuläre Gleichgewicht in Ihren Hüften, was sich positiv auf Ihren unteren Rücken auswirkt.

- Stellen Sie sich mit dem Gesicht zum Beckenrand. Beugen Sie die Knie leicht. Machen Sie Schritte zur Seite, wobei Ihr Körper und Ihre Füße zur Beckenwand zeigen.
- Gehen Sie 10 bis 20 Schritte in eine Richtung und 10 bis 20 Schritte in die andere.
- Wiederholen Sie den Vorgang zweimal in jede Richtung.
- Um die Intensität zu erhöhen, machen Sie größere Schritte zur Seite oder bewegen sich schneller.

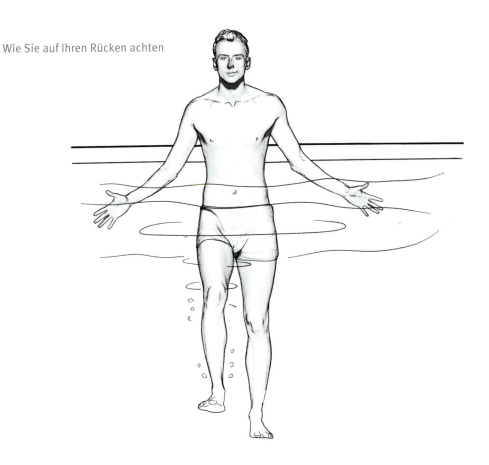

Einbeinstand

Das Gleichgewicht ist ein wichtiger Faktor für einen gesunden Rücken. Der Einbeinstand im Wasser trainiert die gesamte untere Körperhälfte – die Oberschenkelaußenseite, die Oberschenkelvorderseite, die Leiste, die Gesäßmuskeln, die Hüftbeuger, die Kniesehnen und die Waden. Sie wirkt Wunder bei Schmerzen im unteren Rücken. Diese Gleichgewichtsübung ist besonders gut für Senioren geeignet.

- Verlagern Sie Ihr ganzes Gewicht auf ein Bein und heben Sie das andere Bein 6 bis 12 Zentimeter an.
- Halten Sie die Hände unter Wasser, die Handflächen zeigen nach oben, die Ellenbogen sind leicht gebeugt. Wenn Sie sich unsicher fühlen, stellen Sie sich so hin, dass Sie sich am Beckenrand festhalten können.
- Halten Sie die Position so lange, wie Sie es bequem können. Wiederholen Sie dies 4- oder 5-mal.
- Führen Sie dann die gleiche Übung auf der anderen Seite durch.
- Wenn Sie eine größere Herausforderung suchen, versuchen Sie, Ihre Augen bei der Übung zu schließen.

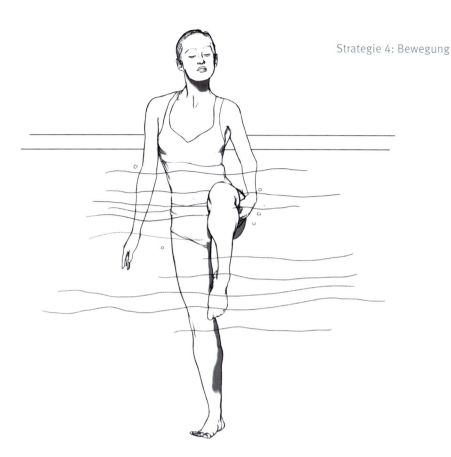

Knie zur Brust

Diese Übung stärkt die Muskeln in den Beinen, der Hüfte und dem unteren Rücken. Sie stellt die Flexibilität des unteren Rückens wieder her, erhöht die Beweglichkeit der Gelenke und verringert durch Spinalkanalstenose bedingte Steifheit.

- Stellen Sie sich mit dem linken Bein an die Beckenwand und stützen Sie sich mit der linken Hand am Beckenrand ab, um bei Bedarf das Gleichgewicht zu halten.
- Verlagern Sie Ihr Gewicht auf das linke Bein und halten Sie das linke Knie locker.
- Heben Sie langsam das rechte Bein mit gebeugtem Knie an, so weit an, wie Sie es bequem können. Sie können Ihr rechtes Bein stützen, indem Sie es mit der rechten Hand in der Kniekehle halten. Ihr Ziel ist es, das Knie zur Brust zu bringen. Wiederholen Sie die Übung 5-mal.
- Wechseln Sie die Seite, indem Sie das rechte Bein an die Wand stellen und das linke Knie zur Brust beugen. Machen Sie 5 Wiederholungen.

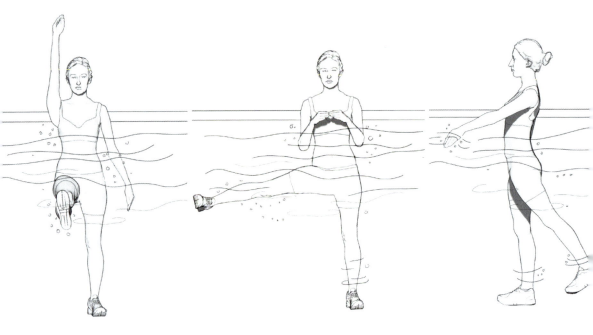

Bein heben

Dies ist eine Übung, um den Bewegungsumfang zu trainieren. Wenn Sie Ihr Bein nach vorne heben, stärken Sie Ihre Hüften. Die Bewegung zur Seite trainiert die Abduktoren, die äußeren Hüftmuskeln, und erhöht die Stabilität und Kraft. Wenn Sie das Bein nach hinten anheben, stabilisieren Sie Ihren Rücken.

- Stellen Sie sich mit der linken Körperseite an die Beckenwand.
- Bewegen Sie sich langsam. Heben Sie Ihr rechtes Bein gestreckt nach vorne, als würden Sie einen Fußtritt ausführen. Halten Sie den Rücken gerade. Beugen Sie sich nicht in der Taille. Führen Sie das rechte Bein wieder in die Ausgangsposition zurück.
- Heben Sie dann Ihr rechtes Bein zur Seite. Bleiben Sie aufrecht. Lehnen Sie sich nicht in Richtung des gehobenen Beins oder von ihm weg. Bringen Sie das Bein in die Ausgangsposition zurück.
- Heben Sie schließlich Ihr rechtes Bein gerade hinter sich, ohne den Rücken zu krümmen. Wenn Sie Ihren Rücken bei keiner der drei Bewegungen aufrecht halten können, heben Sie Ihr Bein zu hoch.
- Wiederholen Sie die Sequenz mit dem linken Bein.
- Wiederholen Sie die Übung 10-mal auf jedem Bein und steigern Sie die Anzahl auf 3 Sätze.

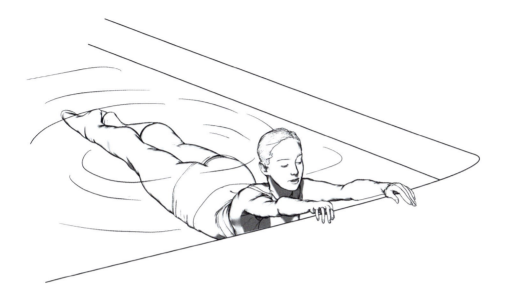

Superman

Das Fliegen wie Superman, während Sie im Wasser schweben, stärkt die Musculi erector spinae, eine Gruppe von Muskeln und Sehnen, die rechts und links der Wirbelsäule vom Kreuzbein zum Schädel verlaufen. Wie ihr Name schon sagt, halten sie die Wirbelsäule aufrecht. Die Übung »Superman« hilft Ihnen, Ihre Haltung zu verbessern.

- Stellen Sie sich mit dem Gesicht zur Beckenwand und legen Sie die Hände auf den Beckenrand.
- Strecken Sie Ihren Körper mit geraden Beinen langsam nach hinten. Es soll so aussehen, als würde Superman fliegen. Achten Sie darauf, dass Sie Ihren Rücken nicht überstrecken.
- Halten Sie diese Position 5 Sekunden lang und senken Sie dann die Beine wieder ab.
- Wiederholen Sie dies 5- bis 10-mal.

Jetzt haben Sie das Know-how, um Ihre Rückenschmerzen und Ihren Stress zu reduzieren, indem Sie Ihre tägliche Aktivität steigern und Ihre Muskeln sanft dehnen. Wenn Sie die körperlichen und emotionalen Verbesserungen erleben, die sich aus der Aktivität ergeben, werden Sie sich immer mehr nach Bewegung sehnen. Ich habe diese Veränderung bei meinen Patient*innen so oft erlebt. Es kann befreiend sein, einen Weg einzuschlagen, der von schädlichen Gewohnheiten und Verhaltensweisen zu einer Lebensweise führt, die umfassende Heilung fördert. Wenn Sie die Strategien meines Programms in Ihr Leben integrieren, werden Sie genau das tun.

Strategie 5:
Stark und geschmeidig

Eine starke und bewegliche Wirbelsäule ist das beste Mittel gegen Nacken- und Rückenbeschwerden. Mit diesen Workouts sind Sie auf dem richtigen Weg.

Gezielte Bewegung ist ein wichtiger Bestandteil von »Watch Your Back«. Zusätzlich zu den zwanzig Dehnübungen aus dem vorigen Kapitel habe ich zwei Workouts zusammengestellt, die Sie dabei unterstützen, Ihre Wirbelsäule zu stärken, sie flexibler zu machen und Rückenschmerzen zu verringern oder zu verhindern. Diese Übungen haben einen zusätzlichen Nutzen. Sie stärken Ihre Körpermitte, was für einen gesunden Rücken unerlässlich ist.

Ich habe die beiden Workouts, die jeweils aus sechs Übungen bestehen, so konzipiert, dass sie sich leicht in den Alltag integrieren lassen. Jedes Workout dauert nicht länger als zehn Minuten. Ganz gleich, wie viel Sie zu tun haben, zehn Minuten Zeit für Ihr Training können Sie finden. Workout 2 ist etwas anspruchsvoller als Workout 1, aber Sie können beide problemlos abwechselnd durchführen. Wenn Sie eines der Workouts langweilt, wechseln Sie zum anderen.

Ich empfehle, die Wiederholungen schrittweise zu steigern und so das Training mit zunehmender Kraft zu intensivieren. Sie werden feststellen, dass Sie umso mehr schaffen, je mehr Sie trainieren. Bei der Bewegung, beim Training und im Leben gibt es immer Raum für Verbesserungen. Wenn Ihre Wirbelsäule gesünder wird, werden sich auch Ihre Rückenschmerzen auflösen. Machen Sie diese einfachen Übungen zu einem Teil Ihrer täglichen Routine und Sie werden besser aussehen und sich besser fühlen. Irgendwann werden Sie sich kaum noch an ein Leben ohne Bewegung erinnern. Wenn Sie die Ergebnisse Ihrer Bemühungen erleben, sind Sie auf dem besten Weg, Bewegung zum Teil Ihres Lebens zu machen.

Den inneren Schweinehund überwinden

>> *Die achtundfünfzigjährige Karen kam zu mir und klagte über starke Rückenschmerzen, die ihr Leben nach ihrer Aussage negativ veränderten. Seit ihrem fünfzigsten Lebensjahr legte sie immer mehr an Gewicht zu. Sie war überzeugt, dass dies auf die hormonellen Veränderungen der Wechseljahre zurückzuführen war. Ihre normalen Klamotten passten ihr nicht mehr und Sie hatte sich damit abgefunden, Hosen mit elastischem Bund zu tragen. Es war nicht zu übersehen, dass sie unter der sogenannten zentralen Adipositas litt, die Gegenstand meiner Bauchfettstudie ist.*

Ich äußerte die Vermutung, dass ihr zunehmender Bauchumfang die Ursache für ihre Rückenprobleme war. Ich erklärte ihr meine Studie. Da sie in der Körpermitte an Gewicht zulegte, übte das übermäßige Bauchfett zusätzliche Kräfte auf ihre Lendenwirbelsäule aus. Dies belastete ihre Rückenmuskeln, die schwer arbeiten mussten, um ihre Wirbelsäule in der richtigen Position zu halten. Ich fragte sie, wie viel Bewegung und Sport sie mache.

Sie zog eine Grimasse und sagte: »Früher war ich sehr aktiv, ich habe Tennis gespielt, Step-Kurse besucht und bin gejoggt. Als ich anfing zuzunehmen, war es mir unangenehm, in Sportkurse oder ins Fitnessstudio zu gehen. Ich habe mich für meinen Körper geschämt und es fiel es mir schwerer als früher, Sport zu treiben. Ich war so schwerfällig und nicht in Form, und dann machten die Schmerzen das Sporttreiben unmöglich. Ich weiß, dass es nicht gut für mich ist, keinen Sport zu treiben, aber ich habe solche Angst, dass mein Rücken nur noch schlimmer wird, wenn ich es versuche.«

Ich erklärte ihr, wie wichtig es für sie sei, sich mehr zu bewegen. Ich erwartete nicht von ihr, im Fitnessstudio zu trainieren. Schon aufstehen, stehen oder sich jede Stunde ein paar Minuten lang bewegen wäre ein guter Anfang. Ich klärte sie auf, dass Herumgehen im Haus, Kochen, Putzen und Staubsaugen als Bewegung zählen. Um sie zu ermutigen, erzählte ich ihr von einer Studie, in der festgestellt worden war, dass der Stoffwechsel durch wenige Stunden häuslicher Tätigkeiten wie Kochen, Putzen, Treppensteigen und Wäschewaschen angekurbelt werden kann.

Sie begann, nach dem Mittag- und Abendessen kurze Spaziergänge in der Nachbarschaft zu machen. Das lief so gut, dass sie Gartenarbeit als Hobby anfing.

Fortsetzung s. S. 144 →

Sie wurde aktiver und wir sprachen auch über ihre Ernährung. Sie sagte, sie sei vorsichtig, gestand aber, dass sie eine Vorliebe für Süßes habe. Sie konnte zu Eis nicht Nein sagen und hatte die Angewohnheit, jeden Tag eine Handvoll kleiner Kekse zu essen. Ich schlug ihr vor, die Anzahl der Kekse pro Tag zu reduzieren und dann die Anzahl der Tage in der Woche, an denen sie ihrer Gewohnheit nachgab, zu verringern, bis die Kekse zu einem seltenen Genuss wurden. Eis aß sie zwar nicht jeden Tag, aber sie konnte ihren Konsum hier auf die gleiche Weise einschränken.

»Und das ist schon alles?«, fragte sie. Karen war von der Einfachheit des »Keks-Entzugs« überrascht. Sie war daran gewöhnt, durch Verzicht geprägte Diäten zu machen, bei denen sie ab- und nach Ende der Diät sofort wieder zunahm. Ich erklärte ihr, dass viele meiner Patient*innen dieses Entzugssystem nutzen, zum Beispiel, um nach und nach Bier, salzige Snacks oder Cola wegzulassen. Natürlich spielen auch Faktoren wie der individuelle Stoffwechsel und Bewegung eine große Rolle bei der Gewichtsveränderung. Karen war in Bezug auf Bewegung bereits auf dem richtigen Weg.

Um ihren Stoffwechsel anzukurbeln, ermutigte ich sie, viel Wasser zu trinken, täglich einen Salat zu essen und Eiweiß und komplexe Kohlenhydrate einfachen Kohlenhydraten vorzuziehen. Eine größere Vielfalt und Menge an Gemüse, das komplexe Kohlenhydrate enthält, würde dazu beitragen, die Entzündung, die ihre Schmerzen verursachte, zu verringern. Anstatt zu hungern, riet ich ihr, alle drei bis vier Stunden kleine Snacks zu sich zu nehmen, um den Hunger zu stillen.

Ich wies darauf hin, wie wichtig es ist, genügend und qualitativ guten Schlaf zu bekommen, da sich der Körper in dieser Zeit regeneriert und erholt. Ich empfahl ihr, tagsüber einen Mittagsschlaf zu halten und nachts mehr als sieben Stunden zu schlafen.

Karen begann, rund ein Kilo pro Monat abzunehmen. Nach einem Jahr war sie stolz auf eine Gewichtsabnahme von 11 Kilo, hatte sich einem Fitnessstudio angemeldet und hatte fast keine Rückenschmerzen mehr.

Es braucht kein eigenes Fitnessstudio

Ich empfehle Ihnen, Raum für Ihr Training zu reservieren. Ein fester Trainingsbereich macht es einfacher, konsequent zu sein. Wenn Sie sich nicht jeden Tag überlegen müssen, wo Sie trainieren wollen und der Raum aufgeräumt ist, können Sie sofort loslegen. So wird Bewegung zum Automatismus. Und Sie müssen sich keine Sorgen machen, dass Sie eine Lampe umstoßen oder sich das Bein an einem Stuhl anschlagen.

Die zwölf Übungen erfordern kein Springen, Hüpfen oder Geräte. Ich habe die Workouts so unkompliziert wie möglich gestaltet. Alles, was Sie brauchen, ist ein Platz von der Größe einer Yogamatte. Sie können am Fußende Ihres Bettes, in einem wenig genutzten Zimmer, einer Garage, einem Keller oder an einem anderen freien Ort trainieren. Achten Sie nur darauf, dass Sie genug Platz haben, um sich hinzulegen.

Suchen Sie sich einen Platz, an dem Sie ungestört sind. Sie sollten Ihr Training ohne Unterbrechungen durchführen können. Wenn es laut ist, können Sie Musik hören, notfalls mit Kopfhörern. Es ist wichtig, dass der Raum gut belüftet und hell ist. Ich empfehle Ihnen, Wasser in Reichweite zu haben. Es ist wichtig, dass Sie beim Training ausreichend Flüssigkeit zu sich nehmen.

Das ist alles, was Sie tun müssen, um für Ihren Erfolg bereit zu sein.

Die »Watch-Your-Back«-Workouts

Ich rate Ihnen, die Übungen der beiden Workouts (s. S. 146–159) nicht zu mischen. Führen Sie entweder das eine oder das andere Workout komplett durch, denn die Abfolge der Übungen ist so konzipiert, dass Sie den größtmöglichen Nutzen erzielen. Denken Sie daran, die Übungen langsam und kontrolliert auszuführen. Überanstrengen Sie sich nicht. Wenn Sie sich an irgendeinem Punkt unwohl fühlen, haben Sie Ihre Grenze erreicht oder überschritten. Wenn dies der Fall ist, sollten Sie einen Gang zurückschalten. Mit der Zeit werden sowohl Ihre Beweglichkeit als auch Ihre Kraft zunehmen. Die Anzahl der Wiederholungen, die Sie ausführen können, wird steigen. Anstatt sich vor dem Training zu scheuen, werden Sie es genießen, es zu einem Teil Ihres Lebens zu machen. Es wird eine kurze Auszeit vom Leben sein. Wenn Sie sich während des Trainings auf Ihren Körper konzentrieren, können Sie die Sorgen des Alltags hinter sich lassen. Die Ergebnisse, die Sie durch das Training erzielen, werden Sie nicht enttäuschen.

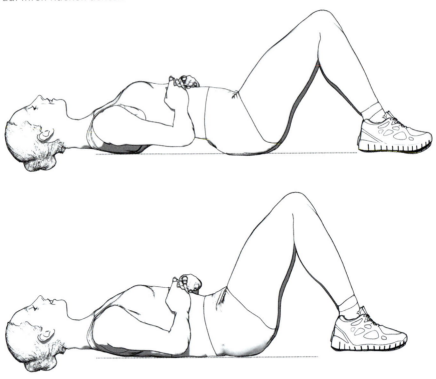

Becken kippen

Dies ist eine Stabilitätsübung, die die Rumpfspannung fördert. Wenn die Bauchmuskeln schwach sind, muss die Wirbelsäule härter arbeiten, um den Körper im Gleichgewicht zu halten. Wenn Ihre Rumpfmuskeln schwach sind, beeinträchtigt das Ihre Haltung. Die Übung »Becken kippen« dient der Stärkung der unteren Bauchmuskeln. Sie hilft, Schmerzen und Verspannungen im unteren Rücken zu lindern. Die Übung wird bei folgenden Wirbelsäulenerkrankungen empfohlen: degenerative Bandscheibenerkrankung der Lendenwirbelsäule, Spinalkanalstenose, Spondylose und Spondylolisthese der Lendenwirbelsäule, Ischialgie.

- Legen Sie sich auf den Rücken, beugen Sie beide Knie und stellen Sie die Füße flach auf den Boden. Die Arme können an den Seiten, auf dem Bauch oder hinter dem Kopf ruhen, je nachdem, was bequemer ist.
- Halten Sie die Schulterblätter auf dem Boden, spannen Sie die Bauchmuskeln an und drücken Sie den unteren Rücken auf den Boden.
- Halten Sie die Position 10 Sekunden lang, lassen Sie sie dann locker und atmen Sie ein paar Mal tief durch, um sich zu entspannen.
- Wiederholen Sie dies 10-mal.

WORKOUT 1

Strategie 5: Stark und geschmeidig

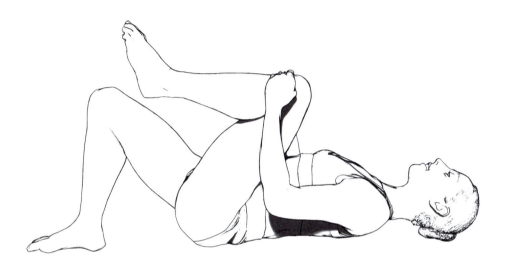

Umarmung

Diese Übung dehnt die Muskeln des unteren Rückens und entspannt Hüften, Gesäß und Oberschenkel. Die Dehnung trägt dazu bei, den Druck auf die Wirbelsäulennerven zu verringern, indem mehr Platz für diese Nerven am Austritt aus der Wirbelsäule geschaffen wird. Die Dehnung hilft, Schmerzen im unteren Rücken zu lindern.

- Legen Sie sich auf den Rücken, beugen Sie die Knie und stellen Sie die Füße flach auf den Boden.
- Ziehen Sie Ihr linkes Knie mit beiden Händen sanft zur Brust. Sie können Ihre Finger entweder unter dem Knie oder auf dem Schienbein, direkt unterhalb des Knies, verschränken. Achten Sie darauf, die Hüften nicht anzuheben. Sie werden eine Dehnung im unteren Rücken spüren und das Gefühl, dass die Wirbelsäule sich streckt.
- Atmen Sie tief durch, während Sie das Knie 30 bis 60 Sekunden lang in Richtung Brust ziehen.
- Lassen Sie das linke Knie los und stellen Sie das Bein wieder auf den Boden.
- Wiederholen Sie dies mit dem rechten Bein.
- Wiederholen Sie die Übung 3-mal auf jeder Seite.

WORKOUT 1

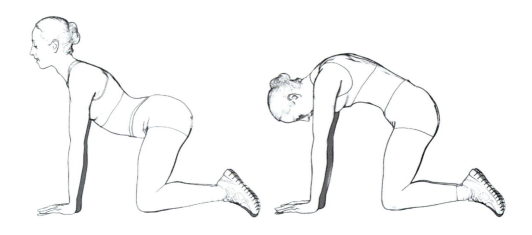

Katze-Kuh

Wenn Sie schon einmal Yoga gemacht haben, werden Sie mit dieser sanften Übung vertraut sein. Sie dehnt die Schultern, den Nacken und die Brust sowie die Muskeln, die über den Rücken verlaufen. Das erhöht Ihre Flexibilität und löst Verspannungen im unteren Rücken und in der Körpermitte. Wenn das Knie schmerzhaft ist, können Sie diese Übung auch auf einem Stuhl sitzend ausführen, wobei die Füße flach auf dem Boden stehen und die Hände auf den Knien liegen.

- Gehen Sie in den Vierfüßlerstand, wobei sich die Knie unter den Hüften und die Handgelenke unter den Schultern befinden. Atmen Sie tief ein.
- Krümmen Sie beim Ausatmen den Rücken, indem Sie den Bauch zur Wirbelsäule ziehen. Ihr Becken kippt in Richtung Ihrer Rippen und Ihre Schulterblätter ziehen auseinander. Lassen Sie den Kopf nach vorne hängen. Dies ist die Katzenstellung. Stellen Sie sich eine fauchende Katze vor, die einen Buckel macht.
- 5 bis 10 Sekunden lang halten.
- Lassen Sie beim Einatmen den Bauch in Richtung Boden sinken und heben Sie den Kopf. Tun Sie dies langsam und bewusst. Ihr Becken kippt nach vorne und Ihr Rücken wölbt sich nach innen. Dies ist die Kuhhaltung mit einem sanften Hohlkreuz.
- 5 bis 10 Sekunden lang halten.
- Kehren Sie in die Ausgangsposition zurück und wiederholen Sie die Dehnung 10- bis 20-mal.

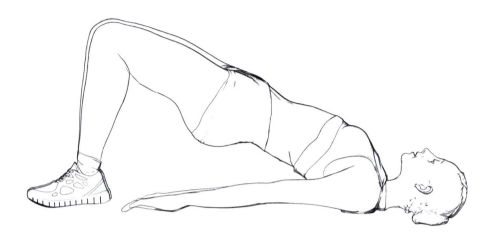

Schulterbrücke

Die Schulterbrücke stärkt den Gluteus maximus, den großen Gesäßmuskel. Er ist einer der wichtigsten Muskeln des Körpers und stützt den unteren Rücken. Diese Übung trainiert auch die Bauchmuskeln und die Musculi erector spinae, die Muskeln, die entlang der Wirbelsäule verlaufen. Diese drei Muskelgruppen helfen Ihnen, beim Sitzen und Stehen eine aufrechte Haltung zu bewahren.

- Legen Sie sich mit gebeugten Knien auf den Boden, die Füße flach auf dem Boden, hüftbreit auseinander. Stellen Sie die Füße so nah wie möglich an Ihr Gesäß. Halten Sie die Arme an den Seiten.
- Heben Sie Ihr Becken in Richtung Decke, während Sie Ihr Gesäß anspannen. Rollen Sie Ihren Oberkörper nach oben, bis sich Ihr Rücken vom Boden abhebt. Ihre Schultern tragen Ihr Körpergewicht. Ihr Körper sollte eine gerade Linie von den Schultern zu den Knien bilden.
- Halten Sie die Spannung im Gesäß und bleiben Sie 5 Sekunden lang in dieser Position.
- Senken Sie Ihren Oberkörper sanft Wirbel für Wirbel ab, bis Ihr Rücken flach auf dem Boden liegt.
- Atmen Sie zweimal tief durch und wiederholen Sie die Übung 7- bis 12-mal. Steigern Sie sich allmählich auf 3 Sätze.

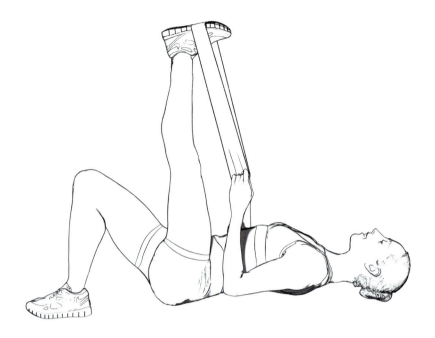

Kniesehnendehnung mit Handtuch

Die Kniesehnen verlaufen an der Rückseite der Oberschenkel von der Hüfte bis zu den Kniekehlen. Wenn Sie viel sitzen, ziehen sich die Hüftbeugemuskeln an der Vorderseite der Hüften zusammen und spannen sich an, daraufhin hemmen bzw. deaktivieren die Nerven die Gesäßmuskeln, die die Gegenbewegung ausführen. Schwache Gesäßmuskeln zwingen die Kniesehnen, die Aufgabe der Gesäßmuskeln zu übernehmen. Aber auch die Kniesehnen können durch langes Sitzen verspannt werden. Das ist ein doppeltes Übel. Wenn straffe Kniesehnen überanstrengt werden, sind sie anfällig für Risse und Zerrungen. Wenn Sie mit dieser Übung die Spannung in den Kniesehnen reduzieren, verringert sich auch die Belastung im unteren Rücken.

- Legen Sie sich auf den Boden, das rechte Knie ist gebeugt, der rechte Fuß steht flach auf dem Boden.
- Legen Sie ein Handtuch oder ein Gymnastikband um Ihre linke Kniekehle, Wade oder Fußsohle, je nachdem, wie beweglich Sie sind, und halten Sie die Enden fest.
- Spannen Sie die Bauchmuskeln an und ziehen Sie mit dem Handtuch das gestreckte oder leicht gebeugte linke Bein heran, bis Sie eine leichte Dehnung in der Rückseite des rechten Oberschenkels spüren. Halten Sie die Position 15 bis 30 Sekunden lang und senken Sie dann das Bein auf den Boden ab.
- Wiederholen Sie den Vorgang 3-mal pro Seite, wobei Sie die Beine abwechseln.

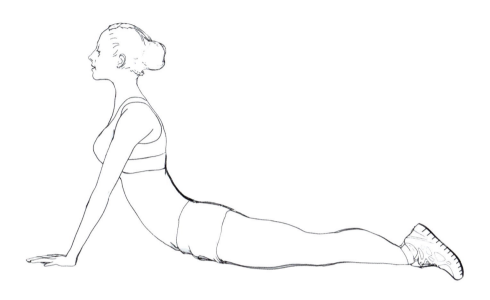

Kobra

Bei dieser Yogastellung wird der Rücken aktiv durchgedrückt. Wenn Sie Schmerzen im mittleren Rücken haben, können Sie hier anfangs vielleicht nur eine kleine Bewegung machen. Übertreiben Sie nicht, wenn Sie sich unwohl fühlen. Das Durchdrücken des Rückens erhöht die Flexibilität, hilft, den Brustkorb zu dehnen, und stärkt die Muskeln der Wirbelsäule.

- Strecken Sie in Bauchlage Sie die Beine hinter sich aus, die Fußspitzen liegen auf dem Boden auf. Die Hände sind unter den Schultern, die Finger zeigen nach vorne. Beugen Sie die Ellbogen und halten Sie die Arme dicht am Körper.
- Drücken Sie Ihre Beine und Füße in den Boden, indem Sie Ihre Gesäß- und Beinmuskeln anspannen. Dadurch wird Ihr unterer Rücken gestützt, während sich Ihre Wirbelsäule streckt und Ihr Brustkorb sich hebt.
- Atmen Sie aus. Drücken Sie sich langsam mit den Armen nach oben und biegen Sie dabei den Rücken durch. Heben Sie den Kopf und dann die Brust vom Boden ab.
- Versuchen Sie, den Rücken stärker zu biegen, indem Sie die Arme strecken und den Brustkorb weiter abheben. Ihr Kopf sollte sich in einer Linie mit Ihrer Wirbelsäule befinden. Gehen Sie nur so weit, wie es angenehm ist. Ihre Beweglichkeit wird mit der Zeit zunehmen.
- Halten Sie die Position für 20 bis 30 Sekunden. Legen Sie sich sanft ab und wiederholen Sie die Dehnung 3- bis 4-mal.

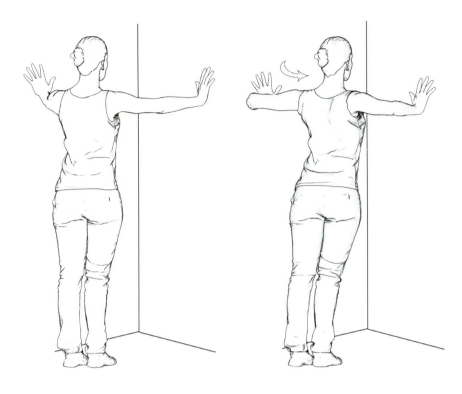

Dehnung in der Ecke

Diese Dehnung verbessert die Flexibilität von Brust, Armen und Schultern. Sie ist großartig für Ihre Haltung, da sie die Kraft des oberen Rückens erhöht und den Brustkorb öffnet, was die Schultern entlastet. Sie lindert Nackenschmerzen, indem sie Verspannungen in Nacken und Schultern löst.

- Stellen Sie sich in eine Zimmerecke, das Gesicht zur Ecke, die geschlossenen Füße etwa 60 Zentimeter von der Ecke entfernt.
- Legen Sie eine Hand an jede Wand, wobei sich die Ellbogen etwas unterhalb der Schulterhöhe befinden.
- Beugen Sie sich nach vorne, bis Sie eine Dehnung in Brust und Schultern spüren. Wenn Sie Schmerzen empfinden, verringern Sie die Dehnung, indem Sie sich nicht so weit nach vorne lehnen.
- Halten Sie die Dehnung zwischen 30 und 60 Sekunden.
- Wiederholen Sie dies 5-mal.

Strategie 5: Stark und geschmeidig

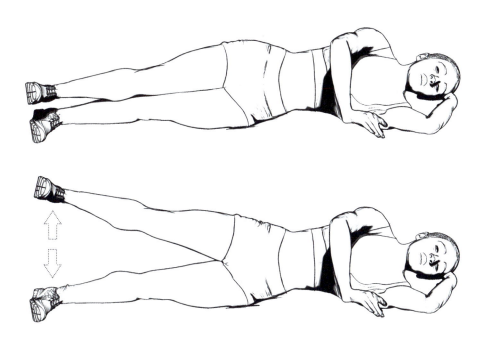

Beinheben in Seitlage

Diese Übung trainiert die Hüftabduktoren, die das Becken stützen und den Rücken entlasten können. Es ist wichtig, die Hüftabduktoren zu stärken, denn sie helfen Ihnen, das Gleichgewicht und die Beweglichkeit zu erhalten. Das Beinheben in Seitlage trainiert auch Ihre Gesäßmuskeln. Eine starke Gesäßmuskulatur trägt zur Stabilisierung von Knien, Hüften und unterem Rücken bei.

- Legen Sie sich auf eine Seite, wobei der untere Arm auf dem Boden liegt und die obere Hand vor dem Körper. Sie können den Ellbogen des Unterarms beugen und den Kopf auf die Hand stützen oder und auf den abgelegten Arm legen. Legen Sie die Beine aufeinander, das untere Bein ist leicht gebeugt.
- Spannen Sie den Bauch an, um Ihre Rumpfmuskulatur zu aktivieren.
- Strecken Sie Ihr oberes Bein gerade aus und heben Sie es langsam um etwa 45 Zentimeter an.
- Halten Sie diese Position 10 Sekunden lang und senken Sie dann langsam das Bein wieder ab.
- Wiederholen Sie dies 10-mal. Drehen Sie sich auf die andere Seite und wiederholen Sie die Übung mit dem anderen Bein.
- Trainieren Sie bis zu 3 Sätze.

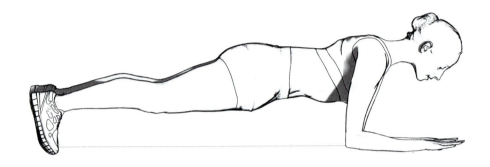

Plank

Die Plank hat viele Vorteile. Diese einfache Übung beansprucht alle Muskelgruppen der Körpermitte, die den Rücken stützen. Planks üben keinen Druck auf Ihre Wirbelsäule aus. Stattdessen verringert die Übung Rückenschmerzen, da sie die rückenunterstützenden Muskeln stärkt. Sie verbessert die Körperhaltung und sorgt dafür, dass Ihr Rücken richtig ausgerichtet ist. Und als wäre das noch nicht genug, verbessern sich auch Ihr Gleichgewicht und Ihre Flexibilität.

- Beginnen Sie in Bauchlage.
- Stützen Sie sich auf die Unterarme. Dabei befinden sich die Ellbogen unter den Schultern und die Hände auf der Höhe Ihres Kopfes. Die Finger zeigen nach vorne.
- Drücken Sie die Zehen in den Boden und spannen Sie Ihr Gesäß an, um Ihren Körper zu stabilisieren.
- Ihr Körper löst sich vom Boden. Er bildet eine gerade Linie vom Kopf bis zu den Fersen, ohne durchzuhängen oder sich aufzuwölben.
- Sie sollten auf eine Stelle am Boden blicken, etwa 30 Zentimeter vor Ihren Händen. Ihr Kopf sollte dabei entspannt und in einer Linie mit Ihrem Rücken sein.
- Atmen Sie langsam und gleichmäßig ein und aus.
- Halten Sie Ihre Position so lange wie möglich. Vielleicht beginnen Sie zu zittern, was bedeutet, dass Ihre Muskeln arbeiten.

Strategie 5: Stark und geschmeidig 155

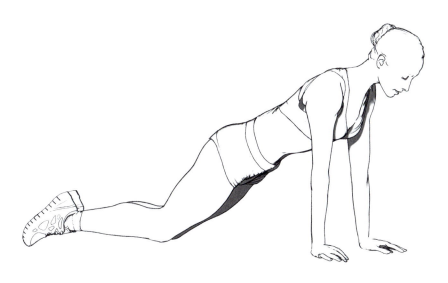

Modifizierte Plank

Wenn Sie Schwierigkeiten haben, den Plank zu halten, versuchen Sie, die Übung mit gebeugten Knien auszuführen.
- Legen Sie sich auf den Boden und stellen Sie die Hände flach unter den Schultern am Boden auf.
- Spannen Sie Ihre Körpermitte an, während Sie Ihre Knie am Boden lassen und langsam Ihre Arme strecken. Drücken Sie sich nach oben, bis sich Ihr Körper eine gerade Linie von den Knien bis zu Ihrem Kopf bildet.
- Halten Sie die modifizierte Plank so lange wie möglich und steigern Sie sich bis 1 Minute.
- Wenn Sie die Plank auf den Knien eine Minute halten können, sind Sie bereit für den Übergang zur vollständigen Plank.

WORKOUT 2

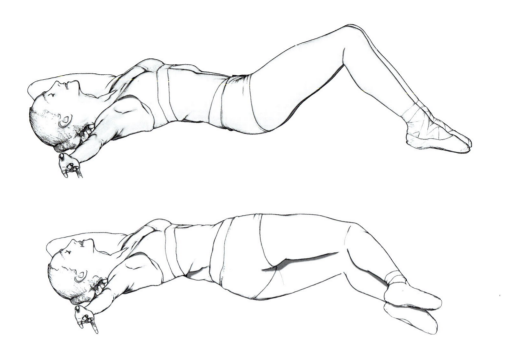

Liegende Drehung

Die liegende Drehung kann helfen, Verspannungen im unteren Rücken zu lösen. Sie trainiert die Rumpfmuskulatur, einschließlich der Bauchmuskeln, der Rückenmuskeln und der Muskeln im Beckenbereich. Der Aufbau von Rumpfstabilität und -kontrolle ist entscheidend für die Linderung von Schmerzen im unteren Rücken. Für den Anfang zeige ich Ihnen eine Übung für Anfänger. Wenn Sie stärker werden, können Sie zu einer anspruchsvolleren Version dieser Dehnung übergehen.

- Legen Sie sich auf den Rücken, beugen Sie die Knie, stellen Sie die Füße flach auf den Boden und strecken Sie die Arme zu den Seiten aus.
- Spannen Sie die Bauchmuskeln an, um Ihre Lendenwirbelsäule zu stabilisieren.
- Kippen Sie Ihre Knie langsam zur linken Seite, während Sie Ihre Schulterblätter und Arme in den Boden drücken. Lassen Sie die Knie zusammen. Ihr Oberkörper sollte fest auf dem Boden bleiben. Erzwingen Sie die Drehung nicht. Es muss keine große Bewegung sein. Wichtig ist die kontrollierte Bewegung.
- Halten Sie die gedrehte Position 10 Sekunden lang und drehen Sie dann die Knie langsam in die Ausgangsposition zurück.
- Drehen Sie dann die Knie zur rechten Seite und halten Sie sie 10 Sekunden lang.
- Wiederholen Sie dies 5- bis 10-mal auf jeder Seite.

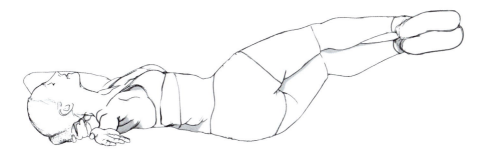

Modifizierte liegende Drehung

Wenn Sie sich fühlen für eine Steigerung, probieren Sie die modifizierte liegende Drehung aus, bei der Sie die Füße anheben. Diese Variation erhöht den Widerstand und erfordert eine stärkere Bauchmuskulatur. Die Rotation erhöht die Flexibilität im unteren Rücken und in den Hüften. Sie verbessert auch die Beugungs-, Streckungs- und Drehfähigkeit der Wirbelsäule.

- Legen Sie sich auf den Rücken und strecken Sie die Arme seitlich aus. Ziehen Sie die Knie zur Brust, bis die Waden parallel zum Boden sind.
- Führen Sie die Drehung des Unterkörpers wie in der vorherigen Version der Übung durch.

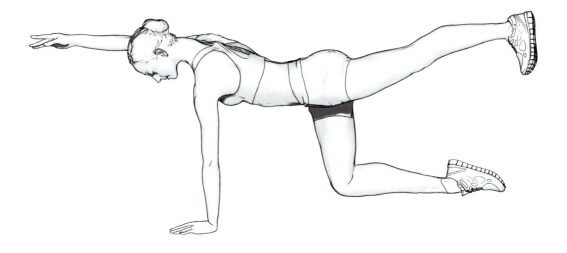

Vogel-Hund-Übung

Diese Übung verbessert die Stabilität und neutrale Haltung der Wirbelsäule und lindert Schmerzen im unteren Rücken. Sie stärkt die Rumpf-, Hüft- und Rückenmuskulatur, was zu korrekten Bewegungsabläufen und Stabilität des gesamten Körpers beiträgt. Sie fördert eine gute Haltung und vergrößert den Bewegungsumfang des unteren Rückens.

- Beginnen Sie im Vierfüßlerstand. Knie und Hände stehen hüftbreit auseinander. Spannen Sie die Bauchmuskeln an, der Rücken darf nicht durchhängen. Ziehen Sie die Schulterblätter zusammen und nach unten.
- Tasten Sie sich zu Beginn an die Bewegung heran. Heben Sie eine Hand und das gegenüberliegende Knie nur wenige Zentimeter vom Boden ab. Halten Sie Ihr Gewicht in der Mitte. Wenn Sie sich stabil fühlen, sind Sie bereit für mehr.
- Heben Sie langsam den rechten Arm und das linke Bein. Schultern und Hüften bleiben parallel zum Boden. Drehen Sie Ihr Becken nicht. Vermeiden Sie es, das Bein zu hoch anzuheben, die Wirbelsäule über ihre natürliche Position hinaus zu krümmen oder den Brustkorb Richtung Boden sinken zu lassen. Halten Sie die Position 10 Sekunden lang.
- Wiederholen Sie dies 5- bis 20-mal.
- Kehren Sie in die Ausgangsposition zurück und wiederholen Sie die Übung auf der anderen Seite, indem Sie den linken Arm und das rechte Bein heben.

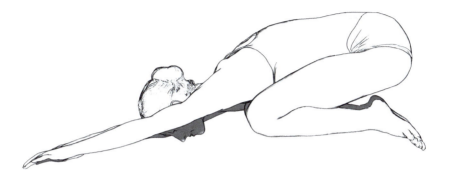

Stellung des Kindes

Diese erholsame Yogaposition lindert Schmerzen in der gesamten Wirbelsäule, im Nacken und in den Schultern. Da Ihr Rumpf über den Knien ruht, wird Ihre Wirbelsäule passiv gestreckt. Diese Position entspannt verspannte Muskeln im unteren Rücken, fördert die Blutzirkulation entlang der Wirbelsäule und erhöht die Flexibilität.

- Schieben Sie aus dem Vierfüßlerstand mit den Händen und Knien am Boden Ihre Hüften nach hinten in Richtung der Fersen. Setzen Sie sich auf die Fersen oder schieben Sie das Gesäß einfach so weit nach hinten, wie es ohne Anstrengung möglich ist.
- Legen Sie den Oberkörper nach vorne ab, indem Sie die Hüfte beugen. Legen Sie Ihre Hände mit den Handflächen nach unten vor oder neben dem Körper ab.
- Legen Sie Ihren Bauch auf Ihren Oberschenkeln ab.
- Atmen Sie tief durch und konzentrieren Sie sich auf die Entspannung der verspannten Bereiche.
- Halten Sie die Position bis zu 1 Minute lang.
- Kehren Sie mithilfe Ihrer Hände in eine aufrechte Position zurück.

Jetzt, da Sie sich bewegen, um Ihre Schmerzen zu lindern, ist es an der Zeit zu überlegen, wie Sie sich für diese Bewegung durch Ihre Ernährung stärken können. Anstatt das Feuer der Entzündung zu schüren, kann sich Ihre Ernährung lindernd auf Ihre Schmerzursache auswirken.

Strategie 6: schmerzlindernde Ernährung

Vielleicht fragen Sie sich, was der Rücken mit Ihrer Ernährung zu tun haben soll. Mehr als Sie vermutlich glauben!

Mit einer ausgewogenen, entzündungshemmenden Ernährung, die Vitamine und Nährstoffe für Knochen, Muskeln, Bandscheiben und andere Strukturen der Wirbelsäule enthält, können Sie Ihre Rückenprobleme und chronischen Schmerzen verringern. Die Nahrung, die Sie zu sich nehmen, kann entweder Entzündungen eindämmen und verhindern, oder sie kann sie herbeiführen. Chronische Entzündungen sind die Ursache der meisten chronischen Schmerzen, und das, was Sie essen, hat darauf Einfluss. Sie können sich für eine schmerzlindernde Ernährung entscheiden, die Ihre allgemeine Gesundheit verbessert.

Auch wenn Entzündungen mit Schmerzen und Krankheiten in Verbindung gebracht werden, sind sie nicht ausschließlich schädlich. Eine Entzündung ist eine körperliche Reaktion, die Ihre Gesundheit schützt. Wenn Sie verletzt sind oder eine Infektion haben, signalisiert Ihr Körper dem Immunsystem, weiße Blutkörperchen in den betroffenen Bereich zu schicken, um die Verletzung zu heilen oder die Krankheit zu bekämpfen. Sobald die Aufgabe erledigt ist, klingt die Entzündungsreaktion ab. Wenn Ihr Stresspegel hoch ist, schaltet die »Kampf-oder-Flucht«-Reaktion die Entzündungsreaktion Ihres Immunsystems ein. Psychischer Stress kann dazu führen, dass Ihr Körper permanent im Krisenmodus ist. Die Reaktion führt zu einer chronischen, schwachen Entzündung, die gesunde Zellen schädigen und Schmerzen in Muskeln, Geweben und Gelenken verursachen kann. Ein ständiger Zustand schwacher Entzündungen kann zu einer Reihe schwerer Krankheiten führen, darunter Krebs, Herzerkrankungen, Diabetes, Arthritis, Depressionen und Alzheimer. Wenn Sie Entzündungen in Ihrem Körper reduzieren, wird das nicht nur Ihre Rückenschmerzen lindern, sondern kann auch verhindern, dass Sie ernsthafte Krankheiten entwickeln.

Eine gute Ernährung unterstützt Ihr Immunsystem und sorgt für eine optimale Funktion, während eine schlechte Ernährung Ihr Immunsystem aktivieren und zu chronischen, schwachen Entzündungen beitragen kann. Sie sollten also Lebensmittel zu sich nehmen, die helfen, Ihr Immunsystem zu regulieren, und solche vermeiden, die Ihren Körper entzünden. Der Verzicht auf stark verarbeitete Lebensmittel und die Entscheidung für frische, vollwertige Nahrung ist der Grundstein für eine schmerzlindernde Ernährung.

Verarbeitete Lebensmittel und Schmerzen

Wenn Sie chronische Schmerzen lindern wollen, müssen Sie Ihre Ernährung ändern. Der Verzehr von Lebensmitteln, die »lebendig« sind, macht den Unterschied. Aus den meisten abgepackten Lebensmitteln in den Regalen der Lebensmittelgeschäfte wurde das Leben herausverarbeitet. Lebensmittel in Dosen, Gläsern, Tüten oder Schachteln, auf denen eine lange Liste an Zutaten steht, von denen Sie viele nicht aussprechen können, gehören in die Kategorie »verarbeitet«. Diesen Lebensmitteln werden bei der Verarbeitung die Nährstoffe entzogen und sie werden dann mit synthetischen Vitaminen und Mineralien »angereichert«. Ballaststoffe werden pulverisiert. Künstliche chemische Stoffe werden zugesetzt, damit die Lebensmittel länger haltbar sind und besser aussehen. Künstliche Aromen werden zugesetzt, ein Chemiecocktail. Viele dieser Chemikalien fördern Entzündungen.

Eine Studie, über die in der Zeitschrift *Time* berichtet wurde, ergab, dass 60 Prozent der täglichen Kalorien eines Amerikaners aus »ultra-verarbeiteten« Lebensmitteln stammen, d. h. aus Lebensmitteln, die Zutaten wie Aromen, Farbstoffe, Süßstoffe und gehärtete Fette (gesättigte Fettsäuren), Emulgatoren und andere Zusatzstoffe enthalten, die man in der eigenen Küche nicht verwenden würde. In der Studie wurde auch festgestellt, dass verarbeitete Lebensmittel die Hauptquelle für zugesetzten Zucker in der Ernährung der US-amerikanischen Bevölkerung sind.

Zucker heizt Entzündungen an

Eine zuckerreiche Ernährung kann zu chronischen, systemischen Entzündungen führen. Zucker stimuliert die Produktion von freien Fettsäuren in der Leber. Wenn der Körper diese verdaut, können die entstehenden Verbindungen Entzündungen auslösen. Ich muss wiederholen, dass die meisten Formen von Gelenk- und Muskelschmerzen mit Entzündungen einhergehen. Selbst wenn die Schmerzen auf eine Verletzung zurückzuführen sind, können die Symptome durch den Verzehr von Lebensmitteln mit hohem Zuckergehalt verschlimmert und verlängert werden.

Gesüßte Getränke gehören zu den schlimmsten Quellen von zugesetztem Zucker. Das Gehirn reagiert auf den Verzehr von zuckerhaltigen Lebensmitteln mit einem Sättigungsgefühl, weil sie Masse haben. Bei zuckerhaltigen Getränken, die keine Masse haben, registriert der Körper die Kalorien nicht. Am Ende nimmt man mehr zu sich, weil das Getränk nicht satt macht.

Bei der Verarbeitung fügen die Hersteller Lebensmitteln inzwischen mehr raffinierten Zucker, Salz und schlechte Fette zu. Vor zweihundert Jahren aß der Durchschnittsamerikaner nur 900 Gramm Zucker pro Jahr.

Cola-Krise

>> Bob kam als Patient zu mir wegen seiner chronischen Rückenschmerzen, die es ihm schwer machten, normal aktiv zu sein. Sport kam für ihn nicht in Frage. Er war 1,70 groß und wog über 130 Kilo. Ich sprach ihn auf sein Übergewicht an und erklärte ihm, dass sein Gewicht viel mit seinen chronischen Rückenproblemen zu tun hatte.

Auf meine Frage, wie lange er schon stark übergewichtig sei, antwortete er, dass er schon vor zehn Jahren angefangen habe zuzunehmen, und sein Gewicht sich jährlich um vier bis sieben Kilo erhöht habe. Wir sprachen über seine Essgewohnheiten. Er erwähnte, dass er die Menge an Cola, die er trank, immer weiter erhöht hatte. Inzwischen trank er vier Zwei-Liter-Flaschen pro Tag. Das ist ein täglicher Überschuss von 3.200 Kalorien zusätzlich zu dem, was er bereits aß. Was sein Gewicht in die Höhe getrieben hatte, war offensichtlich.

Ich stellte ihm das Programm »Watch Your Back« vor und machte ihm Vorschläge, wie er sich mehr bewegen könnte. Wir erstellten einen Plan, um seinen Cola-Konsum zu reduzieren. Sein Gewichtsverlust kam nicht über Nacht, aber als er seine Essgewohnheiten änderte und mehr Bewegung in seinen Tag einbaute, begann er, an Gewicht zu verlieren.

Sein Glaube daran, dass er sein Ziel erreichen kann, beflügelte seine Entschlossenheit. Als sein Gewicht sank, machte er sich die Strategien des Programms »Watch Your Back« zu eigen. Er entdeckte, dass er viel mehr Energie hatte, sobald er anfing, sich zu bewegen. Obwohl er mit seinem Gewicht noch einen weiten Weg vor sich hatte, gingen seine Schmerzen innerhalb von vier Monaten deutlich zurück.

Im Jahr 1970 stieg diese Zahl auf 55 Kilo pro Jahr an. Heute isst der Durchschnittsamerikaner in einem Jahr fast 69 Kilo Zucker. Dies entspricht 1,3 Kilo oder sechs Tassen Zucker pro Woche. Der Anstieg des Zuckerkonsums geht mit der zunehmenden Verfügbarkeit von Fertiggerichten einher. Niemand isst so viel Zucker mit dem Löffel. Das meiste davon ist in verarbeiteten Lebensmitteln versteckt.

Insgesamt enthalten verarbeitete Lebensmittel fünfmal mehr Zucker als unverarbeitete oder minimal verarbeitete Lebensmittel wie Fleisch, frisches Obst oder Gemüse, Vollkornprodukte und Milch. Die American Heart Association hat Empfehlungen für den Zuckerkonsum veröffentlicht:

- Männer sollten nicht mehr als 9 Teelöffel (36 Gramm oder 150 Kalorien) zugesetzten Zucker pro Tag zu sich nehmen.
- Frauen sollten nicht mehr als 6 Teelöffel (25 Gramm oder 100 Kalorien) pro Tag zu sich nehmen.

Zum Vergleich: Eine Dose Limonade enthält acht Teelöffel (32 Gramm) zugesetzten Zucker oder 140 Kalorien. Eine Dose Limonade kann bereits die maximal empfohlene Menge an Zucker pro Tag ausschöpfen.

Einfache vs. komplexe Kohlenhydrate

Die meisten stark verarbeiteten Lebensmittel werden aus raffinierten Zutaten wie Weißmehl hergestellt. Die stark raffinierten einfachen Kohlenhydrate in verarbeiteten Lebensmitteln sind Einfachzucker, denen Nährstoffe wie Vitamine und Mineralien entzogen wurden. Süßigkeiten, Kekse, Cracker, Limonaden, Sportgetränke, Brot, Brötchen, Nudeln und weißer Reis sind reich an Einfachzucker und Stärke. Das Problem bei einfachen Kohlenhydraten ist, dass sie leicht verdaut werden und den Blutzuckerspiegel in die Höhe schnellen lassen. Komplexe Kohlenhydrate, enthalten in braunem Reis, Vollkornprodukten, Bohnen und den meisten Gemüsesorten, bestehen aus Stärke in Kombination mit Ballaststoffen. Komplexe Kohlenhydrate brauchen länger, um verdaut zu werden, was für ein gleichmäßiges Energieniveau sorgt und das Sättigungsgefühl länger aufrechterhält.

Ich weiß, dass verarbeitete Lebensmittel eine sehr umfangreiche Gruppe sind. Daher möchte ich Ihnen einige allgemeine Richtlinien für Lebensmittel geben, die Entzündungen in Ihrem Körper begünstigen:

Zuckerhaltige Getränke: Limonaden, Fruchtsäfte, Energy Drinks, Sportgetränke, gesüßter Tee, gesüßte Kaffeespezialitäten

Raffinierte Kohlenhydrate: Weißbrot, Nudeln, weißer Reis, Cracker, Weizentortillas, Kekse, Croissants

Frittierte Lebensmittel: Pommes frites, frittierte Zwiebeln, Donuts, frittiertes Hähnchen, frittierte Mozzarella-Sticks, Frühlingsrollen

Verarbeitetes Fleisch: Speck, Salami, Hot Dogs, geräuchertes Fleisch, Peperoni-Salami, Beef Jerky (Trockenfleisch aus Rindfleisch)

Junkfood: Fast Food, Tiefkühl-Fertiggerichte, Kartoffelchips, Knabbergebäck wie Salzstangen oder Käseflips

Frühstücksprodukte: Knuspermüsli (Granola), Frühstücksflocken, Müsliriegel, Pop-Tarts, Muffins, Bagels

Diätlebensmittel: fettarme Joghurts, fettarme Erdnussbutter, fettarme Soßen, fettarme Salatdressings, künstliche Süßstoffe, kalorienarme Limonaden, generell kohlenhydratarme Lebensmittel

Konserven: Baked Beans, Dosengemüse, Dosenobst, einige Dosensuppen

Süßigkeiten: Schokoriegel, Kekse, Gebäck, Kuchen, Donuts, Tartes, Torten, Eiscreme, Pudding, Süßspeisen aus Milch, Eis am Stiel

Transfette: Backfett, teilweise gehärtetes Pflanzenöl, Margarine

Nicht alle Fette sind gleich

Fette haben einen schlechten Ruf, tatsächlich braucht der Körper aber Fett als Energiequelle. Fett hilft dem Körper, bestimmte Vitamine und Mineralien aufzunehmen. Es ist notwendig für den Aufbau von Zellmembranen und für die Umhüllung von Nerven.

Koffein und Junkfood

>> *Edward, 54, Fernfahrer, klagte über starke Rückenschmerzen, insbesondere nach mehr als acht Stunden am Steuer. Mit einem Gewicht von 118 Kilo bei einer Größe von 1,80 Meter war er fettleibig. Zu seinen Problemen kam hinzu, dass Ed seit fünfundzwanzig Jahren täglich eine Schachtel Zigaretten rauchte. Er war sehr besorgt über die zunehmende Zahl von Beinahe-Unfällen, die er im Straßenverkehr hatte. Er sagte mir, dass es für ihn nicht infrage käme, den Beruf aufzugeben, den er sein ganzes Erwachsenenleben lang ausgeübt hatte.*

Seine MRT- und Röntgenaufnahmen zeigten eine fortgeschrittene Degeneration der Bandscheiben im unteren Rücken, L4-L5 und L5-S1. Es gab keine signifikante Kompression des Spinalkanals, der das Rückenmark, die Nerven und die Rückenmarksflüssigkeit umschließt. Ich sagte, ich würde mein Bestes tun, um ihm zu helfen, warnte ihn aber, dass die Lösung seiner Rückenprobleme mindestens sechs Monate dauern könnte. Er war mehr als bereit, seine Probleme in Angriff zu nehmen. Für ihn waren sechs Monate nichts im Vergleich zu den jahrzehntelangen Beschwerden, unter denen er gelitten hatte.

Ich veränderte seine Perspektive bezüglich der Raucherei, indem ich ihm mitteilte, dass er im Laufe der Jahre 9.125 Schachteln Zigaretten geraucht hatte, was eine Menge Teer in seinen Lungen bedeutete. Edward gestand, dass sein Zigarettenkonsum noch schlimmer war, als er angegeben hatte. Er rauchte oft zwei Schachteln am Tag. Ihm war schon seit einiger Zeit klar, dass er sich das Rauchen abgewöhnen musste. Seine Frau ermahnte ihn regelmäßig. Um ihm zu helfen, mit dem Rauchen aufzuhören, beschlossen wir, dass sein Arzt ihm Nikotinkaugummis verschreiben sollte.

Er war entschlossen, sich zu ändern. Wir kamen auf sein Gewicht zu sprechen. Er sagte, es sei schwer, sich unterwegs gesund zu ernähren. Er konsumierte viel Junkfood an Raststätten und hatte immer süße und salzige Snacks im LKW. Er erzählte mir, dass er den ganzen Tag koffeinhaltige Getränke trank, um sich aufzuputschen, weil er wenig Energie hatte. Wir überlegten uns einen Weg zur Gewichtsabnahme und erstellten einen Plan für ihn. Ich empfahl, 500 Kalorien pro Tag = 3.500 Kalorien pro Woche zu reduzieren, um ein halbes Kilo pro Woche zu verlieren, also etwa 23 Kilo pro Jahr. Wenn er zwei Jahre lang ein viertel Kilo pro Woche abnehmen wollte, würde er mit einer Gewichtsabnahme von 23 Kilo sein Zielgewicht erreichen. Aus dieser Perspektive erscheint das Erreichen eines gesunden Gewichts weniger beängstigend und besser erreichbar. Edward versprach, unterwegs besser zu essen und zu trinken. Er wusste nun, was er zu tun hatte.

Seine Schlafgewohnheiten waren miserabel, und all die koffeinhaltigen Getränke machten es nicht besser. Er erzählte mir, dass er auf der Straße etwa vier Stunden pro Nacht schlief. Er erklärte, wie schwer es war, erholsamen Schlaf zu finden. »Wenn man auf einem Rastplatz schläft, macht ein heranfahrender LKW mit seinen hydraulischen Bremsen viel Lärm. Da kann ich nicht durchschlafen.«

Wir setzten sechs Stunden Schlaf pro Nacht als Ziel fest. Er stimmte zu, tagsüber nach dem Mittagessen ein Nickerchen zu machen. Er selbst hatte die Idee, zu Hause eine Schlafkammer einzurichten, damit er Schlaf nachholen konnte. Sein Ziel war es, zu Hause zehn bis zwölf Stunden Schlaf pro Nacht zu bekommen, um das Defizit auszugleichen, das er unterwegs aufgebaut hatte.

Als Nächstes erklärte ich ihm, dass es für sein Wohlbefinden sehr wichtig sein könnte, während der Fahrt auf seine Haltung zu achten. Zunächst erklärte er sich bereit, zweimal am Tag anzuhalten und sich zu dehnen. Ich erklärte ihm, dass er in seinem Lkw aufrecht sitzen sollte, mit einer Lendenwirbelstütze oder einem zusammengerollten Handtuch im Rücken, und dass seine Füße auf dem Boden oder den Pedalen ruhen sollten. Er sollte beide Arme auf den Armlehnen und beide Hände am Lenkrad lassen, wenn er fuhr. Zum Glück verfügte sein Fahrersitz über eine hydraulische Stoßdämpfung, die seine Wirbelsäule schützte, wenn er über Unebenheiten auf der Straße fuhr.

Ich gab ihm ein Bauchband und eine Standard-Lendenwirbelstütze, die er verwenden konnte, wenn er zusätzliche Unterstützung für seinen unteren Rücken brauchte.

Ein Jahr später und 18 Kilo leichter war Edward ein anderer Mensch. Es war leicht zu erkennen, dass er meinen Rat befolgt hatte. Er konsumierte weniger koffeinhaltige Getränke und kaute weiterhin Nikotinkaugummi. Er rauchte nur noch eine halbe Schachtel pro Tag.

Die Lendenwirbelstütze benutzte er nicht, doch er mochte sein Bauchband sehr gerne, das ihm bei Bedarf »genau die richtige Unterstützung« bot, wenn er sie brauchte.

Er war stolz auf das, was er erreicht hatte. Im Großen und Ganzen war er jetzt schmerzfrei. Von Zeit zu Zeit berichtete Ed von einem erneuten Aufflackern der Schmerzen, die aber nicht mehr so schlimm waren wie früher. Seine positive Stimmung wirkte sich auf jeden Aspekt seines Lebens aus. Es freute mich, zu sehen, dass er hinter seiner Entscheidung stand, sein Leben umzukrempeln.

Wahrscheinlich haben Sie schon einmal gehört, dass industriell hergestellte Transfette schlecht für Sie sind, einfach und mehrfach ungesättigte Fettsäuren gut und gesättigte Fettsäuren irgendwo dazwischen liegen.

Transfette werden durch ein Verfahren namens Hydrierung (Fetthärtung) hergestellt, bei dem gesunde Öle in feste Stoffe umgewandelt werden. Transfette sind in den Vereinigten Staaten verboten worden, weil sie als nicht geeignet für den menschlichen Verzehr gelten. Früher waren sie in Margarine und Pflanzenfett enthalten. Die Lebensmittelhersteller stellen jetzt teilweise hydrierte (»teilweise gehärtete«) Pflanzenöle her, die in allen möglichen Produkten von Keksen über Fast Food bis Pommes frites verwendet werden. Die neue Version der Transfette, teilweise gehärtete Pflanzenöle, löst Entzündungen aus.

Gesättigte Fettsäuren sind bei Zimmertemperatur fest. Diese Art von Fett ist in rotem Fleisch, Vollmilchprodukten und vielen industriell hergestellten Lebensmitteln und Backwaren enthalten. Sie sind nicht nur schlecht für Ihren Cholesterinspiegel, gesättigte Fette schließen auch Ihre Immunzellen kurz und lösen Entzündungen aus.

Gute Fette sind in Gemüse, Nüssen, Samen und Fisch zu finden. Bei Zimmertemperatur sind sie flüssig. Einfach ungesättigte Fette sind in Olivenöl, Erdnussöl, Rapsöl, Avocados und den meisten Nüssen enthalten. Die zwei Hauptarten von mehrfach ungesättigten Fetten sind Omega-3- und Omega-6-Fettsäuren. Omega-3-Fettsäuren, die in fettem Fisch, Walnüssen, Rapsöl und ungehärtetem Sojaöl vorkommen, sind gut für die Gesundheit. Omega-6-Fettsäuren sind in Distel-, Soja-, Sonnenblumen-, Walnuss- und Maisöl enthalten. Früher ging man davon aus, dass Omega-6-Fettsäuren Entzündungen verstärken, dies hat sich geändert. Der Körper kann das häufigste Omega-6-Fett, die Linolensäure, in eine Fettsäure namens Arachidonsäure umwandeln. Arachidonsäure ist ein Baustein für Moleküle, die Entzündungen fördern können. Neuere Forschungen haben gezeigt, dass der Körper Arachidonsäure auch in Moleküle umwandelt, die die Entzündung hemmen. Vor diesem Hintergrund scheinen Omega-3-Fettsäuren die bessere Wahl zu sein.

Essen zur Entzündungsbekämpfung

Die Ernährung kann zu chronischen Entzündungen im Körper beitragen; die gute Nachricht ist, dass sie auch eine der besten Möglichkeiten ist, Entzündungen und die damit einhergehenden Schmerzen zu reduzieren. Ihre Ernährung kann Ihr Immunsystem in seinen korrekten Funktionen unterstützen, sodass es dauerhafte leichte Entzündungen verhindert.

Die Mittelmeerdiät ist die beste Ernährungsform, um Entzündungen und Schmerzen in den Griff zu bekommen. Die Grundlage dieser Ernährungsweise bilden pflanzliche Lebensmittel wie Vollkornprodukte, Gemüse, Hülsenfrüchte, Obst, Nüsse, Samen, Kräuter und Gewürze. Olivenöl ist die wichtigste Quelle für zusätzliche Fette. Fisch, Meeresfrüchte, Milchprodukte und Geflügel werden in Maßen verzehrt, rotes Fleisch und Süßigkeiten nur selten. Meine Empfehlungen für eine schmerzlindernde Ernährung sind einfach:
- Reduzieren Sie verarbeitete Lebensmittel. Sie wissen, dass Zucker, Transfette und Zusatzstoffe Entzündungen auslösen.

- Bauen Sie Ihre Mahlzeiten rund um Gemüse und Obst auf. Wenn Sie in Ihrer Ernährung den Schwerpunkt auf pflanzliche Lebensmittel legen, erhöht sich automatisch Ihre Versorgung mit Antioxidantien und sekundären Pflanzenstoffen, die antientzündlich wirken. Essen Sie mindestens fünf Portionen Gemüse, Bohnen und Obst pro Tag.
- Ein guter Ratschlag ist »Eat the rainbow«. Obst, Gemüse und Bohnen gibt es in verschiedenen Farben – rot, orange, gelb, grün, blau und violett – und ihre Farbenpracht erfüllt einen ernährungsphysiologischen Zweck. Der Verzehr von Obst und Gemüse in allen Farben des Regenbogens versorgt Sie mit einer Vielzahl wichtiger Vitamine und Nährstoffe, die zur Bekämpfung von Entzündungen beitragen.
- Vergessen Sie Weißbrot, Nudeln und Reis. Greifen Sie stattdessen zu Vollkornprodukten. Stark verarbeitetes Getreide, wie es zum Beispiel in Weißbrot verwendet wird, erhöht den Blutzuckerspiegel und trägt zu Entzündungen bei. Experimentieren Sie mit braunem Reis, Gerste, Bulgur und Quinoa anstelle von weißem Reis.
- Essen Sie mindestens zweimal pro Woche Fisch. Konzentrieren Sie sich auf Fisch mit gesunden Omega-3-Fettsäuren, wie Lachs und Makrele (s. S. 171).
- Verwenden Sie bei der Zubereitung von Speisen natives Olivenöl extra anstelle von Butter oder anderen Pflanzenölen. Olivenöl ist reich an einfach ungesättigter Ölsäure, die nachweislich Entzündungsmarker reduziert. Es enthält die Vitamine E und K sowie andere Antioxidantien. Wenn Sie bei hohen Temperaturen kochen, sollten Sie das Olivenöl durch natives Kokosnussöl extra ersetzen.
- Beschränken Sie den Konsum von rotem Fleisch, das viele gesättigte Fettsäuren enthält und bekanntermaßen Entzündungen verursacht. Die Forschungsergebnisse sind nicht einheitlich, aber es hat sich gezeigt, dass eine Ernährung mit einem hohen Anteil an rotem Fleisch die Symptome rheumatoider Arthritis verschlimmert.
- Würzen Sie großzügig. Ihr Essen wird dadurch nicht nur schmackhafter, sondern viele Gewürze beugen auch Entzündungen vor oder reduzieren sie, darunter Cayennepfeffer, Zimt, Ingwer und Kurkuma.
- Servieren Sie zum Nachtisch frisches Obst. Verzichten Sie auf zuckerhaltige Leckereien, die Ihre Schmerzen verschlimmern.
- Beschränken Sie den Alkoholkonsum. Jüngste Forschungsergebnisse deuten darauf hin, dass Alkohol eine Entzündung im Darm verursacht und die Fähigkeit des Körpers, diese zu regulieren, beeinträchtigt, was zu einer systemischen Entzündung führt.

Nicht vergessen: Wasser trinken

Wasser zu trinken ist notwendig, damit Ihr Körper optimal funktioniert, aber vermutlich ist Ihnen nicht klar, wie sich die Flüssigkeitszufuhr auf Ihren Rücken auswirkt. Untersuchungen an Astronauten haben gezeigt, dass sich die Abstände zwischen den Wirbelkörpern je nach Tageszeit und Flüssigkeitszufuhr verändern. Andere Studien haben gezeigt, dass die Schwerkraft auf die Wirbelsäule einwirkt, wenn wir stehen und unsere Wirbelsäule senkrecht steht, und die Bandscheiben zusammengedrückt werden. Die Flüssigkeit wird aus ihnen herausgepresst. Im Laufe des Tages verkleinern sich die Zwischenräume zwischen den Bandscheiben, die Krümmung der Wirbelsäule verändert sich, und ihre Flexibilität nimmt ab. Wenn Sie beim Schlafen waagerecht liegen und der Druck der Schwerkraft wegfällt, rehydrieren die harten Bandscheiben und dehnen sich aus, wodurch der richtige Abstand zwischen den Wirbeln wiederhergestellt wird.

Eine allgemeine Empfehlung für die Flüssigkeitszufuhr lautet, acht Gläser Wasser pro Tag zu trinken. Eine andere Berechnung besagt, dass man täglich 30 bis 40 Milliliter Wasser für jedes Kilo Körpergewicht trinken sollte. Wenn Sie zum Beispiel 78 Kilo wiegen, sollten Sie 2,3 bis 3 Liter Wasser pro Tag trinken. Der Wasserbedarf wird durch heißes oder kaltes Wetter, trockenes Klima, große Höhe, Alkoholkonsum, Sport, Schwangerschaft und Krankheit beeinflusst.

30 Entzündungshemmer

Einige Lebensmittel sind natürliche Entzündungshemmer, vollgepackt mit entzündungsbekämpfenden Nährstoffen. Der vermehrte Verzehr dieser Lebensmittel kann dazu beitragen, chronische Entzündungen zu reduzieren und, noch besser, Entzündungen zu regulieren, indem der Prozess gestoppt wird, bevor eine systemische Entzündung auftreten kann. Ich habe eine Liste von dreißig Lebensmitteln zusammengestellt, von denen wissenschaftlich erwiesen ist, dass sie Entzündungen reduzieren und schweren Krankheiten vorbeugen. Nehmen Sie diese wirkungsvollen Lebensmittel unbedingt in Ihren Speiseplan auf. Wenn die Entzündungswerte sinken, nehmen auch die Schmerzen ab. Der regelmäßige Verzehr dieser Superfoods kann dazu beitragen, Ihre Rücken- und Nackenschmerzen zu beseitigen, und dafür sorgen, dass Sie entzündungshemmende Medikamente absetzen können.

Diese dreißig Lebensmittel enthalten starke schmerzlindernde Nährstoffe. Anstatt die Lebensmittel einfach nur aufzulisten, erkläre ich die heilenden Nährstoffe in jedem einzelnen Lebensmittel. Sie sollten wissen, wie die Superfoods Entzündungen bekämpfen, das wird Sie hoffentlich inspirieren, den Anteil dieser Lebensmittel an Ihrer Ernährung zu erhöhen. In der folgenden Übersicht werden Begriffe definiert, die in den Nährwertangaben vorkommen.

Die Omega-3-Fettsäuren EPA und DHA, die reichlich in nativem Olivenöl extra enthalten sind, haben eine starke entzündungshemmende Wirkung. Die in Olivenöl enthaltenen Vitamine C, A und E wirken gegen schädliche freie Radikale. Mineralien helfen bei der Aufnahme von Nährstoffen und bei der Ausschwemmung von Giftstoffen, die Entzündungen verursachen können. Ballaststoffe helfen bei der Aufspaltung der Nahrung und halten den Darm gesund. Pflanzliche Lebensmittel enthalten Phytochemikalien und Phytonährstoffe, die dafür bekannt sind, Entzündungen zu bekämpfen. Pflanzen werden von Polyphenolen vor UV-Strahlen und Infektionen geschützt. Als Mikronährstoffe in den Lebensmitteln, die Sie essen, schützen sie Ihren Körper, indem sie Entzündungen verringern und Krankheiten vorbeugen.

Antioxidantien neutralisieren freie Radikale, die die Zellen schädigen. Durch freie Radikale entstandene Schäden führen zu Entzündungen auf zellulärer Ebene. Indem Antioxidantien freie Radikale angreifen, lindern sie Entzündungen. Viele Vitamine, Polyphenole und Phytonährstoffe wirken antioxidativ.

Flavonoide, eine große Gruppe von Phytonährstoffen, haben starke antioxidative und entzündungshemmende Eigenschaften. Auf meiner Liste erwähne ich die Flavonoide, die in bestimmten Lebensmitteln zu finden sind, darunter Anthocyane, Quercetin, Catechine, Resveratrol und Kaempferol. Carotinoide, die Pigmente, die Pflanzen rot, orange und gelb farben wirken als entzündungshemmende Antioxidantien. Zu den Carotinoiden gehören Alpha-Carotin, Beta-Carotin, Lutein und Lycopin.

Diese kurze Ernährungsübersicht zeigt auf, wie diese Superfoods Entzündungen bekämpfen.

1. Mandeln und Nüsse: Mandeln, Haselnüsse, Erdnüsse, Pekannüsse, Pistazien und Walnüsse enthalten große Mengen an Ballaststoffen, Kalzium, Magnesium, Zink, Vitamin E und Omega-3-Fettsäuren, die alle eine entzündungshemmende Wirkung haben. Walnussschalen enthalten entzündungshemmende Phenolsäuren, Flavonoide und pflanzliche Gerbstoffe.

2. Avocados: Reich an entzündungshemmenden, einfach ungesättigten Fettsäuren. Sie enthalten Kalium und Magnesium, die entzündungsfördernde Giftstoffe ausschwemmen. Die in Avocados enthaltenen Antioxidantien, Carotinoide und Tocopherole sind in Vitamin E enthalten.

3. Hülsenfrüchte: Schwarze Bohnen, Kichererbsen, Linsen, Pintobohnen, rote Bohnen und schwarzäugige Erbsen sind gut für Sie. Hülsenfrüchte sind Pflanzensamen, zu ihnen gehören Bohnen, Linsen und Sojabohnen, Erbsen und Erdnüsse. Hülsenfrüchte wirken stark entzündungshemmend, da sie reich an Antioxidantien und Phytonährstoffen sind und zu den reichsten Ballaststoffquellen

der Welt gehören. Sie sind auch unglaublich nährstoffreich, sie enthalten viele Vitamine und Mineralien, darunter B-Vitamine, Kalzium, Magnesium, Eisen, Zink und Kalium.

Sie sind außergewöhnlich gesund für Mensch und Tier und zudem sehr gut für die Umwelt: Ihre Wurzeln binden Stickstoff im Boden und verringern so den Bedarf an erdölbasierten Düngemitteln.

Unter Hülsenfrüchten versteht man in der Regel essbare Pflanzensamen, die trocken für den Verzehr geerntet werden. Die getrockneten Bohnen und Linsen können Sie in jedem gut sortierten Lebensmittelgeschäft finden.

4. Rote Bete: Das Pigment, das die Rüben violett färbt, das so genannte Betalin, ist ein sehr starker Entzündungshemmer.

5. Paprikaschoten: Vor allem rote Paprika enthalten Vitamin C und Antioxidantien, darunter Beta-Carotin, Quercetin und Luteolin.

6. Beeren: Heidelbeeren, Himbeeren, Brombeeren und Erdbeeren enthalten flavonoide Antioxidantien und Anthocyane, die die Entzündungsreaktion im Körper ausschalten. Blaubeeren enthalten auch Quercetin, ein Antioxidans, das eine stark entzündungshemmende Wirkung hat. Das in Beeren enthaltene Resveratrol vernichtet freie Radikale. Das enthaltene Vitamin C unterstützt das Immunsystem und bekämpft Entzündungen.

7. Schwarzer Pfeffer: Enthält Piperin, das akute Entzündungen bekämpft. Piperin kann die Wirkung anderer entzündungshemmender Lebensmittel verstärken.

8. Brokkoli und anderes Kreuzblütlergemüse: Blumenkohl, Rosenkohl, Kohl und Grünkohl sind ebenfalls Kreuzblütler. Sie sind eine Quelle für Sulforaphan, ein entzündungshemmendes Antioxidans. Sie enthalten viel Vitamin K, das zur Regulierung der Entzündungsreaktion beiträgt. Das enthaltene Kalium und Magnesium dienen dazu, Giftstoffe auszuspülen. Entzündungshemmende Flavonoide und Carotinoide sind ebenfalls in Kreuzblütlern enthalten. Diese Gemüsefamilie ist ein Superfood.

9. Karotten: Enthalten Beta-Carotin, das in Vitamin A umgewandelt werden kann. Beta-Carotin selbst ist ein starkes Antioxidans.

10. Cayennepfeffer: Die Schärfe kommt von den Capsaicinoiden, die Entzündungen bekämpfen.

11. Kirschen: Sauerkirschen und Süßkirschen enthalten Anthocyane und Catechine, die die Entzündungsreaktion hemmen. Das in Kirschen enthaltene Vitamin C unterstützt ein gesundes Immunsystem und bekämpft Entzündungen. Kirschen senken die Marker für chronische Entzündungen und die Antioxidantien können eine nachhaltige Wirkung haben.

12. Chilischoten: Enthalten Sinapinsäure und Ferulasäure, die Entzündungen und oxidativen Stress reduzieren. Die Quelle der Schärfe in scharfen Chilis sind Capsaicinoide, die ebenfalls entzündungshemmend wirken.

13. Chia-Samen: Sie liefern die antioxidativen Vitamine A, B, D und E sowie Phenolsäure. Der Mineralstoff Magnesium ist ebenfalls enthalten und schwemmt Giftstoffe aus.

14. Zimt: Zimtaldehyd ist das Flavonoid, das dem Zimt seinen Geschmack und Geruch verleiht. Es kann Entzündungen vorbeugen und lindern.

15. Dunkle Schokolade: Schokolade mit einem Kakaoanteil von mindestens 70 Prozent ist reich an Flavanolen und Polyphenolen, entzündungshemmenden Antioxidantien. Sie enthält Zink, Magnesium und Eisen, die alle eine entzündungshemmende Wirkung haben.

16. Natives Olivenöl extra: Es enthält einfach ungesättigte Fettsäuren, die Entzündungen reduzieren können. Quercetin, ein Flavonoid/Antioxidans, wirkt ebenfalls entzündungshemmend. Die Fettsäuren machen Nährstoffe, Vitamine und entzündungshemmende Verbindungen für den Körper besser verfügbar.

17. Natives Kokosnussöl extra: Kokosnussöl hat einen hohen Gehalt an Antioxidantien, die freie Radikale und Entzündungen bekämpfen. Es ist hitzebeständiger als Olivenöl.

18. Leinsamen: Sind eine großartige Quelle für Ballaststoffe und Polyphenole, die das Wachstum von entzündungshemmenden Bakterien im Darm fördern. Leinsamen sind die reichste Quelle von Lignanen, sekundären Pflanzenstoffen, die lösliche Ballaststoffe enthalten und als Antioxidans wirken. Leinsamen müssen gemahlen werden, um verdaulich zu sein.

19. Ingwer: Enthält entzündungshemmende Antioxidantien, sogenannte Gingerole, die dazu beitragen, den Körper von Giftstoffen zu befreien, das Immunsystem zu stärken und die Entzündungsreaktion zu regulieren.

Aus Ingwer kann ein köstlicher Tee hergestellt werden.

20. **Weintrauben:** Enthalten verschiedene Antioxidantien, darunter Flavonoide und Resveratrol. Rote und schwarze Weintrauben enthalten Anthocyane, die die Entzündungsreaktion ausschalten.

21. **Fetter Fisch:** Die besten Fische und Schalentiere zur Bekämpfung von Entzündungen sind Wildlachs, Sardinen, Sardellen, Hering und Makrele, Rotbarsch, Heilbutt, Roter Thunfisch, Forelle, Blaufisch, Blaukrabbe, Austern, Wolfsbarsch, Weißer Thunfisch in Dosen, Garnelen und Kaviar/Rogen.

Fetter Fisch ist reich an Omega-3-Fettsäuren. Diese Fettsäure kommt nur in tierischen Produkten vor. Omega-3-Fettsäuren verringern Entzündungen im Körper. EPA und DHA, die zu den langkettigen Omega-3-Fettsäuren gehören, sind die wirksamsten entzündungshemmenden Nährstoffe. Entscheiden Sie sich, wenn möglich, für Wildfisch. Zuchtfische haben einen höheren Anteil an Omega-6-Fettsäuren, die entzündungsfördernd sein können.

22. **Zwiebeln und andere Zwiebel- und Lauchgewächse:** Knoblauch, rote und gelbe Zwiebeln, Frühlingszwiebeln, Schalotten, Schnittlauch und Lauch enthalten Allicin, das entzündungshemmend wirkt, indem es entzündungshemmende Proteine stimuliert und Marker für chronische Entzündungen unterdrückt.

23. **Orangen:** Das in Orangen reichlich enthaltene Vitamin C wirkt als Antioxidans, das Entzündungen hemmt. Die Flavonoide in Orangen, Hesperidin und Naringenin, wirken ebenfalls entzündungshemmend. Die Carotinoide hemmen die Produktion von Entzündungen.

24. **Ananas:** Das in der Ananas enthaltene Vitamin C hilft, Entzündungen zu hemmen. Bromelain, ein in der Ananas enthaltenes Verdauungsenzym, hat entzündungshemmende und schmerzlindernde Eigenschaften.

25. **Rotwein:** In Maßen genossen, wirkt Rotwein entzündungshemmend. Wie rote Trauben enthält er Anthocyanidine, die oxidativen Stress reduzieren. Außerdem reguliert er nachweislich den Blutzucker.

26. **Spinat und anderes dunkles Blattgemüse:** Rucola, Pak Choi, Blattkohl, Löwenzahn, Grünkohl, Brauner Senf, Rapini und Mangold gelten als dunkles Blattgemüse. Sie sind reich an entzündungshemmenden Antioxidantien, darunter die Vitamine A, C und K sowie Flavonoide. Dunkles Blattgemüse hat eine höhere Konzentration an Nährstoffen und sekundären Pflanzenstoffen als solches mit helleren Blättern. Spinat enthält Quercetin und Kaempferol, Flavonoide mit entzündungshemmender Wirkung. Spinat, Mangold und Grünkohl enthalten außerdem Carotinoide und Tocopherole.

27. **Süßkartoffeln:** Eine gute Quelle für die Vitamine C und K, Kalium und Vitamine des B-Komplexes, was sie zu einem starken Antioxidans macht.

28. **Tee:** Grüner Tee, einige schwarze Teesorten und Matcha-Pulver haben eine entzündungshemmende Wirkung. Die Blätter von Teepflanzen enthalten Catechine, Antioxidantien, die Entzündungen hemmen. EGCG, das nur in Grünem Tee enthalten ist, ist das stärkste aller Catechine. Schwarzer Tee hat zwar auch eine entzündungshem-

> ### Snacks zur Bekämpfung von Entzündungen
>
> Knusprige, salzige und süße Leckereien für zwischendurch mögen verlockend sein, aber wenn Sie Entzündungen in den Griff bekommen wollen, müssen Sie darauf achten, welche Snacks Sie zu sich nehmen. Als Anregung finden Sie hier einige Vorschläge für leckere, schmerzlindernde Snacks. Seien Sie kreativ. Es gibt so viele mögliche Kombinationen, mit denen Sie experimentieren können:
>
> - Guacamole mit Rohkost: rohe Karotte, Paprika, Brokkoli, Blumenkohl, Yambohne oder anderes rohes Gemüse
> - Mandelbutter auf einer Staudenselleriestange oder einem Apfelschnitz
> - Selbstgemachtes Popcorn, gewürzt mit entzündungshemmenden Gewürzen und Kräutern wie Kurkuma, Paprika, Chilipulver, frisch gehacktes Basilikum, Schnittlauch, Rosmarin, Oregano
> - Gefrorene Weintrauben
> - Eine Handvoll Nüsse – Mandeln, Haselnüsse, Erdnüsse, Pekannüsse, Pistazien und Walnüsse
> - Hummus mit Gemüsesticks
> - In Olivenöl gebratene Kirschtomaten
> - Hartgekochte Eier
> - Vollfettjoghurt mit Beeren, Chiasamen, Nüssen
> - Geräucherter Lachs auf Vollkornbrot oder Crackern
> - Grünkohl-Chips
> - Gefrorene Melonenkugeln
> - Gebratene und mit Kräutern gewürzte Kichererbsen
> - Dip aus schwarzen Bohnen mit Gemüsesticks
> - Avocado-Vollkorntoast
> - Obst- oder Gemüse-Smoothie mit Joghurt
> - Oliven
> - Ein paar Stücke dunkler Schokolade
> - Obstsalat
> - Gebratener Blumenkohl mit Kurkuma
> - Beeren-Wassereis
>
> Es braucht nur ein wenig Planung, um Lebensmittel zur Hand zu haben, die Entzündungen hemmen. Wenn Ihre Schmerzen abklingen, werden Sie diese gesunden Snacks noch mehr genießen.

mende Wirkung, aber die des Grünen Tees ist stärker.

29. Tomaten: Eine ausgezeichnete Quelle für Vitamin C, ein Antioxidans und Entzündungshemmer. Tomaten enthalten Kalium, das Giftstoffe aus dem Körper ausschwemmt. Besonders in gekochter Form sind Tomaten reich an Lycopin, das Entzündungen bekämpft, die Depressionen verursachen können. Studien haben gezeigt, dass Lycopin Entzündungsmarker im Körper reduziert. Es ist in der Tomatenhaut, am stärksten in Kirschtomaten, enthalten.

30. Kurkuma: Ein starkes Antioxidans und ein Entzündungshemmer, der Curcumin enthält, das für die intensive gelbe Farbe des Gewürzes verantwortlich ist. Kurkuma ist ein Bestandteil von Currypulver.

Vitamine und Nahrungsergänzungsmittel für einen gesunden Rücken

Um Rückenproblemen vorzubeugen, sind bestimmte Vitamine und Nährstoffe für die Versorgung von Knochen, Muskeln, Bandscheiben und anderen Strukturen der Wirbelsäule unerlässlich. Einige der Nährstoffe wirken als Antioxidantien, die helfen, Entzündungen zu verringern. Auch wenn Sie Nahrungsergänzungsmittel einnehmen könnten, empfehle ich, diese Vitamine aus natürlichen Quellen zu beziehen. Diese unvollständige Liste enthält einige Nährstoffe, die zur Linderung von Rückenproblemen und -schmerzen beitragen können, sowie die Nahrungsmittel, in denen Sie vorkommen:

Kalzium

Eine ausreichende Kalziumzufuhr ist für den Erhalt der Knochenmasse im Laufe des Lebens unerlässlich. Eine ausreichende Kalziumzufuhr hilft, Osteoporose zu verhindern. Kalzium muss in einem ausgewogenen Verhältnis zu Vitamin D stehen, um starke Knochen zu bilden.

Quellen: Milch, Joghurt, Käse, dunkles Blattgemüse, Hülsenfrüchte, Orangen, Tofu, Melasse, Fisch, der reich an Omega-3-Fettsäuren ist.

Vitamin D3

Dieses Vitamin hilft dem Körper bei der Aufnahme von Kalzium. Ein niedriger Vitamin-D-Spiegel wird mit Entzündungskrankheiten, einschließlich rheumatoider Arthritis, in Verbindung gebracht. Im Labor zeigt Vitamin D eine deutliche entzündungshemmende Wirkung auf die Zellen und kann die Schmerzen bei chronischen Entzündungen lindern. Der Körper bildet Vitamin D, wenn die Haut dem Sonnenlicht ausgesetzt ist. Es kommt nur in wenigen Lebensmitteln natürlich vor.

Quellen: fetter Fisch (Lachs), Leber, Lebertran, Rindfleisch, Eigelb. Es gibt Müslis, Milch, Säfte und Brote, die mit Vitamin D angereichert sind.

Magnesium

Magnesium ist ein Mineral, das zur Erhaltung gesunder Knochen beiträgt. Es sorgt für eine stabile Knochenmasse und beugt so Rückenproblemen vor. Es ist an mehr als 300 biochemischen Reaktionen im Körper beteiligt. Wenn der Magnesiumspiegel im Blut sinkt, entzieht der Körper den Knochen Magnesium, was nicht gut für die Wirbelsäule ist. Magnesium hilft bei der Entspannung und Kontraktion der Muskeln und stärkt die Muskeln, die die Wirbelsäule stützen.

Quellen: grünes Blattgemüse, Fisch, Bohnen, Samen, Nüsse, Vollkornprodukte, Joghurt, Avocados, Bananen und dunkle Schokolade mit 70% Kakaoanteil.

Vitamin C

Dieses Antioxidans hilft bei der Beseitigung freier Radikale, die Entzündungen durch Schädigung von Zellen und Gewebe auslösen können. Als Antioxidans trägt Vitamin C zur Heilung verletzter Muskeln, Sehnen, Bänder und Bandscheiben bei und stärkt die Wirbelsäule.

Vitamin C ist notwendig für die Produktion von Kollagen, das in Knochen, Muskeln, Haut und Sehnen vorkommt. Kollagen ist Teil des gewebebildenden Prozesses. Es wird auch angenommen, dass Vitamin C den Spiegel des C-reaktiven Proteins (CRP) senkt, das in der Leber gebildet wird. CRP ist ein Entzündungsmarker. Eine Theorie besagt, dass Vitamin C möglicherweise die Produktion von Zytokinen unterdrückt, die den Entzündungsprozess regulieren. Wenn Zytokine unterdrückt werden, werden Entzündungen reduziert.

Quellen: Zitrusfrüchte, Erdbeeren, Paprika, Brokkoli, Rosenkohl, Spinat, grünes Blattgemüse, Beeren und Süßkartoffeln.

Vitamin B12

B12 trägt zum Aufbau von knochenbildenden Zellen bei und ist für die Bildung von roten Blutkörperchen im Knochenmark notwendig. Der Vitamin-B-Komplex soll bei Nervenschmerzen helfen.

Quellen: tierische Proteine, wie Eier, Fisch, Geflügel und Fleisch, sowie Milchprodukte wie Milch, Joghurt und Käse. Da B12 nicht in Gemüse vorkommt, sollten Vegetarier die Einnahme von Nahrungsergänzungsmitteln in Betracht ziehen.

Vitamin K2

K2 verteilt Kalzium aus dem Weichteilgewebe und lagert es in die Knochen ein. Die Kombination von K2 und Kalzium sorgt dafür, dass die Knochen der Wirbelsäule und des gesamten Körpers stark und gesund bleiben. K1 ist die pflanzliche Form von K2.

Quellen K2: gesunde Fette in Fleisch, Käse, Eigelb und anderen Milchprodukten.

Quellen K1: grünes Blattgemüse wie Spinat, Grünkohl und Brokkoli.

Eisen

Eisen spielt eine Rolle bei der Umwandlung von Vitamin D in seine aktive Form. Es ist auch an der Produktion von Kollagen beteiligt. Eisen ist ein Bestandteil von Hämoglobin und Myoglobin, den Proteinen, die den Körper mit Sauerstoff versorgen, einschließlich des Gewebes, das die Wirbelsäule stützt.

Quellen: Leber, Schweinefleisch, Fisch, Schalentiere, rotes Fleisch, Geflügel, grünes Blattgemüse, Linsen, Bohnen, Eier, Soja und Vollkornprodukte.

Glucosamin und Chondroitin

Glucosamin, eine Aminosäure, ist in hohen Konzentrationen in Knorpel- und Bindegewebe enthalten. Chondroitin ist im Bindegewebe zu finden und wird häufig zusammen mit Glucosamin eingenommen. Glucosamin und Chondroitin sind strukturelle Bestandteile des Knorpels, des Gewebes, das die Gelenke polstert. Beide werden natürlich im Körper gebildet. Sie sind auch als Nahrungsergänzungsmittel erhältlich. Forscher haben die Wirkung dieser Nahrungsergänzungsmittel, einzeln oder in Kombination, bei Arthrose untersucht, die den Knorpel in den Gelenken zerstört. Sie sind dafür bekannt, dass sie entzündungsbedingte Gelenkschmerzen lindern.

Wenn Sie auf Ihren Rücken achten wollen, kann eine Änderung Ihrer Essgewohnheiten die Fortschritte, die Sie bereits durch mehr und bessere Bewegung erzielt haben, noch verstärken. Die in diesem Kapitel beschriebene Ernährungsweise wird Ihnen zu mehr Energie verhelfen, Ihre Stimmung heben und Ihre Schmerzen lindern.

Strategie 7: Guter Schlaf

Mehr als die Hälfte der Menschen mit Rückenschmerzen klagen über erhebliche Schlafprobleme. Grund genug, sich des Themas anzunehmen.

Chronische Schmerzen erschweren vielen Menschen das Einschlafen und können auch den Schlaf unterbrechen. Schon das Ändern der Liegeposition im Schlaf kann Schmerzen auslösen. Ein Teufelskreis wird in Gang gesetzt. Chronische Schmerzen stören den erholsamen Schlaf, machen Sie müder und folglich am nächsten Tag schmerzempfindlicher. Die verstärkte Schmerzerfahrung erschwert wiederum den Schlaf. Schlaf und Schmerz scheinen in einem wechselseitigen Zusammenhang zu stehen, aber Studien zeigen, dass schlechter Schlaf einen stärkeren Einfluss auf das Erleben chronischer Schmerzen haben kann. Sicher ist, dass chronische Schmerzen und Schlafprobleme eine ungesunde Kombination sind.

Erholsamer Schlaf ist für eine optimale körperliche, geistige und emotionale Gesundheit unerlässlich. Während Sie schlafen, repariert und regeneriert Ihr Gehirn Zellen, Gewebe und Nerven und stärkt Ihr Hormon- und Immunsystem. Ein gesunder Schlaf wird in vier Phasen unterteilt. In den ersten beiden Phasen werden Sie zunehmend von der Außenwelt abgeschnitten. In der dritten Phase erreichen Sie einen tiefen, erholsamen Schlaf, in dem Ihre Gehirn- und Körperaktivität auf den niedrigsten Stand während des Schlafzyklus sinkt. Dieser Tiefschlaf ist entscheidend für die körperliche Erneuerung, die Hormonregulierung und das Wachstum. Die vierte Phase ist der REM-Schlaf (Rapid Eye Movement). In dieser Phase verarbeitet das Gehirn Erinnerungen und Emotionen, die in direktem Zusammenhang mit dem Lernen und anspruchsvollen Denkleistungen stehen.

Eine gute Nachtruhe besteht aus mehreren Runden der vier Phasen des Schlafzyklus. In einer typischen Nacht durchläuft ein Mensch drei bis sechs Schlafzyklen. Jeder Zyklus dauert etwa neunzig Minuten. Wenn Sie nicht lange genug schlafen, um mehrere Zyklen zu durchlaufen, bekommen Sie nicht genügend Tief- und REM-Schlaf. Ein unzureichender erholsamer Schlaf hat tiefgreifende Folgen für das Denken, die Emotionen und die körperliche Gesundheit. Schlafende, die während der ersten beiden Phasen

Der Schmerz im Nacken

» *Während ich nach einer Operation Arztbriefe schrieb, fragte mich eine Anästhesistin, ob ich einen Moment Zeit für ein Gespräch hätte, und ich bat sie, sich zu setzen.*

Ich sah von meinen Papieren auf und fragte: »Was ist los?«

»Ich habe chronische, quälende Schmerzen im Nacken, die bis in die Schultern ausstrahlen. Ich schlafe nicht mehr als vier Stunden pro Nacht. Meine Familie leidet darunter, dass ich übermüdet und gestresst bin. Ich bin depressiv und ängstlich und weiß nicht, was ich tun soll. Ich schaffe es, meine Arbeit zu erledigen, aber ich bin ein Wrack.«

Ich schickte sie zu einer MRT-Untersuchung ihrer Halswirbelsäule, die eine leichte Degeneration bei C5-C6 ergab. Als wir uns trafen, um die Ergebnisse des Scans zu besprechen, fiel mir ihre schlechte Körperhaltung auf. Sie saß krumm, und ihr Kopf schob sich bei jeder Bewegung nach vorne. Ihre schlechte Körperhaltung trug eindeutig zu ihren Schmerzen bei. Ich sagte ihr, wie wichtig eine korrekte Haltung ist: eine neutrale Wirbelsäule, bei der die Ohren in einer Linie mit den Schultern stehen und die Schulterblätter nach hinten und zueinander gezogen sind. Ich erzählte ihr von einer Studie der San Francisco State University, in der ein Zusammenhang zwischen schlechter Körperhaltung und Depressionen festgestellt wurde. Ich erklärte ihr, dass viele Experten eine gebückte und krumme Körperhaltung mit Gewichtszunahme, Sodbrennen, Angstzuständen und Atemwegserkrankungen in Verbindung bringen.

Ich führte sie in verschiedene Übungen zur Korrektur der Körperhaltung ein. Ich brachte ihr die tiefe Bauchatmung bei, um ihren Brustkorb zu öffnen. Dies erlaubt es den Spinalnerven, sich im Wirbelsäulenkanal zu bewegen, was die Schmerzen lindert. Ich zeigte ihr eine Reihe von Dehnübungen für Rücken und Nacken, um die Verspannungen zu lösen und ihren Bewegungsspielraum zu vergrößern. Ich empfahl ihr, mehr Bewegung in ihr Leben zu integrieren und sich lange, heiße Duschen zu gönnen.

Als wir über ihre Schlaflosigkeit sprachen, erzählte sie mir, dass sie normalerweise im Bett fernsah, während sie versuche einzuschlafen. Ich erklärte ihr, dass das blaue Licht des Fernsehbildschirms sie stimulieren und ihr das Einschlafen erschweren könnte. Als wir über ihren vollen Terminkalender sprachen, stellte ich fest, dass sie oft das Mittagessen ausließ und um 20 Uhr ein großes Abendessen mit einem oder zwei Gläsern Wein zu sich nahm. Mit vollem Magen ins Bett zu gehen trug nicht gerade zu einem erholsamen Schlaf bei. Der Genuss von Alkohol kurz vor dem Zubettgehen kann zwar das Einschlafen erleichtern, später aber den Schlaf stören. Es ist erwiesen, dass Alkohol die Schlafqualität und -dauer beeinträchtigt. Außerdem führte der Wein, den sie zum Abendessen trank, möglicherweise dazu, dass sie nachts aufstand, um zur Toilette zu gehen. Wir überlegten, wie wir ihre Abend-Routine ändern konnten, um für Entspannung zu sorgen und den Schlaf zu fördern.

»Ich bin es so leid, müde zu sein, dass ich alles versuchen werde«, sagte sie. Sie beschloss, ihre Schlafgewohnheiten zu ändern.

Nach zwei Wochen konnte sie wieder durchschlafen. Sie berichtete, sie sei ein neuer Mensch und habe ihr glückliches Leben zurück. Durch die Anwendung einiger Strategien aus dem Programm »Watch Your Back« fühlte sie sich wieder wohl und ihre Nackenschmerzen waren verschwunden.

häufig aufwachen, haben möglicherweise Schwierigkeiten, in die tieferen Schlafphasen überzugehen. Menschen, die unter Schlaflosigkeit leiden, bekommen möglicherweise nicht genug Schlaf, um in jeder Phase die erforderliche Dauer zu erreichen. Die Bedeutung einer guten Nachtruhe darf nicht unterschätzt werden.

Sie haben sicher schon bemerkt, dass Sie nach einer durchgeschlafenen Nacht klar denken und sich körperlich fit fühlen. Aber wussten Sie, dass eine Nachtruhe von sieben bis neun Stunden auch die Fähigkeit Ihres Körpers verbessert, Entzündungen auf zellulärer Ebene in Schach zu halten? Wenn Sie nicht genügend Schlaf bekommen, sind Sie wahrscheinlich anfälliger für die körperlichen und emotionalen Auswirkungen von Stress. Ein chronischer Schlaf-Stress-Zyklus begünstigt Entzündungen. Ausreichender Schlaf schützt vor Stress und behält Entzündungen unter Kontrolle. Eine der wichtigsten Auswirkungen einer guten Nachtruhe ist daher die Verringerung chronischer Schmerzen.

Ihre innere Uhr und Entzündungen

Ihr Körper verfügt über eine innere Uhr, die einen biologischen Rhythmus steuert, den sogenannten zirkadianen Rhythmus. Er reguliert Schlaf- und Wachzeiten mit biochemischen Reaktionen, abhängig von Licht und Dunkelheit. Ihre innere Uhr steuert den täglichen Zyklus von Veränderungen von Körper, Geist und Verhalten. Ihr zirkadianer Rhythmus steuert die Produktion von Hormonen und andere physische Veränderungen im Lauf eines 24-Stunden-Tages im Wechsel zwischen Schlaf und Wachsein. Genauso wie Ihr Schlaf-Wach-Rhythmus von der inneren Uhr Ihres Körpers gesteuert wird, sind auch viele andere Körperfunktionen an den vierundzwanzigstündigen zirkadianen Rhythmus gekoppelt. So ist beispielsweise die normale Körpertemperatur um etwa 5 Uhr morgens mit durchschnittlich 36 °C am niedrigsten und um etwa 17 Uhr mit durchschnittlich 37,4 °C am höchsten. Auch der Hormonspiegel schwankt. Die Cortisolausschüttung ist morgens am höchsten,

> **In Einklang mit dem zirkadianen Rhythmus**
>
> Sie brauchen eine konsequente Schlafroutine, um Ihren Schlaf und Ihr Immunsystem, das Entzündungen kontrolliert, zu koordinieren. Eine einfache Möglichkeit, dies zu erreichen, besteht darin, jeden Tag zur gleichen Zeit ins Bett zu gehen und aufzustehen.

um Sie in Schwung zu bringen. Melatonin, das »Schlafhormon«, wird abends von der Zirbeldrüse des Gehirns produziert, um Sie müde zu machen. Ihr zirkadianer Rhythmus sorgt gewissermaßen dafür, dass Sie im Zeitplan bleiben.

Derselbe Rhythmus reguliert Ihr Immunsystem, das Entzündungen in Ihrem Körper kontrolliert. Ich möchte diesen wichtigen Punkt noch einmal wiederholen: Schlaf und Entzündungen werden durch dieselben Biorhythmen reguliert. Wenn schlechter Schlaf Ihren zirkadianen Rhythmus stört, spielt Ihr Immunsystem verrückt, was zu Entzündungen und Schmerzen führt. Guter Schlaf ist wichtig, denn Schlaf, Immunfunktionen und Entzündungen haben einen gemeinsamen Regulator. Zu wenig Schlaf lässt die Entzündungswerte in Ihrem Körper ansteigen. Schon eine einzige Nacht mit zu wenig Schlaf reicht aus, um Entzündungen im ganzen Körper auszulösen. Die richtige Menge an Schlaf – bei den meisten Erwachsenen zwischen sieben und neun Stunden – hilft, systemische, niedriggradige Entzündungen zu vermeiden. Ein erholsamer Nachtschlaf wirkt sich auf zellulärer Ebene auf die Fähigkeit des Körpers aus, Entzündungen in Schach zu halten.

Lerche oder Eule?

Wenn Sie gut schlafen wollen, müssen Sie sich Ihres Chronotyps bewusst sein, d. h. wann es Ihrer genetischen Veranlagung entspricht, zu schlafen. Sind Sie eine Lerche oder eine Eule, mit anderen Worten, ein Morgen- oder ein Nachtmensch? Wenn Sie dann schlafen, wenn es Ihr Chronotyp vorgibt, werden Sie eine bessere Schlafqualität haben. Ich halte die Beachtung Ihres Chronotyps für so wichtig, dass es zwei »Watch Your Back«-Programme gibt: eines für Frühaufsteher und eines für Nachteulen.

Ihr Chronotyp ist genetisch bedingt und wird von den Genen bestimmt, die Ihre innere Uhr regulieren. Er kann bis zu einem gewissen Grad durch Lichtexposition, Trainingszeiten, soziale Interaktionen und Schlafzeiten beeinflusst werden. Wenn Sie Frühaufsteher sind, legen Sie eine angemessene Schlafenszeit fest und halten Sie diese ein. Wenn Sie früh aufstehen, trainieren Sie morgens. Training später am Tag oder am Abend kann Frühaufstehern das Einschlafen erschweren. Eulen sollten ihren Tagesablauf so gestalten, dass ihr Tag später beginnt. Es gibt eine Reihe von Maßnahmen, die Sie ergreifen können, um Ihrem zirkadianen Rhythmus zu folgen:
- Setzen Sie sich ein bis zwei Stunden vor dem Schlafengehen keinem hellen Licht, insbesondere keinem blauen Licht, aus. Ihr Gehirn richtet seinen zirkadianen Rhythmus nach der Lichteinwirkung. Wenn Sie fernsehen, auf Ihrem Smartphone spielen oder auf Ihrem Tablet lesen, lässt das blaue Licht dieser elektronischen Geräte Ihr Gehirn glauben, dass es gerade hell ist und dass Sie wach sein müssen.
- Genießen Sie das Sonnenlicht am Morgen nach dem Aufwachen. Bewegung im

Freien sorgt für die ideale Bestrahlung. Ihr Gehirn wird Ihren Körper aufwecken.
- Die Temperatur beeinflusst Ihre innere Uhr. Wenn Sie sich morgens bewegen, steigt Ihre Körpertemperatur, was ein Weckruf für Ihr Gehirn ist. Wenn Sie nachts die Temperatur Ihres Zimmers senken, sendet dies ein Schlafsignal an Ihr Gehirn.
- Sorgen Sie dafür, dass Ihr Schlafzimmer dunkel ist. Verwenden Sie kein Licht im Badezimmer, wenn Sie sich bettfertig machen. Ein Nachtlicht oder ein gedimmtes Licht setzt Sie nur einer minimalen Lichtmenge aus. Manche Menschen tragen während des Schlafs eine Schlafmaske, um jegliches Licht auszublenden.
- Beachten Sie Ihren Chronotyp bei der Festlegung Ihrer regelmäßigen Schlafenszeit.

Gut schlafen bei chronischen Schmerzen

Unter dem Sammelbegriff »Schlafstörungen« werden mehrere Probleme zusammengefasst, nämlich Schwierigkeiten beim Einschlafen, Schwierigkeiten beim Durchschlafen und zu frühes Aufwachen. Viele meiner Patient*innen, die unter chronischen Rückenschmerzen leiden, fühlen sich am Morgen nicht frisch. Ihr Schlaf ist nicht erholsam. Sie bekommen nicht den Tiefschlaf, den sie brauchen. Bei vielen kommt es stündlich zu mehreren Veränderungen ihres Schlafzustands, die sie aus dem tiefen, erholsamen Schlaf reißen. Die Qualität ihres Schlafs ist gering. Nicht erholsamer Schlaf führt zu geringer Energie, depressiver Stimmung und stärkeren Schmerzen.

Für das Einschlafen brauchen Menschen mit chronischen Schmerzen andere Strategien.

Die Standardempfehlung für Menschen, die Schwierigkeiten haben, sich zu entspannen und einzuschlafen, besteht darin, Ablenkungen zu beseitigen, indem man das Licht ausschaltet und für Ruhe sorgt. Eine solche ruhige Umgebung kann Menschen mit chronischen Schmerzen Probleme verursachen. Wenn sie im Bett liegen und versuchen einzuschlafen, konzentrieren sie sich nur noch mehr auf ihre Schmerzen. Eine der wirksamsten Methoden der Schmerzbehandlung ist die Ablenkung. Tagsüber ist es möglich, sich zu beschäftigen und Aktivitäten nachzugehen, die von den Schmerzen ablenken. Der Versuch einzuschlafen kann aber dazu führen, dass die Schmerzen in den Vordergrund rücken. Die nächsten beiden Kapitel zeigen Ihnen, wie Sie Ihren Geist nutzen können, um sich von Ihren Schmerzen abzulenken. Hier folgt eine Liste mit Tipps für einen erholsamen Nachtschlaf:
- Bewegen Sie sich regelmäßig, aber nicht in den Stunden vor dem Schlafengehen. Menschen, die sich regelmäßig bewegen, schlafen nachts besser. Sie schlafen schneller ein und länger als Menschen, die sich nicht bewegen. Je intensiver Sie sich bewegen, desto mehr profitieren Sie davon. Bewegung macht nicht nur müde, sondern baut auch Stress ab, der Sie wach hält.
- Gehen Sie jeden Tag, auch am Wochenende, zur gleichen Zeit zu Bett und stehen Sie zur selben Zeit auf. Das Einhalten eines Zeitplans trainiert Ihren Körper auf den Schlaf.
- Lassen Sie den Mittagsschlaf ausfallen, wenn er das Schlafen in der Nacht erschwert. Wenn Sie ein Nickerchen machen, beschränken Sie es auf fünfzehn bis zwanzig Minuten am frühen Nachmittag.
- Entspannen Sie sich am Ende des Tages. Planen Sie, wenn möglich, stressige oder

anstrengende Aktivitäten für den Vormittag und weniger anspruchsvolle für den Nachmittag ein.
- Vermeiden Sie schwere Mahlzeiten am Abend.
- Vermeiden Sie Koffein in den späten Abendstunden. Sie sollten nach dem Nachmittag keinen Kaffee mehr trinken. Koffein kann Sie bis zu zwölf Stunden nach dem Trinken wachhalten.
- Rauchen Sie nicht, insbesondere nicht vor dem Schlafengehen oder wenn Sie nachts aufwachen.
- Vermeiden Sie Alkohol nach dem Abendessen. Sie schlafen vielleicht schneller ein, wenn Sie trinken, aber die Qualität Ihres Schlafes leidet. Alkohol macht Sie in der zweiten Hälfte der Nacht wach.
- Vermeiden Sie Zucker. Das tun Sie hoffentlich ohnehin, aber besonders nachts ist das wichtig. Er ist zu stimulierend und erhöht die Entzündungswerte.
- Lockern Sie Ihre Rückenmuskeln vor dem Schlafengehen. Machen Sie einige sanfte Dehnübungen, um Muskelverspannungen zu lösen.
- Kreieren Sie eine entspannende Schlafenszeit-Routine und tun Sie jeden Abend dasselbe, bevor Sie schlafen gehen. Sie können lesen, ein Bad mit duftendem Badesalz nehmen, eine Tasse warme Milch oder Kamillentee trinken, meditieren oder beruhigende Musik hören. Ihr Geist wird diese Aktivitäten mit Schlaf verbinden.
- Reservieren Sie Ihr Schlafzimmer nur für Schlaf und Sex. Schauen Sie nicht fern und telefonieren Sie nicht im Bett.
- Schalten Sie Ihr Mobiltelefon aus oder zumindest stumm.
- Grübeln Sie nicht, wenn Sie im Bett liegen. Nehmen Sie sich eine andere Zeit, vielleicht nach dem Abendessen, um darüber nachzudenken, was Sie gegen Probleme unternehmen können. Wenn Ihr Kopf nicht zur Ruhe kommt, stehen Sie auf und machen Sie eine Liste. Denken Sie anschließend an etwas Angenehmes.
- Nehmen Sie eine entspannte Haltung zum Thema Schlaf ein. Machen Sie sich keine Gedanken darüber, dass Sie nicht einschlafen können, das wird Sie nur ängstlich machen und frustrieren. Lassen Sie sich von einer schlaflosen Nacht nicht aus der Ruhe bringen. Nehmen Sie sie einfach hin. Trösten Sie sich mit der Annahme, dass die nächste Nacht besser sein wird.
- Probieren Sie die Bauchatmung oder eine der Entspannungstechniken aus, die Sie in Kapitel 12 kennen lernen werden, um Ihre Schmerzwahrnehmung zu verringern und sich von Ihrer Schlaflosigkeit abzulenken.
- Wenn Sie nach etwa zwanzig Minuten nicht schlafen können, stehen Sie auf und gehen Sie in ein anderes Zimmer. Bleiben Sie etwa zwanzig Minuten lang ruhig sitzen, bevor Sie wieder ins Bett gehen.
- Wenn alles andere versagt, greifen Sie zu Schlafmitteln. Dies sollte der letzte Ausweg sein. Die Einnahme von Schlafmitteln soll nicht zur Gewohnheit werden. Sprechen Sie immer mit einem Arzt über die Einnahme von Schlafmitteln mit Wirkstoffen wie Diphenhydramin oder Melatonin. Nehmen Sie verschreibungspflichtige Medikamente nur mit großer Vorsicht ein.

Die beste Schlafposition

Die beste Schlafposition ist diejenige, die Ihnen die beste Erholung bietet. Vielleicht wechseln Sie im Lauf der Nacht auch die Position. Zur Verringerung von Rückenschmerzen kann es hilfreich sein, zusätzliche Kissen zur Unterstützung zu verwenden. Schmerzen morgens nach dem Aufstehen sind nicht unbedingt nur auf Ihre Schlafposition zurückzuführen. Schmerzen am Ende des Tages oder am Morgen können die Nachwirkungen von Fehlhaltungen oder falschen Bewegungen sein.

Wie schon gesagt, können Bewegung und Schwerkraft die Bandscheiben wie einen Schwamm, der zusammengedrückt wird, komprimieren. Wenn Sie liegen, füllen sich Ihre Bandscheiben mit Flüssigkeit. Morgens sind sie prall gefüllt. Wenn Sie sich nach dem Aufstehen bewegen und die Schwerkraft wieder wirkt, können die aufgequollenen Bandscheiben Sie empfindlicher für Rückenschmerzen machen.

Ihre Schlafposition kann Ihren Nacken, Ihren Rücken und Ihre Hüften zusätzlich belasten. Einige Erläuterungen zu den vier häufigsten Schlafpositionen werden Ihnen helfen, mögliche Probleme zu vermeiden.

Die Seitlage: die beliebteste Position

Obwohl die Seitlage die häufigste Schlafposition ist, kann das Schlafen auf der Seite zu Nacken-, Schulter- und Hüftschmerzen führen. Zudem kann sich der Kiefer auf der Seite, auf der man liegt, verspannen. Ein weiterer negativer Aspekt: Schlafen auf der Seite kann zu Falten im Gesicht führen. Vielleicht interessiert es Sie, dass in einer Studie festgestellt wurde, dass das Schlafen auf der linken Seite das Schnarchen verringern kann und gut für die Verdauung ist, während das Schlafen auf der rechten Seite Sodbrennen und sauren Reflux verstärken kann.

Bei der Suche nach einer guten Schlafposition sollte Ihr Ziel sein, Ihre Wirbelsäule in einer neutralen Position zu halten, d. h. in einer annähernd geraden Linie parallel zur Oberfläche des Bettes. In einer neutralen Haltung sind die Muskel- und Gelenkspannungen minimal und die Krümmungen der Wirbelsäule bleiben erhalten.

Die Halsbiegung ist wichtig. Wenn Ihr Kissen zu dünn oder zu dick ist, biegt sich Ihr Hals nach oben oder unten, was Ihre Nackenmuskulatur belasten kann. Der Nacken muss über seine gesamte Länge gestützt werden, da er sonst nicht mehr richtig ausgerichtet ist. Herkömmliche Kissen stützen eher Ihren Kopf als Ihren Nacken. Nackenstützkissen oder ergonomische Kissen sorgen dafür, dass Ihr Nacken und Ihr Kopf in einer Linie mit der Wirbelsäule ausgerichtet sind.

Die Position Ihrer Hüften kann einen dramatischen Einfluss auf die Qualität Ihres Schlafes haben. Wenn Sie auf der Seite liegen, sollten Ihre Hüften senkrecht zur Matratze stehen. Untere und obere Hüfte sollten direkt übereinanderstehen. Wenn Sie Ihre Hüften parallel ausrichten, verhindern Sie eine Verdrehung der Wirbelsäule, die zu Verspannungen führt.

Ziehen Sie die Knie leicht zur Brust, um den Druck auf den Rücken zu verringern.

Viele Seitenschläfer legen ein Kissen zwischen die Knie, insbesondere wenn sie Schmerzen im unteren Rücken haben. Dies unterstützt eine neutrale Position der Hüften. Es sind spezielle Kniekissen erhältlich.

Für das Schlafen in Seitlage darf die Matratze nicht zu weich, aber auch nicht zu hart sein. Wenn Ihre Matratze zu fest ist und das Gewicht Ihres Körpers von Ihren Schultern und Hüften getragen wird, wird Ihre Wirbelsäule in eine unnatürliche Krümmung gezwungen. Das Gleiche kann passieren, wenn Ihre Matratze zu weich ist.

Die Rückenlage: die beste Position für einen gesunden Rücken

Die Rückenlage bietet die meisten gesundheitlichen Vorteile. In dieser Position wird das Gewicht gleichmäßig auf die gesamte Länge der größten Körperfläche verteilt. Dabei gibt es praktisch keinen punktuellen Druck an bestimmten Stellen und Kopf, Nacken und Wirbelsäule sind korrekt ausgerichtet. Ein kleines Kissen unter den Knien kann zusätzliche Unterstützung bieten und hilft, die natürliche Krümmung der Wirbelsäule zu erhalten. Es verflacht den Rücken und öffnet die Bereiche, in denen gereizte Nerven zusammengedrückt werden könnten.

Wenn Sie flach auf dem Rücken liegen, sollte Ihr Kopf zur Decke gerichtet sein. Vermeiden Sie es, ihn zu einer Seite zu drehen, um Ihren Nacken nicht zu belasten. Verwenden Sie ein Kissen, um Kopf und Nacken zu stützen, eines unter den Knien und polstern Sie alle Lücken zwischen Körper und Matratze aus – zum Beispiel unter dem unteren Rücken.

Die Bauchlage

Die Bauchlage ist nicht ideal, wenn Sie Nackenschmerzen haben, aber bei Beschwerden im Rückenbereich kann die Position geeignet sein. Wenn Sie auf dem Bauch liegen, wird Ihr unterer Rücken gestreckt und die Wirbelsäule gewölbt. Wenn die Lage nicht ganz bequem ist, legen Sie ein Kissen unter Hüften und Taille, um Ihre Körpermitte anzuheben, was die Ausrichtung der Wirbelsäule verbessert. Das Kissen verschafft den Nerven im unteren Rückenbereich Raum, um sich zu entspannen und Verspannungen abzubauen. Verwenden Sie ein flaches Kopfkissen oder schlafen Sie ohne Kissen.

Das Schlafen auf dem Bauch gilt als ungünstig für die Körperhaltung, da der Kopf in der Regel auf eine Seite gedreht wird, was die Wirbelsäule verdrehen kann und Nacken und Schultern zusätzlich belastet. Wenn Sie mit dem Gesicht nach unten liegen, können Sie Ihre Stirn auf ein kleines, festes Kissen oder ein fest zusammengerolltes Handtuch stützen, um besser atmen zu können.

Schlafen in Embryohaltung

Wenn Sie einen Bandscheibenvorfall haben, kann eine zusammengerollte Position die Schmerzen lindern. Diese Haltung ist gut für den unteren Rücken und eignet sich auch während der Schwangerschaft. Ein zusätzlicher Vorteil ist, dass sie das Schnarchen reduziert. Die Seitenlage mit angezogenen Knien hilft, die Wirbelgelenke zu öffnen.

Ihre Haltung sollte locker und entspannt sein und Ihr Rücken relativ gerade. Wenn Sie sich zu eng zusammenrollen, könnte Ihre Atmung eingeschränkt werden. Wenn Sie unter Gelenkschmerzen oder Steifheit leiden, kann es sein, dass Sie morgens nach dem Aufstehen Schmerzen haben, wenn Sie stark zusammengerollt schlafen. Verwenden Sie ein Kissen, um Kopf und Nacken zu stützen. Ein Kissen zwischen den Knien kann die Position bequemer machen.

Schlafen in der Schwangerschaft

Während der Schwangerschaft, vor allem in den letzten Monaten, wird generell die Seitenlage empfohlen, um eine Kompression des Blutflusses zur Gebärmutter zu vermeiden. Das Schlafen auf der linken Seite ermöglicht eine optimale Durchblutung und entlastet Nieren und Leber, was bei Schwellungen in Händen, Knöcheln und Füßen hilft.

Die Bauchlage kann bis zur sechzehnten, vielleicht bis zur achtzehnten Woche funktionieren. Danach ist der Bauch zu groß und die Brüste sind so empfindlich, dass das Schlafen auf dem Bauch unangenehm wird. Manche Frauen verwenden ein donut-förmiges Kissen, um den wachsenden Bauch unterzubringen.

Die Rückenlage gilt im ersten Trimester als sicher. Es kann Rückenschmerzen, Atembeschwerden, Verdauungsprobleme und zu Hämorrhoiden nach sich ziehen. Vor allem aber kann das Schlafen auf dem Rücken die Durchblutung des Babys beeinträchtigen. Die Verwendung eines Keilkissens schafft hier Abhilfe.

Die besten Haltungen beim Lesen oder Fernsehen im Bett

Viele Menschen lieben es, sich beim Lesen oder Fernsehen hinzulegen. Nach einem anstrengenden Tag gibt es nichts Besseres, als sich auf eine bequeme Couch oder ein gemütliches Bett zu legen und zu entspannen. Wenn Sie Ihren Rücken auch beim Entspannen schonen, können Sie schmerzfrei bleiben.

Aufrechtes Sitzen im Bett, solange auf eine korrekte Haltung geachtet wird, erleichtert langes Lesen oder Fernsehen. Lehnen Sie sich mit geradem Rücken an das Kopfteil des Bettes an oder verwenden Sie ein Lesekissen mit Armstützen. Dies beugt Nacken- und Rückenschmerzen vor und hilft Ihnen, stundenlang bequem zu lesen. Halten Sie Ihr Buch oder elektronisches Gerät etwa 30 Zentimeter von sich entfernt. Sie sollten das, was Sie lesen, hochhalten, um eine zu starke Neigung des Nackens oder einen Smartphone-Nacken zu vermeiden.

Wenn Sie sich zum Lesen oder Fernsehen hinlegen, wird die vom Körper ausgeübte Kraft auf das Objekt übertragen, auf dem Sie liegen und das Sie stützt. Auch wenn die Schwerkraft reduziert ist, müssen Sie darauf achten, dass Ihre Wirbelsäule richtig ausgerichtet ist für eine gleichmäßige Kraftübertragung: der Nacken über der Schulter, der Rücken über dem Gesäß.

Die Rückenlage ist die beliebteste Position. Achten Sie darauf, dass Ihr Rücken gerade bleibt. Die größte Herausforderung beim Lesen in Rückenlage besteht darin, das Buch oder das elektronische Gerät richtig zu halten, um die Augen nicht zu überlasten. Halten Sie das Buch über Ihr Gesicht, um Ihren Nacken und Rücken zu schonen. Manche Menschen verwenden eine Prismenbrille, um eine Überanstrengung der Augen oder müde Arme zu vermeiden. Wenn Sie im Bett absinken, können Rücken- und Nackenschmerzen entstehen. Sie können ein Kissen von den Schulterblättern bis zur Lendengegend verwenden, um Ihren Rücken gerade zu halten.

Die Seitlage ist eine weitere beliebte Leseposition. Sie kann variiert werden, da Sie die Beine in den Knien anwinkeln oder ausstrecken können. Es ist ratsam, das obere Bein leicht anzuwinkeln, damit die Wade gestützt wird. Diese Position sorgt für eine gute Blutzirkulation. In der Seitlage können Sie leichter ein Buch halten, aber Ihre Hände können ermüden, wenn Sie lange in dieser Position bleiben. Legen Sie Ihren Kopf auf ein festes Kissen, damit Ihre Schultern und Ihr Kopf leicht erhöht bleiben. Wenn Sie Rechtshänder sind, ist es ratsam, auf der rechten Seite zu liegen und das Buch in der rechten Hand zu halten. Für Linkshänder gilt das Umgekehrte.

Ich empfehle nicht, in Bauchlage zu lesen oder fernzusehen. In dieser Position sind

Sie gezwungen, den Nacken zu strecken, die Schultern bis zu den Ohren hochzuziehen, die Handgelenke und Ellbogen in ungünstige Positionen zu bringen und das Becken zu überstrecken. Lesen auf dem Bauch kann Schmerzen im Lendenwirbelbereich fördern, weil die Wirbelsäule überstreckt wird. Die Muskeln im Nacken und in den Schultern sind angespannt, wenn Sie sich aufstützen. Wenn Sie in dieser Position lesen oder fernsehen wollen, legen Sie ein Rollkissen unter Ihre Brust, stützen Sie Ihr Kinn auf ein Kissen und lesen oder schauen Sie mit ausreichend Abstand zum Buch oder Bildschirm. Verändern Sie nicht die Krümmung Ihres Nackens.

Wenn Sie viel fernsehen, sollten Sie mindestens einmal pro Stunde aufstehen und sich bewegen. Sie können sich während der Werbespots dehnen oder aktive Pausen machen.

Schlafzubehör

Ihre Matratze, Kissen, Bettwäsche und anderes Schlafzubehör können eine schlaffördernde Umgebung schaffen. Wenn Sie Schwierigkeiten beim Einschlafen haben, sollten Sie prüfen, welche Veränderungen Sie in Ihrem Schlafzimmer vornehmen können, damit Sie besser einschlafen und durchschlafen können.

Die Matratze

Eine gute Matratze ist ein Muss, wenn man unter chronischen Schmerzen leidet. Obwohl häufig feste Matratzen empfohlen werden, ist eine mittelfeste Matratze für Menschen mit chronischen Schmerzen im unteren Rücken besser geeignet. Die Körperform, die Körpergröße und die Proportionen können bestimmen, welchen Härtegrad Sie benötigen. Für breite Hüften ist möglicherweise eine weichere Matratze besser geeignet, während für schmale Hüften eine festere erforderlich ist, um die Wirbelsäule richtig auszurichten. Auch wenn weichere Matratzen bequemer erscheinen, bieten sie weniger Halt. Ein zu tiefes Einsinken kann die Wirbelsäule aus dem Lot bringen. Im Allgemeinen brauchen Rückenschläfer eine festere Matratze und Seitenschläfer eine weichere. Da die meisten Menschen im Lauf der Nacht ihre Position wechseln, ist eine mittelfeste Matratze die beste Wahl. Es gibt verschiedene Möglichkeiten, den Härtegrad Ihrer Matratze anzupassen. Sie können eine Matratzenauflage aus Schaumstoff verwenden für zusätzlichen Halt oder eine Sperrholzplatte unter die Matratze legen, um den Härtegrad zu erhöhen. Oder Sie könnten in eine smarte Matratze investieren, die sich während des Schlafs an Ihre Liegeposition anpasst.

Auch die Frage, ob sich Ihre Matratze aufheizt, ist zu berücksichtigen. Vor allem Schaumstoffmatratzen können nach ein paar Stunden komprimieren und die Körperwärme einschließen, wodurch sie sich erwärmen und Ihren Schlaf stören können. Viele meiner Patient*innen klagen, dass sie schweißgebadet aufwachen. Um dieses Problem zu lösen, gibt es kühlende Matratzenauflagen und Kühldecken.

Wenn Sie eine neue Matratze kaufen, sollten Sie mehrere ausprobieren, um die richtige für Sie zu finden. Sie verbringen eine Menge Zeit auf Ihrer Matratze. Es lohnt sich, sich die Zeit zu nehmen, um die ideale Ausstattung zu finden, um einen guten Nachtschlaf zu gewährleisten. Sie sollten alle zehn Jahre eine neue Matratze kaufen.

Das Kopfkissen

Ein Kopfkissen sollte die Halswirbelsäule in ihrer natürlichen Position halten und stützen. Es sollte an verschiedene Positionen angepasst werden können:

Wenn Sie hauptsächlich auf dem Rücken schlafen, ist ein flaches Kissen für Sie am besten geeignet. Wenn Ihr Kopf zu hoch liegt, belasten Sie Ihren Nacken und Rücken zusätzlich. Memory-Schaumstoff (Visco-Schaumstoff) kann eine gute Wahl sein, weil er fest ist und sich der Form Ihres Kopfes und Nackens anpasst.

Wenn Sie auf der Seite schlafen, ist ein dickeres Kissen möglicherweise die bessere Wahl. Für die optimale Stützfunktion sollte das Kissen den Raum zwischen Ihrem Nacken und der Matratze vollständig ausfüllen. Ein Seitenschläferkissen ist eine gute Wahl für Seitenschläfer.

Bauchschläfer sollten ein flaches Kissen oder gar kein Kissen verwenden. Wenn Sie Ihren Kopf nach oben und hinten schieben, wird Druck auf Ihren Nacken ausgeübt. Ein kleines Kissen, das nur die Stirn stützt, ist eine Alternative.

Sie sollten Ihre Kopfkissen alle zwölf bis achtzehn Monate austauschen, um optimale Funktion zu gewährleisten.

Spezialkissen

Spezielle orthopädische Kissen können eine zusätzliche Stütze für Ihren Nacken sein. Diese Nackenkissen füllen den Raum unter dem Kopf und dem Nacken aus. Sie haben eine deutliche Vertiefung, in der der Kopf liegt, und bietet zusätzliche Unterstützung für den Nacken.

Anstatt getrennte Kissen für Kopf und Knie zu verwenden, können Sie, wenn Sie Seitenschläfer sind, ein Körperkissen nutzen, das so lang ist wie Ihr gesamter Körper. Das obere Ende des Kissens stützt Kopf und Nacken, das untere Knie und Beine. Körperkissen eignen sich gut für schwangere Frauen, da sie den Bauch zusätzlich stützen.

Keilkissen stellen die Position auf einer Liege mit erhöhtem Fußteil im Bett nach, was bei chronischen Rückenschmerzen hilfreich ist.

Schlaf-Accessoires

Es gibt zahllose Geräte und Produkte, die Ablenkungen reduzieren, für mehr Komfort sorgen, Sie beruhigen, beim Einschlafen unterstützen und den Schlaf verbessern sollen. Eine Suche lohnt sich, es gibt eine Menge Produkte, der Markt für Schlaf-Accessoires ist sehr groß. Ich führe hier einige auf, die meine Patient*innen erwähnt haben, Teddybären einmal ausgenommen:

- Masken, von kühl und seidig bis beschwerend
- Ohrstöpsel
- Geräte, die weißes Rauschen produzieren
- Verdunkelungsrollos und -vorhänge
- Kühldecken
- Memory-Schaum-Kissen
- Gewichtsdecken
- Luftreiniger/Ventilatoren
- Duftvernebler mit ätherischen Ölen
- Lichtwecker

Die Verwendung dieser oder anderer Schlaf-Accessoires, die Ihnen zusagen, können Ihre Abendroutine unterstützen.

15 schlaffördernde Lebensmittel

Einige Lebensmittel unterstützen einen guten Schlaf, vor allem, weil sie Nährstoffe enthalten, von denen man annimmt, dass sie Ängste abbauen und schläfrig machen. Einige davon kennen Sie aus den »30 Entzündungshemmern« (s. S. 168), die im vorangegangenen Kapitel aufgeführt sind. In der folgenden Liste werden die Inhaltsstoffe aufgeführt, die das Lebensmittel schlaffördernd machen:

1. Mandeln: Magnesium
2. Bananen: Magnesium, Kalium und Tryptophan
3. Kamillentee: Apigenin, ein Antioxidans, das schläfrig macht
4. Kirschen: hoher Melatoningehalt
5. Fetter Fisch: Vitamin D und Omega-3-Fettsäuren steigern die Produktion von Serotonin
6. Honig: Der im Honig enthaltene Traubenzucker senkt den Orexinspiegel im Gehirn, der Sie wach macht.
7. Kiwi: Serotonin, Antioxidantien, Vitamin C und Carotinoide
8. Milch: Tryptophan
9. Haferflocken: Melatonin und komplexe Kohlenhydrate
10. Passionsblumentee: Apigenin, ein Antioxidans, das Angstzustände reduziert und Schläfrigkeit fördert
11. Kürbiskerne: Tryptophan
12. Süßkartoffeln: komplexe Kohlenhydrate und Kalium
13. Pute: Tryptophan
14. Walnüsse: Magnesium, Melatonin, Omega-3-Fettsäuren
15. Joghurt: Melatonin

Wenn Sie zwischen dem Abendessen und dem Schlafengehen einen Snack zu sich nehmen möchten, ist jedes dieser Lebensmittel eine gute Wahl. Alles, was die Qualität Ihres Schlafes verbessert, ist eine wirksame Waffe gegen Entzündungen.

Wohltuende Power-Naps

Schon eine einzige schlechte Nacht belastet den Körper. Wenn Sie eine Nacht zu wenig schlafen, spüren Sie das am nächsten Tag. Schlaf ist kumulativ. Wenn chronische Rückenschmerzen Ihren Schlaf mehrere Tage hintereinander stören, bauen Sie ein Schlafdefizit auf. Ein solches Defizit wirkt sich in mehrfacher Hinsicht aus, unter anderem auf die Reaktionszeit, das Urteilsvermögen, die Motivation, das Kurzzeitgedächtnis und die Geduld. Mit einem »Power-Nap« können Sie sich erholen, entspannen und neue Energie tanken. Solche kurzen Nickerchen sind ein wirksames Mittel, um ein Schlafdefizit auszugleichen.

Wenn Sie befürchten, dass ein Nickerchen das nächtliche Einschlafen erschweren könnte, könnte ein Power-Nap die Lösung sein, bei dem Sie nicht länger als fünfzehn bis zwanzig Minuten schlafen. Ein zu langes Nickerchen kann dazu führen, dass Sie benommen aufwachen. Aus einem kurzen Nickerchen wachen Sie erfrischt auf, es kann Ihre Energie und Stimmung verbessern und Sie wacher machen.

Machen Sie ab dem späten Nachmittag kein Nickerchen mehr, denn dann wird Ihr Schlaf eher gestört. Wenn Sie Frühaufsteher*in sind, ist die beste Zeit für ein Nickerchen zwischen 13:00 und 13:30 Uhr. Wenn Sie eine Nachteule sind, ist die optimale Zeit zum Schlafen zwischen 14:30 und 15:00 Uhr. Die Kulturen, die eine Siesta in den Tagesablauf integriert haben, wissen, was sie tun.

Es mag kontraintuitiv erscheinen: Einige sagen, der Genuss einer Tasse Kaffee kurz vor dem Power-Napping könne ihre Produktivität steigern. Es dauert eine Weile, bis der Kaffee seine Wirkung entfaltet, in der Regel etwa zwanzig Minuten, die ideale Zeit für Ihr Nickerchen. Wenn die Wirkung des Koffeins einsetzt, wachen Sie mit der doppelten Energie auf. Das Nickerchen in Kombination mit der anregenden Wirkung des Kaffees gibt Ihnen einen Schub.

Wenn die Koffeinmethode nichts für Sie ist, stellen Sie sich einen Wecker, damit Sie nicht verschlafen. Wenn Sie ein fünfzehn- bis zwanzigminütiges Nickerchen machen wollen, kann es sein, dass Sie fünf Minuten brauchen, um einzuschlafen. Stellen Sie daher Ihren Wecker auf zwanzig bis fünfundzwanzig Minuten.

Wenn Sie im Home Office arbeiten, ist es einfach, einen Platz für ein Nickerchen zu finden. Wählen Sie einen bequemen Platz, aber achten Sie darauf, dass er nicht zu bequem ist, sonst wird das Nickerchen am Ende länger als gewollt und Sie kommen nicht mehr in den Tag hinein. Viele Unternehmen sind sich der Bedeutung von Power-Naps bewusst geworden und haben daher in ihren Büros Zellen oder Räume dafür eingerichtet. Die Mitarbeiter können ein kurzes Nickerchen machen und ihre Arbeit mit erhöhter Effizienz fortsetzen. Wenn in Ihrem Büro kein spezieller Raum zum Schlafen zur Verfügung steht, können Sie ein Nickerchen im Auto oder an Ihrem Platz im Büro machen.

Das nächste Kapitel befasst sich mit dem psychologischen Aspekt des Programms. Ist das Glas halb voll oder halb leer? Ihre Antwort auf diese Frage hat viel damit zu tun, wie Sie mit chronischen Schmerzen umgehen.

Strategie 8:
Eine positive Einstellung

Eine positive mentale Einstellung kann Ihnen helfen, Rückenschmerzen in den Griff zu bekommen und sie zu überwinden.

Das Erleben von Schmerzen ist subjektiv. Wenn Sie Ihre Einstellung zu Ihren chronischen Schmerzen ändern, kann sich das auf die Reaktion Ihres Körpers auf die Schmerzen auswirken. Den körperlichen Schmerz können Sie vielleicht nicht aufhalten, aber Sie können steuern, wie Sie mit dem Schmerz umgehen. Die Art und Weise, wie Sie über Ihre Situation denken, beeinflusst, wie Sie sich fühlen und was Sie tun. Mit anderen Worten: Wenn Ihre Gedanken über Ihre Schmerzen negativ sind und sich um Ihre Hilflosigkeit drehen, werden Sie sie intensiver empfinden, als wenn Sie hoffnungsvoll und konstruktiv mit Ihrem Zustand umgehen.

Negatives Denken stört die Interaktion mit der Umwelt, indem es die Wahrnehmungs- und Erinnerungsfähigkeit beeinträchtigt. Es verlangsamt die Bildung neuer neuronaler Verbindungen. Positives Denken macht Sie wacher und produktiver, denn eine positive Einstellung regt das Wachstum von Nervenverbindungen an und steigert so die geistige Produktivität und die Fähigkeit, zu analysieren und zu denken. Ein weiterer wichtiger Vorteil ist, dass positives Denken die Produktion von Serotonin anregt, dem »Wohlfühlhormon«, einem chemischen Botenstoff im Gehirn, der die Stimmung hebt und für Wohlbefinden und Glücksgefühle sorgt.

Forscher haben herausgefunden, dass eine optimistische Lebenseinstellung die allgemeine Gesundheit verbessern kann. Sie kann Ihr Immunsystem stärken und Depressionen entgegenwirken. Noch wichtiger ist jedoch, dass Positivität ein wirksames Mittel zur Stressbewältigung ist. Wie Sie bereits wissen, kann Stress zu einer niedriggradigen Entzündung führen, die Schmerzen verschlimmert. Wenn Sie optimistisch sind, können Sie den Alltagsstress besser bewältigen, was Ihre Rückenschmerzen sowohl physisch als auch psychisch reduziert.

Nervenbahnen, die Schmerzsignale zum Gehirn hinauf- und vom Gehirn herunterleiten, regulieren die Empfindlichkeit des Rückenmarks. Diese Kommunikation bestimmt, wie stark der Schmerz empfunden wird. Wenn Ihr Gehirn den Schmerz für wichtig hält, wird Ihr Schmerzempfinden verstärkt.

> Diese Zitate zeigen auf brillante Weise den Unterschied zwischen einer positiven und einer negativen Einstellung zum Leben:
>
> »Wir können uns beklagen, weil Rosensträucher Dornen haben, oder uns freuen, weil Dornensträucher Rosen haben.« – Abraham Lincoln
>
> »Der Optimist sieht den Donut, der Pessimist das Loch«. – Oscar Wilde
>
> »Ein Pessimist sieht in jeder Gelegenheit eine Schwierigkeit, ein Optimist sieht in jeder Schwierigkeit eine Gelegenheit«. – Winston Churchill
>
> »Seien Sie optimistisch. Es fühlt sich besser an.« – Dalai Lama

Wenn Ihr Gehirn den Schmerz für unwichtig hält, wird er reduziert. Die Aufmerksamkeit ist für das Schmerzempfinden verantwortlich. Die meisten chronischen Schmerzen sind eher auf eine Sensibilisierung des Nervensystems zurückzuführen als auf Verletzungen in den schmerzenden Körperteilen.

Dieses Kapitel soll Sie dazu befähigen, negative Gedanken zu erkennen, Ihre Einstellung zu ändern und konstruktive Maßnahmen zu ergreifen, die Ihnen helfen, sich besser zu fühlen. Ich möchte, dass Sie lernen, die Gedanken zu beobachten, die scheinbar automatisch ablaufen, und wie diese Ihre Gefühle beeinflussen, ohne dass Sie sich dessen bewusst sind. Ich zeige Ihnen, wie Sie die Richtigkeit Ihrer automatischen Gedanken bewerten können. Das können Sie nur, wenn Sie die Fähigkeit entwickeln, die Negativität, die routinemäßig in Ihr Denken einsickert, zu erkennen, zu unterbrechen und zu korrigieren.

Sie können lernen, negative Gedanken zu unterdrücken und die positive Seite zu sehen. Das ist leicht gesagt, denken Sie jetzt vielleicht, wie genau sollen Sie negative Gedanken durch positive ersetzen? Im Mittelpunkt dieses Kapitels stehen Fähigkeiten und Techniken zur Förderung positiver Gedanken und Gefühle in Ihrem Alltag. Wenn Sie Ihre Einstellung vom Negativen zum Positiven ändern, werden Sie sich selbst besser akzeptieren und der Welt um Sie herum weniger kritisch gegenüberstehen. Wenn Sie optimistisch reagieren, können Sie den Alltagsstress besser bewältigen, was Ihre Rückenschmerzen sowohl physisch als auch psychisch reduziert.

Auf der Sonnenseite des Lebens

Positiv eingestellt zu sein bedeutet nicht, dass man immer glücklich sein muss. Das wäre unmöglich. Eine positive Einstellung ist nicht gleich »Fröhlichsein«. Es geht vielmehr darum, an sich selbst zu glauben und daran, dass die eigenen Bemühungen Früchte tragen. Eine positive Grundeinstellung bedeutet, sich tendenziell auf das Gute im Leben zu konzentrieren. Ich will damit nicht sagen, dass Sie Schlechtes ignorieren sollen. Eine positive Einstellung bedeutet, dass Sie die Herausforderungen in Ihrem Leben angehen, indem Sie das Beste aus jeder Situation machen, in der Sie sich befinden, und indem Sie das Beste in den Menschen sehen. Positivität bedeutet, unangenehme Situationen auf eine positive und produktive Weise anzuge-

Das Leben in vollen Zügen genießen

>> Mary war mit 100 Jahren noch voller Lebensfreude. Sie liebte es, Zeit mit ihren vier Enkelkindern zu verbringen und in ihrem schönen Garten zu arbeiten. Sie war eine großartige Köchin und aß immer gut, liebte es immer noch, Gäste zu bewirten, und genoss oft wunderbare gemeinsame Mahlzeiten mit ihren Freunden und ihrer Familie.

Aus heiterem Himmel erlitt sie zwei Wirbelkörperkompressionsfrakturen. Solche Frakturen werden in den meisten Fällen durch Osteoporose verursacht. In den Vereinigten Staaten ereignen sich jährlich fast 750.000 Wirbelkörperbrüche aufgrund von osteoporosegeschwächten Knochen. Marys Rückenschmerzen waren so stark, dass sie weder gehen noch stehen konnte. Die temperamentvolle Frau war vier Monate lang an Bett und Rollstuhl gefesselt. Für eine so aktive Person wie Mary war dieser eingeschränkte Zustand eine radikale Veränderung. Sie war fest entschlossen, wieder auf die Beine zu kommen.

Ihr Arzt versuchte es mit einem Korsett und medikamentöser Therapie. Nichts funktionierte. Mary wollte nicht aufgeben. Sie wollte nicht zulassen, dass ihr Zustand sie ihrer Unabhängigkeit und ihrer Lieblingsbeschäftigungen beraubte. Ihr Arzt überwies Mary an mich. Als wir uns kennenlernten, war ich sehr beeindruckt. Sie war für eine Frau ihres Alters bemerkenswert. Sie hatte keine medizinischen Probleme, bestand einen vollständigen Herzbelastungstest und war geistig fit. Für viele meiner über achtzigjährigen Patient*innen ist eine Operation aufgrund medizinischer Probleme zu riskant. Das war bei Mary nicht der Fall.

Ich konnte einen minimalinvasiven Eingriff an der Wirbelsäule vornehmen, um den Wirbelbruch zu stabilisieren und einen weiteren Bruch zu verhindern. Wir konnten eine Vollnarkose vermeiden und arbeiteten mit einer Sedierung. Dank guter Vorbereitung dauerte die Operation nur zwanzig Minuten. Sechs Monate später war Mary nicht mehr bewegungsunfähig. Sie konnte sich mit einer Gehhilfe oder einem Stock fortbewegen. Und das Wichtigste: Sie war schmerzfrei.

Mary konnte sich der Operation unterziehen, weil sie ihr ganzes Leben lang gut auf sich achtgegeben hatte. Ihr Optimismus und ihre Energie trugen zu ihrer Widerstandsfähigkeit und guten Gesundheit bei. Abgesehen von der Genetik ist sie ein leuchtendes Beispiel dafür, wie die richtige Einstellung und die richtige Selbstfürsorge vorzeitiges Altern verhindern und die aktiven und produktiven Jahre des Lebens verlängern können.

Nach ihrer Operation führte Mary ein erfülltes Leben. Sie starb im Kreise ihrer Familie, als sie 105 Jahre alt war.

hen. Es gibt mehrere Qualitäten, die für eine positive Einstellung unabdingbar sind:

Optimismus

Ein Optimist bzw. eine Optimistin glaubt, dass die Ergebnisse von Erfahrungen im Allgemeinen positiv sein werden. Optimistische Menschen sind bereit, sich anzustrengen und ein Risiko einzugehen, anstatt zu glauben, dass ihre Bemühungen erfolglos sein werden. Optimismus ist eine Art, sich Ereignisse zu erklären. Optimisten neigen dazu, Misserfolge oder schlechte Erfahrungen eher als vorübergehend denn als dauerhaft, eher als extern denn als intern und eher als spezifisch denn als allgemein zu betrachten.

Akzeptanz

Positives Denken wird Sie nicht vor der Realität schützen. Ein positiv denkender Mensch weiß, dass die Dinge nicht immer nach Wunsch laufen, lernt aber aus Fehlern.

Resilienz

Wenn ein positiv eingestellter Mensch mit Enttäuschungen, Misserfolgen, Verlusten, Widrigkeiten oder Traurigkeit konfrontiert wird, rappelt er sich auf, anstatt einzuknicken und aufzugeben. In extrem schwierigen Zeiten leugnet oder unterdrückt ein positiver Mensch Schmerz, Traurigkeit oder Verzweiflung nicht, sondern erlaubt sich selbst, Schmerz und Gefühle zu spüren.

Dankbarkeit

Dies ist eine wichtige Eigenschaft. Sie bedeutet, dass man die guten Dinge in seinem Leben zu schätzen weiß. Positiv denkende Menschen sind immer dankbar für etwas.

Achtsamkeit

Positiv denkende Menschen sind sich bewusst, wie ihr Geist funktioniert. Sie sind sich bewusst, wann sich ihr Verstand gegen sie wendet. Wenn sich Negativität einschleicht, verlagern sie ihren Fokus auf die positiven Aspekte einer Situation.

Integrität

Positive Menschen sind nicht unehrlich oder egozentrisch. Die Fähigkeit, das Gute in anderen zu sehen, trägt dazu bei, sich prinzipientreu zu verhalten.

Erkennen negativer Selbstgespräche

Selbstgespräche sind die Gespräche, die ständig in Ihrem Kopf stattfinden. Oft geht es dabei um etwas, was schiefgelaufen ist, was nicht gut ist und was noch schiefgehen kann. Negative Selbstgespräche können Sie entmutigen und einschränken. Sie sind voller Selbstkritik, die Ihr Selbstvertrauen untergräbt und Ihnen die Hoffnung raubt. Diese pessimistischen Selbstgespräche halten Sie davon ab, Chancen zu erkennen oder zu nutzen. Im Gegensatz dazu sind positive Selbstgespräche ermutigend und wertschätzend. Ihre innere Stimme kann Sie motivieren, ein Ziel zu erreichen.

Ihr Gehirn neigt von Natur aus zur Negativität. Es sucht nach allem, was gefährlich sein könnte, lernt daraus und hält daran fest. Es geht um das Überleben des Stärkeren. Ihre Vorfahren lebten wahrscheinlich lange genug, um ihre Gene weiterzugeben, indem sie sich erinnerten, wo sie einem Raubtier begegnet waren. Aufgrund dieses evolutionären Merkmals nimmt Ihr Gehirn

Positivitätskatalog

Sie erkennen positiv eingestellte Menschen, wenn Sie ihnen begegnen. Eine positive Einstellung führt zu erkennbaren Merkmalen und Verhaltensweisen. Wenn Sie sich selbst daran erinnern müssen, eine Situation positiv anzugehen, werfen Sie einen Blick auf die folgende Liste von Merkmalen für positiv geladene Einstellungen und Verhaltensweisen. Ein positiver Mensch ist:

- abenteuerlustig
- angenehm
- anpassungsfähig
- aufgeschlossen
- aufrichtig
- dankbar
- durchsetzungsfähig
- ehrgeizig
- ehrlich
- engagiert
- enthusiastisch
- entscheidungsstark
- fleißig
- flexibel
- fokussiert
- freundlich
- fröhlich
- fürsorglich
- gewissenhaft
- großzügig
- hilfsbereit
- interessiert
- kommunikativ
- kooperativ
- liebenswürdig
- mitfühlend
- motiviert
- mutig
- nachdenklich
- neugierig
- offen
- optimistisch
- positiv
- praktisch
- pro-aktiv
- rücksichtsvoll
- selbstbewusst
- selbstdiszipliniert
- selbstlos
- selbstständig
- sensibel
- strebsam
- tolerant
- treu
- uneigennützig
- unprätentiös
- unterstützend
- verantwortungsbewusst
- versöhnlich
- vertrauensvoll
- wohlwollend
- zugänglich

Stellen Sie sich vor, Sie wären in einer beliebigen schwierigen Situation. In dieser Liste finden Sie ein Wort, das den optimistischen Umgang damit beschreibt.

---

negative Reize schneller und leichter wahr als positive. Ihr Gehirn ist empfindlicher für Negatives und neigt dazu, negative Denkmuster zu entwickeln.

Um eine dauerhaft negative Denkweise zu vermeiden, müssen Sie sich der Denkmuster bewusst werden, die Ihr Erleben der Welt prägen. Probleme wie Ängste, Depressionen und selbstzerstörerisches Verhalten lassen sich in ähnliche Denkmuster aufschlüsseln. Wenn Sie unter anhaltenden Schmerzen leiden, kann negatives Denken Ihre Gedanken über Ihre Rückenprobleme dominieren. Der Gedanke »Ich halte das nicht aus« oder »Es wird nie besser werden« kann Ihre Schmerzen verschlimmern und Ihre Genesung behindern. Wenn Sie sich selbst sagen, dass Sie etwas nicht können, fangen Sie an, es zu glauben.

Um aus dem negativen Denken auszubrechen, müssen Sie die automatischen negativen Denkmuster erkennen, die Ihre Reaktion auf die Welt bestimmen. Diese sind vielleicht so sehr zur Gewohnheit geworden, dass Sie sie gar nicht mehr bemerken. Das Problem ist, dass dieses Denken in Ihrem Körper ein hohes Maß an Stress auslöst.

Eine der besten Möglichkeiten, Ihre Schmerzerfahrungen zu verringern, besteht darin, diese negativen Denkmuster zu ändern. Wenn ich verschiedene negative Denkmuster beschreibe, werden Sie sehen, dass diese die Realität auf eine Weise verzerren, die Sie fertigmacht. Es liegt in Ihrer Macht, sich aus der Negativität in Positivität zu bewegen. Sie können einen anderen Gang einlegen und neue Denkmuster entwickeln. Ein möglicher Anfang besteht darin herauszufinden, wie Ihr Denken Ihre automatische Reaktion auf Ereignisse beeinflusst. Es gibt viele negative Denkmuster. Im Folgenden finden Sie einige der vielen negativen Denkmuster mit Beispielen der Selbstgespräche, die mit ihnen einhergehen.

Katastrophisieren

Man überschätzt die Wahrscheinlichkeit einer Katastrophe. Sie nehmen das Schlimmste vorweg.
- »Meine Rückenschmerzen werden immer schlimmer. Ich weiß, dass ich operiert werden muss, und mein Leben wird nie mehr so sein wie früher.«
- »Ich werde ewig im Stau stehen, die Konferenz wird ohne mich stattfinden, und am Ende werde ich gefeuert.«
- »Ich habe vergessen, diese Rechnung zu bezahlen. Meine Kreditwürdigkeit wird sich verschlechtern, alle meine Kreditkarten werden gekündigt, und ich werde finanziell ruiniert sein.«

Minimierung oder Abwerten des Positiven

Sie lassen das Positive in einer Situation außer Acht und unterschätzen Ihre Leistungen.

- »Ich habe die Frist eingehalten, aber das kann jeder.«
- »Trotz meines kaputten Rückens konnte ich zum ersten Mal an einem Wassergymnastikkurs teilnehmen. Das war keine große Sache. Das Schwimmbad war voll mit älteren Menschen.«
- »Ich habe das Problem gelöst, aber sie hätten es auch selbst herausgefunden.«

Maximierung oder Filterung

Sie überhöhen die Bedeutung eines negativen Ereignisses und vernachlässigen das Gute.
- »Auch wenn die Leute mein neues Rezept gelobt haben, fand es mein Tennispartner zu salzig. Ich kann es nicht noch einmal kochen.«
- »In meiner Beurteilung hieß es, dass ich gute Arbeit leiste, aber ein Vorgesetzter meinte, ich könnte mehr Begeisterung zeigen. Ich werde nie genügen können.«
- »Meinem Rücken ging es so schlecht, dass ich meinen Enkel nicht mehr hochheben konnte. Es war schrecklich. Auch wenn meine Physiotherapeutin sagt, dass meine Wirbelsäule flexibler wird, sehe ich das nicht.«

Personalisierung

Man gibt sich automatisch die Schuld, wenn etwas Schlimmes passiert, auch wenn man nicht dafür verantwortlich war.
- »Wenn ich nicht gewesen wäre, hätte das Team die Meisterschaft gewonnen.«
- »Hätte ich sie nur gewarnt, dann wäre sie nie mit dem Kerl ausgegangen, der ihr das Herz gebrochen hat.«
- »Wenn ich ihn nicht zum Golfspielen ermutigt hätte, hätte er nie Rückenprobleme bekommen.«

Gedankenlesen

Sie glauben grundlos, dass Leute Ihnen negativ gegenüberstehen, und tun nichts, um Ihre Schlussfolgerung zu überprüfen.

- »Mein Chef hat während meiner Präsentation auf sein Telefon geschaut. Er denkt, ich sei langweilig.«
- »Ich weiß, dass ich ihm egal bin.«
- »Alle denken, ich übertreibe mit meinen Rückenproblemen, um nicht an dem Gruppenprojekt mitarbeiten zu müssen.«

Wahrsagerei

Sie sagen voraus, was passieren wird, ohne dass es dafür Beweise gibt.

- »Es hat keinen Sinn, es überhaupt zu versuchen. Es wird nicht funktionieren.«
- »Ich weiß, dass niemand zu der Party kommen wird. Es wird ein Flop werden.«
- »Ich weiß, dass sich mein Rücken verschlimmern und das den Urlaub, auf den ich mich gefreut habe, ruinieren wird.«

Alles-oder-Nichts-Denken

Sie sehen die Dinge entweder als gut oder schlecht, schwarz oder weiß. Es gibt keinen Mittelweg. Wenn Sie nicht perfekt sind, sind Sie ein totaler Versager.

- »Ich bekomme nie, was ich will.«
- »Nichts kann jemals dazu führen, dass ich mich besser fühle.«
- »Ich bringe immer alles durcheinander.«

Generalisierung

Sie sehen ein einzelnes negatives Ereignis als ein Muster von Niederlagen, das nicht enden wird.

- »Sie wollte sich nicht auf einen Drink treffen. Keiner will Zeit mit mir verbringen.«
- »Ich habe einen Rückschlag erlitten. Ich weiß, dass ich nie wieder zur Normalität zurückkehren werde, egal was ich tue.«
- »Ihr seid nie pünktlich fertig. Wir kommen immer zu spät zu allem.«

Emotionale Beweisführung

Sie akzeptieren Ihre Gefühle als Tatsache und denken nicht logisch. Sie gehen davon aus, dass Ihre negativen Gefühle die Realität widerspiegeln. Wenn Sie etwas fühlen, muss es wahr sein.

- »Ich habe Angst vor öffentlichen Reden. Ich werde nie in der Lage sein, einen Trinkspruch auszubringen.«
- »Ich fühle mich ängstlich und weiß, dass etwas Schreckliches passieren wird.«
- »Ich fühle mich hoffnungslos. Dieses Programm wird nie funktionieren.«

Aussagen mit »sollte«

Sie versuchen, sich mit »sollte« und »sollte nicht« und »müsste« zu motivieren. Die emotionale Folge sind Schuldgefühle. Wenn Sie das »sollte« an andere richten, werden Sie wütend, frustriert und nachtragend.

- »Ich müsste schon längst Vizepräsident sein.«
- »Ich sollte mich bei meinem täglichen Training mehr anstrengen.«
- »Er sollte mir mehr Aufmerksamkeit schenken.«

Zuschreibungen und Fehlzuschreibungen

Dies ist eine extreme Form der Verallgemeinerung, bei der jemandem eine allgemeingültige Eigenschaft zugeschrieben wird.

- »Ich bin ein Idiot. Ich kann mir nie seinen Namen merken.«
- »Er ist so ein Verlierer. Er kommt nie durch.«
- »Ich bin ein Krüppel. Diese Rückenschmerzen machen mir das Leben zur Hölle.«

Wenn Sie in Ihrem Kopf eine Dauerschleife mit sich wiederholenden negativen Verzerrungen gehört haben – und das hat so gut wie jeder –, dann ist es jetzt an der Zeit, diese negativen Denkmuster zu durchbrechen und auf die positive Seite zu wechseln.

ABC(D) zum Erkennen und Umstrukturieren Ihrer selbstzerstörerischen Denkmuster

Die von Aaron T. Beck begründete kognitive Verhaltenstherapie (Cognitive Behavioral Therapy, CBT) betont, dass negative Denkmuster tiefgreifende Auswirkungen auf das körperliche und geistige Wohlbefinden haben können, indem sie das Stressniveau erhöhen, was zu Angstzuständen und Depressionen führt. Der Psychologe Albert Ellis führte erstmals das ABCD-Modell ein, um Menschen bei der Überwindung pessimistischer Denkmuster zu helfen. Dabei geht es darum, selbstzerstörerische Denkgewohnheiten zu erkennen, sie logisch zu hinterfragen und sie durch hilfreichere und realistischere Denkweisen zu ersetzen. Mit Hilfe des ABCD-Modells können Sie üben, Ihre Gedanken umzustrukturieren, um sie ausgeglichener, realistischer und hilfreicher zu gestalten. Um ein automatisches Denkmuster umzustrukturieren, wenden Sie das ABCD-Modell an, das im Folgenden veranschaulicht wird:

A. »Antecedent« Auslösende Situation (Reiz oder Ereignis): Sprechen in der Öffentlichkeit

B. »Beliefs« Überzeugungen (automatische Gedanken): »Ich bin einfach zu nervös, um auf der Konferenz einen Vortrag zu halten. Das wird eine Katastrophe.«

C. »Consequences« Konsequenzen (resultierende Gefühle und Verhaltensweisen): Ängste, Selbstzweifel, Versagensängste

D. »Dispute« Auseinandersetzung (Infragestellung der negativen Gedanken): »Das ist eine Gelegenheit, diese Angst zu überwinden. Wenn ich in meinem Beruf aufsteigen will, muss ich das. Ich habe viel Zeit, mich vorzubereiten und zu üben.«

Je mehr Sie sich darin üben, Ihre automatischen Gedanken wahrzunehmen, desto besser werden Sie in der Lage sein zu entscheiden, welche Gedanken umstrukturiert werden müssen. Indem Sie Ihr Denken verlangsamen und untersuchen, können Sie Ihre negativen Gedanken überarbeiten und in Denkmuster umwandeln, die Sie und Ihr Vorhaben unterstützen.

Ich habe eine Tabelle mit negativen Gedanken und ihren positiven Entsprechungen erstellt, um Ihnen Beispiele dafür zu geben, wie Sie der Welt positiv begegnen können. Sie können das ABCD-Modell auf die verzerrten negativen Gedanken in der folgenden Tabelle anwenden, um zu verstehen, wie die positiven Gedanken entstanden sind. Bald werden Sie erkennen, dass das Erkennen und Bearbeiten negativer Gedanken Wachstum ermöglicht. Wenn Sie dies tun, wird sich Ihre Welt verändern.

Umwandlung von negativem in positives Denken

Solange Sie mit einem negativen inneren Dialog durch Ihr Leben gehen, unterstützen Sie die bestehenden Muster in Ihrem Gehirn. Was Sie denken, fühlen, sich vorstellen und worauf Sie Ihre Aufmerksamkeit richten,

Negativer Gedanke	Positiver Gedanke
Ich baue immer Mist.	Ich kann viele Dinge gut.
Ich bin ein Versager.	Ich habe einen Fehler gemacht, und das ist eine Gelegenheit zu lernen und zu wachsen.
Ich erleide einen Rückschlag.	Es könnte sich ein Durchbruch anbahnen.
Ich habe nicht so viel Glück wie andere Leute.	Mir können und werden gute Dinge widerfahren.
Ich glaube nicht, dass ich XY werde …	Ich bemühe mich, mich zu verbessern.
Wenn doch nur …	Das nächste Mal …
Das ist ein Problem.	Das ist eine Chance.
Ich bin nicht klug genug.	Ich bin auf meine eigene Art klug und kann lernen.
Ich mache mir Sorgen, dass ich nicht gut abschneiden werde.	Ich weiß, dass ich, wenn ich mich anstrenge, gut abschneiden kann.
Ich gewinne nie.	Ich habe mich bemüht, mich verbessert und viel erreicht.
Es ist zu kompliziert.	Ich werde das Thema aus einem anderen Blickwinkel angehen.
Ich mache mir Sorgen, dass ich andere enttäuschen könnte.	Ich werde mich bemühen und mein Bestes geben.
Ich werde darin nicht besser werden.	Ich werde es noch einmal versuchen.
Das Leben ist ein Kampf.	Das Leben ist ein Abenteuer.
Ich habe alle Kekse gegessen. Ich werde nie abnehmen.	Ein Rückschlag ist nicht das Ende der Welt. Ich komme sofort wieder ins richtige Fahrwasser.
Ich werde es nie richtig hinbekommen.	Beim nächsten Mal werde ich etwas anderes ausprobieren.
Ich muss Sport treiben.	Ich treibe Sport.

formt Ihr Gehirn durch einen Prozess, der Neuroplastizität genannt wird. Wenn Sie ein negatives Denkmuster immer und immer wieder wiederholen, verstärken sich die Verbindungen zwischen den Neuronen in Ihrem Gehirn, und diese Art des Denkens automatisiert sich (negative Neuroplastizität). Die gute Nachricht ist, dass Ihr Gehirn in der Lage ist, Bahnen neu zu organisieren, neue Verbindungen zu schaffen und in einigen Fällen neue Neuronen zu erzeugen, was als positive Neuroplastizität bezeichnet wird. Die Wissenschaft hat herausgefunden, dass das Gehirn weitaus flexibler ist als

Affirmationen

Affirmationen sind kurze, kraftvolle Aussagen, mit denen Sie die Kontrolle über Ihre Gedanken übernehmen können. Diese positiven Erklärungen helfen Ihrem Geist, sich auf das Positive zu fokussieren. Ich liste einige Beispiele auf, um Sie zu inspirieren. Ich hoffe, dass Sie Ihre eigenen Affirmationen kreieren werden, die Ihre Bedürfnisse und Wünsche widerspiegeln. Sie sollten Affirmationen zu einem Teil Ihres täglichen Lebens machen. Denken Sie sie, sagen Sie sie und schreiben Sie sie auf.

- Ich kann es und ich werde es tun.
- Ich verdiene alles, was das Leben zu bieten hat.
- Ich halte immer die Versprechen, die ich mir selbst gebe.
- Ich weigere mich aufzugeben, weil ich nicht alles ausprobiert habe.
- Ich mache mir keinen Kopf um den Kleinkram.
- Ich bin gut und ich werde immer besser.
- Ich bin dafür verantwortlich, wie ich mich fühle, und heute entscheide ich mich dafür, mutig zu sein.
- Ich genüge.
- Ich behandle jeden mit Respekt und Achtung, so wie ich selbst behandelt werden möchte.
- Ich habe die Macht, Veränderungen zu bewirken. Das Leben muss nicht perfekt sein, um wunderbar zu sein.
- Ich bin zur richtigen Zeit am richtigen Ort.
- Glücklich sein ist produktiv.
- Ich kann das.
- Ich werde aufhören, an dem festzuhalten, was weh tut, und Platz schaffen für das, was sich gut anfühlt.
- Ich liebe es, Verantwortung für mein Leben zu übernehmen.
- Ich bin aufgeschlossen und akzeptiere die Menschen so, wie sie sind.
- Ich bin so dankbar für die kleinen Dinge, die mir ein Lächeln ins Gesicht zaubern.
- Heute ist ein guter Tag für einen guten Tag.
- Dies ist der perfekte Moment.
- Ich werde Dinge tun, von denen ich denke, dass ich sie nicht kann.
- Ich werde jeden Tag stärker.
- Ich entscheide, was aus mir wird.
- Alles geht vorbei.
- Perfektion ist ein Mythos.
- Ich bin bereit.

bisher angenommen und dass es drastische Veränderungen in der Denkweise akzeptiert. Regelmäßiges positives Denken und Handeln können Ihr Gehirn neu verdrahten und stärker machen. Mit der Zeit können Sie Ihre natürliche Denkweise ändern und dadurch Ihr Leben zum Besseren wenden. Es erfordert Engagement und Arbeit, Ihr Gehirn zu formen und die Art und Weise, wie Sie auf die Welt reagieren, zu verändern. Positiveres Denken wird Ihnen helfen, den Stress in Ihrem Leben zu bewältigen und folglich Ihre Schmerzen zu verringern.

Wie Sie Ihren Geist auf Positivität trainieren

Es gibt viele Dinge, die Sie tun können, um den Ton Ihrer inneren Stimme von Selbstkritik zu Selbstakzeptanz und von Untergangsstimmung zu Enthusiasmus und uneingeschränkter Teilhabe am Leben zu ändern. Betrachten Sie Ihren schönen Geist als ein inneres Biotop. Überlegen Sie, welche Art von Gedanken Sie dort leben lassen wollen. Von welchen Ideen wollen Sie Ihr Leben leiten lassen? Vielleicht wünschen Sie sich positive Gedanken, die Sie bei Stress widerstandsfähiger machen. Oder Gedanken, die die Richtung widerspiegeln, in die Sie gehen wollen, und wollen die tief verwurzelten Gedanken loslassen, die Sie in der Vergangenheit festhalten. Sie haben die Macht, diese Entscheidung zu treffen und sich von selbstschädigender Negativität zu befreien.

Der erste Schritt, um aus einem solchen Leben aufzuwachen, besteht darin, aufmerksam zu sein:
- Ihre Arbeit beginnt damit, dass Sie sich der Muster Ihrer Gedanken, Gefühle und Reaktionen bewusst werden, während diese ablaufen. Mit anderen Worten: Achten Sie darauf, was Ihre innere Stimme sagt.
- Hören Sie sich das Tonband an, das fortwährend in Ihrem Kopf läuft, und identifizieren Sie die Bereiche in Ihrem Leben, die negative Gedanken auslösen. Ist es die Arbeit, eine Beziehung oder eine bestimmte Situation?
- Fordern Sie Ihren inneren Kritiker heraus. Bewerten Sie negative Gedanken rational. Denken Sie daran, dass Gedanken oder Gefühle nicht immer der Realität entsprechen. Überlegen Sie, ob der Gedanke eine Tatsache oder eine Meinung ist, ob er Ihnen hilft oder schadet.
- Wenn Sie Ihre Gedanken betrachten, wechseln Sie die Perspektive und treten Sie einen Schritt zurück. Schenken Sie der Situation, die Sie belastet, zu viel Bedeutung? Wird sie in einer Woche noch eine Rolle spielen? In einem Jahr? In fünf Jahren?
- Gestalten Sie den negativen Gedanken um. Geben Sie ihm bewusst eine positive Wendung.
- Halten Sie inne und überprüfen Sie sich selbst während des Tages und bewerten Sie, was Sie denken. Ersetzen Sie negative Gedanken durch etwas Besseres. Wenn die Negativität sehr stark ist, bemühen Sie sich um Neutralität.

Mit etwas Übung werden Sie lernen, die negativen Gedanken in Ihrem Kopf zum Schweigen zu bringen. Sie werden es schaffen, Ihr Gehirn darauf zu trainieren, auf Situationen ruhig, rational und optimistisch zu reagieren. Wenn Sie sich der Aufgabe widmen, die Art und Weise, wie Sie die Welt sehen, zu ändern, wird Ihr Leben voller und reicher an Dingen sein, die Sie von Ihrem Schmerz ablenken.

Schmerz und Negativität

Die Schmerzerfahrung ist viel komplizierter als nur die körperliche Wahrnehmung. Je länger Sie unter Rückenschmerzen leiden, desto weniger haben diese mit dem ursprünglichen körperlichen Problem zu tun und desto mehr sind sie mit Ihrem emotionalen Zustand verknüpft. Chronische Schmerzen fügen Ihren negativen Gedanken eine weitere Ebene hinzu, was Ihre Lebensqualität beeinträchtigen kann. Wenn Sie Schmerzen haben, müssen Sie sich mehr anstrengen, um positiv zu bleiben. Wenn Sie in der Lage sind, die Negativität zu über-

> ### Wie Sie Ihre Positivität steigern können
>
> Bestimmte tägliche Rituale können Ihre positive Einstellung fördern und Sie an Ihr Ziel erinnern. Betrachten Sie diese täglichen Übungen als Training für Ihr Gehirn:
> - Beginnen Sie den Tag mit einer positiven Affirmation und wiederholen Sie sie zehnmal.
> - Versuchen Sie, sich auf die Gegenwart zu konzentrieren, auf den Moment, auf das Hier und Jetzt.
> - Seien Sie dankbar für das, was Sie haben.
> - Führen Sie ein Dankbarkeitstagebuch.
> - Seien Sie nett zu sich selbst.
> - Finden Sie Humor in jeder Situation.
> - Erinnern Sie sich an die schönen Momente, auch wenn sie noch so klein sind, und freuen Sie sich an ihnen.
> - Wenn Ihre innere Stimme etwas sagt, was Sie zu Ihrem besten Freund nicht sagen würden, verbannen Sie die Idee aus Ihrem Kopf oder bearbeiten Sie sie.
> - Verwandeln Sie Misserfolge und Enttäuschungen in Lehren.
> - Sammeln Sie inspirierende Zitate und teilen Sie sie mit Ihren Freunden.
> - Umgeben Sie sich mit positiven Menschen. Sie können Sie durch ihr Beispiel inspirieren. Vielleicht färbt etwas von ihrer Positivität auf Sie ab.
> - Helfen Sie jemandem. Kleine gute Taten fühlen sich gut an.
> - Setzen Sie sich ein Ziel, das Sie erreichen können, und halten Sie Ihre Fortschritte fest.
> - Nehmen Sie sich jeden Tag etwas Zeit, um etwas zu tun, das Ihnen Spaß macht. Das können auch nur fünf Minuten sein.
>
> Ich bin sicher, Sie können dieser Liste viele Dinge hinzufügen, die Ihnen ein gutes Gefühl in Ihrem Leben geben. Jede dieser Maßnahmen wird Ihre Stimmung heben und Sie auf den Weg der Positivität bringen.

winden, die Schmerzen hervorrufen können, werden Sie besser mit Ihren Schmerzen umgehen können. Der verbleibende Teil dieses Kapitels wird Ihnen zeigen, wie Sie auf Ihre Gedankenmuster reagieren und sie verändern können, um ein Gefühl der Kontrolle über Ihr Leben zu erlangen.

Die Hebel, die der Schmerz in Ihrem Denken bewegen kann

Ich muss Ihnen sicher nicht sagen, dass der Umgang mit chronischen Rückenschmerzen frustrierend und anstrengend ist. Das Problem geht über die körperlichen Beschwerden hinaus. Sie müssen auch mit der entnervenden psychologischen und emotionalen Seite zurechtkommen, die das Leben mit Schmerzen mit sich bringt. Das Katastrophisieren der Schmerzen ist ein häufiges Denkmuster, das mit chronischen Schmerzen einhergeht. Die negativen Gedanken dieses Musters tragen zu Ihrer Wahrnehmung der Schmerzintensität und der emotionalen Belastung, die sie Ihnen bereiten, bei.

Menschen mit chronischen Schmerzen neigen dazu, die Macht ihrer Schmerzen zu stärken und sich zu sorgen, dass sie schlimmer werden könnten. Der Schmerz kann ihr schlimmster Feind werden. Diese »Magnifizierung« kann zu einem Gefühl der Hilflosigkeit und des Kontrollverlusts führen. Betroffene zweifeln an ihrer Fähigkeit, die Situation zu bewältigen. Sie befürchten, dass ihre unerträglichen Schmerzen niemals enden werden. Chronische Schmerzen verändern das Leben der Betroffenen. Wenn sie in ihrer Mobilität eingeschränkt sind, scheint der Schmerz ihr Leben zu schrumpfen. Ein Gefühl des Verlustes schleicht sich in ihre Gedanken ein.

Psychologen verwenden den Begriff »Rumination« oder »Grübeln«, um eine weitere Art des Denkens zu beschreiben, in die Menschen mit Schmerzen verfallen können. Sie denken ständig an den Schmerz, was so viel Zeit und Energie verbrauchen kann, dass der Schmerz die Gedanken völlig beherrscht. In ihren Köpfen ist kein Platz mehr für etwas anderes. Das Grübeln konzentriert sich auf die Symptome, ohne dass dabei Gegenmaßnahmen eine Rolle spielen. Magnifizierung, Grübeln, Hilflosigkeit und Verlustgefühle sind Stressverstärker, und Sie wissen, was das bedeutet. Mehr Stress erhöht den Entzündungsgrad in Ihrem Körper und das ist ein Patentrezept für Schmerzen.

Diese Beispiele von Schmerzkatastrophisierung zeigen, in welch negativem Trott die Gedanken von Schmerz-Patient*innen steckenbleiben können:

Magnifizierung
- »Ich habe Angst, dass die Schmerzen schlimmer werden.«
- »Die Schmerzen müssen eine ernsthafte Ursache haben.«
- »Ich muss an andere schmerzhafte Ereignisse denken, und das hier ist das Schlimmste.«

Hilflosigkeit
- »Ich halte es nicht mehr aus.«
- »Die Schmerzen sind furchtbar, sie sind überwältigend.«
- »Ich habe das Gefühl, dass ich nicht mehr kann.«
- »Ich glaube, es wird nie besser.«
- »Nichts hilft. Nichts, was ich tue, lindert die Schmerzen.«

Grübeln
- »Ich denke ständig daran, wie sehr ich mir wünsche, dass die Schmerzen aufhören.«
- »Ich kann die Schmerzen nicht aus meinem Kopf vertreiben.«
- »Es tut so weh, dass ich an nichts anderes mehr denken kann.«
- »Alles, woran ich denken kann, ist der Wunsch, dass der Schmerz verschwindet.«
- »Ich sorge mich ständig, ob die Schmerzen jemals aufhören werden.«

Diese oder ähnliche Worte habe ich schon unzählige Male von Patient*innen gehört. Ich erkläre ihnen, dass diese Gedanken nichts zur Verbesserung ihres Zustands beitragen, dass Negativität dazu führt, dass sie sich schlechter fühlen. Ich versichere ihnen, dass eine andere Sichtweise auf ihren Schmerz ihnen helfen wird, über ihr Leiden hinauszuwachsen.

Negativ	Positiv
Irgendwas muss ernsthaft mit mir nicht stimmen, denn die Schmerzen sind schlimm.	Rückenschmerzen sind nicht zwangsläufig durch Schäden oder Verletzungen verursacht.
Ich habe alles versucht. Nichts kann meine Schmerzen lindern.	Auch wenn ich keine medizinische Lösung finden kann, werde ich lernen, mit den Schmerzen umzugehen. Ich habe alles versucht.
Ich habe Schmerzen, wenn ich etwas tue.	Lieber tue ich etwas und habe dabei Schmerzen, als dass ich nichts tue, wobei ich ebenfalls Schmerzen habe. Bewegung ist gut für mich.
Ich habe so starke Schmerzen, dass ich im Bett bleiben muss, bis es mir besser geht.	Ich werde aufstehen und mich um meine Grundbedürfnisse kümmern. Mithilfe meiner Schmerzmanagement-Tools und des Programms »Watch Your Back« werde ich bald wieder auf den Beinen sein.
Ich habe nie die Energie, um alles zu tun, was ich tun möchte.	Ich kann mein Tempo selbst bestimmen, um zu erreichen, was ich will.
Ich kann den Schmerz einfach nicht ertragen.	Nicht jeder Tag ist ein schlechter Tag. Ich kann das durchstehen. Es werden bessere Tage kommen.
Ich bekomme keinen Schlaf und werde den Tag nicht überstehen.	Ich kann die schlaflose Zeit nutzen, um mich auszuruhen. Egal, wie viel Schlaf ich bekomme, ich kann morgen trotzdem funktionieren. Ich kann ein Nickerchen machen und den Schlaf morgen Nacht aufholen.
Ich kann nichts mehr tun.	Ich kann vielleicht nicht mehr alles tun, was ich früher getan habe, aber ich kann trotz der Schmerzen glücklich sein und gut leben. Das Programm »Watch Your Back« wird meinen Horizont erweitern.
Wenn ich ins Fitnessstudio gehe, werde ich tagelang mit Schmerzen dafür büßen.	Ich kann Dehnübungen und sanfte Übungen machen, anstatt mich zu sehr anzustrengen. Ich notiere mir die Übungen, Intensität und Dauer meines Workouts, um herauszufinden, was zu viel ist und ein Aufflammen der Schmerzen verursacht.
Mein Leben ist ein einziges Chaos.	Ich habe es besser als viele andere Menschen. Es könnte viel schlimmer sein.
Ich glaube nicht, dass ich so weitermachen kann.	Ich bin kein Feigling. Egal, was passiert, ich werde es schaffen. Ich bin nicht hoffnungslos.

Negative Gedanken über den Schmerz in eine positive Richtung lenken

Sie können Ihre negative Denkweise als Reaktion auf Ihren Schmerz ändern, genauso wie Sie eine negative Weltanschauung ändern können. Es geht darum, Ihre Perspektive zu ändern. Die Tabelle zeigt, wie Sie eine negative Denkweise über Schmerzen und ihre Auswirkungen auf Ihr Leben in eine praktische, hoffnungsvolle und ermutigende umwandeln können.

Akzeptanz und Commitment

Sie haben gelernt, Ihre Gedanken zu untersuchen und umzustrukturieren, aber manche Gedanken können hartnäckig sein und sind schwer zu ändern. Vielleicht fühlen Sie sich gelegentlich, wenn Sie den Inhalt und den Wahrheitsgehalt Ihrer automatischen negativen Gedanken und Interpretationen in Frage stellen, noch gestresster. Der Versuch, diese Gedanken zu ändern, kann sie verstärken.

Je mehr Aufmerksamkeit Sie einem bestimmten Gedanken schenken, desto stärker wird er. Die Akzeptanz- und Commitment-Therapie (ACT) ist ein weiterer Ansatz zum Umgang mit Negativität, der von Steven C. Hayes entwickelt wurde und besonders bei chronischen Schmerzen wirksam ist. Bei der kognitiven Verhaltenstherapie liegt der Schwerpunkt auf dem Hinterfragen und Ändern verzerrter Gedanken, während der Schwerpunkt der ACT darauf liegt, sich seiner Gedanken bewusst zu werden und sie nicht zu verurteilen. Anstatt negative Gedanken ändern zu wollen, werden sie als bloße Gedanken erkannt – als nicht mehr und nicht weniger. Mit ACT lernen Sie, sich Ihrer Denkmuster auf eine umfassendere, flexiblere Weise bewusst zu werden.

Wir alle neigen dazu, uns mit unseren Gedanken zu identifizieren und sie in unseren Köpfen zu Fakten und zur Wahrheit zu erheben. Wenn Sie sich daran gewöhnen, Ihre Gedanken auf diese Weise zu betrachten, können diese Sie kontrollieren und Sie daran hindern, andere Optionen zu sehen. Ziel der Akzeptanz- und Commitment-Therapie ist es, Ihnen zu ermöglichen, etwas Abstand zu Ihren Gedanken zu gewinnen, damit Sie sie als das erkennen können, was sie sind. Wenn Sie einen Gedanken beobachten, können Sie sehen, wie er Ihre Welt strukturiert, aber Sie verstehen, dass Sie die Person sind, die die Strukturierung vornimmt. Mit dieser Technik entwickeln Sie ein anderes Bewusstsein und eine andere Beziehung zu Ihren Gedanken. Sie nehmen Ihre Gedanken und Gefühle wahr, distanzieren sich von ihnen und lösen sich von ihnen. Sie sehen sie als das, was sie sind: Wortströme, vorübergehende Empfindungen, und nicht als das, was die Stimme in Ihrem Inneren behauptet – eindeutige Fakten und unausweichliche Gefahren. Wenn Sie innehalten, einen Schritt zurücktreten und Gedanken und Gefühle beobachten, ohne sie zu bewerten, deaktivieren oder neutralisieren Sie sie.

Obwohl sich die Akzeptanz- und Commitment-Therapie darauf konzentriert, einen gewissen Schmerz ohne Bewertung zu akzeptieren, besteht das Ziel nicht nur darin, Ihre Situation einfach zu akzeptieren. Teil des Prozesses ist es, Werte zu identifizieren, die mit Ihren Lebenszielen übereinstimmen, und sich zu verpflichten, diese zu verfolgen. Wenn es um Schmerzen geht, geht die ACT von der Überzeugung aus, dass nicht der Schmerz selbst die Quelle des Leidens ist, sondern dass der psychologische Kampf im Umgang mit dem Schmerz die Herausforderung darstellt.

Fahrgäste im Bus

Wenn Ihnen die kognitive Defusion zu abstrakt erscheint, gibt es eine klassische Übung, die diesen Prozess erklärt: Stellen Sie sich vor, Ihr Leben ist wie Busfahren. Es gibt Fahrgäste im Bus, und es kommen weitere hinzu. Stellen Sie sich die Fahrgäste als alles vor, was in Ihnen vorgeht, Ihre Gedanken, Gefühle, Überzeugungen, Empfindungen, Erinnerungen und Fantasien. Die Straße steht für die Außenwelt, die Situationen und Menschen, denen Sie begegnen.

Einige der Fahrgäste sind harmlos, aber viele von ihnen sind Tyrannen. Sie zögern nicht, sich zu Wort zu melden und Sie zu kritisieren. Dann werden sie zu besserwisserischen Beifahrern, die Ihnen erzählen, wie und wohin Sie fahren sollen.

Was können Sie tun? Man könnte diese Passagiere zum Schweigen auffordern oder mit ihnen streiten. Sie könnten anhalten und versuchen, mit ihnen zu reden. Wenn Sie das tun, fährt der Bus nicht mehr. Dann verhandeln Sie stattdessen. Sie verwenden Ihre ganze Energie darauf, sich mit den Fahrgästen zu streiten, anstatt Ihr Ziel zu erreichen. Einige der Fahrgäste lassen sich durch Vernunft nicht überzeugen. Sie sind sehr aufdringlich. Sie verlangen, dass Sie tun, was sie sagen.

Sie könnten versuchen, mit den Tyrannen Frieden zu schließen. Sie könnten nachgeben, weil es zu anstrengend ist, sich gegen sie zu behaupten. Kurzfristig mag es sich sicherer anfühlen zu tun, was diese Fahrgäste sagen, aber Sie kommen Ihrem Ziel nicht näher.

Tatsache ist: Sie sind der Busfahrer bzw. die Busfahrerin. Sie können die Fahrgäste vielleicht nicht dazu bringen, still zu sein, aber die Leute können Sie auch zu nichts zwingen. Werden Sie ihre Anweisungen befolgen oder weiterhin versuchen, sie zu kontrollieren? Oder werden Sie den Bus lenken, die Haltestellen anfahren, die Sie anfahren wollen, und sich auf Ihr Ziel zubewegen?

Diese Geschichte ist eine Metapher für den Umgang mit der inneren Stimme und dafür, dass man sich nicht durch negative Gedankenmuster davon abhalten lassen sollte, das Leben zu führen, das man führen möchte.

Kognitive Defusion

Die kognitive Defusion ist ein von Dr. Aaron Beck entwickeltes Verfahren. Mit dieser Technik stellen Sie eine andere Beziehung zu dem Gedankenstrom her, der ständig durch Ihren Kopf fließt. Ihr Verstand etikettiert, kategorisiert, seziert, vergleicht und bewertet so ziemlich alles, was Sie erleben. Negative Urteile können zu Ihrer Realität werden, wenn Ihr Verstand diese Gedanken mit Ihrer unmittelbaren Erfahrung verschmilzt, so dass Sie nicht mehr zwischen beiden unterscheiden können. Die Gedanken selbst sind nicht das Problem, sondern Ihre Verschmelzung mit diesen Gedanken. Wenn Sie sich in kognitiver Defusion üben, werden Sie:

- sich mehr Abstand von negativen Gedanken verschaffen.
- Ihre Gedanken beobachten, anstatt sich von ihnen mitreißen zu lassen.
- erkennen, dass Ihre Gedanken oft nicht mit der Realität übereinstimmen. Diese

Erkenntnis wird dazu führen, dass Sie diese Gedanken weniger ernst nehmen.
- den Fokus verstärkt auf direkte Erfahrungen wie Gefühle, Beobachtungen und Empfindungen legen.

In Ihrer neuen Beziehung zum negativen Denken versuchen Sie nicht, die beunruhigenden Gedanken zu unterdrücken, die in Ihrem Kopf auftauchen, aber Sie geben ihnen auch nicht nach. Sie bestimmen, welche Gedanken Ihnen bei der Lösung von Problemen helfen und Sie in die von Ihnen gewünschte Richtung führen werden. Sie bewerten, ob bestimmte Gedanken Ihnen ein erfülltes Leben ermöglichen oder ob sie unnötigen Schmerz verursachen. Die kognitive Defusion holt Sie aus Ihrem Kopf heraus und führt Sie in das direkte Erleben.

Indem Sie Gedanken als Gedanken betrachten, verringern Sie die Auswirkungen langjähriger Denkmuster, ohne den Inhalt dieser Gedanken ändern zu müssen. Sie lassen die Gedanken kommen und gehen. Wenn Sie chronische Schmerzen haben, können Sie mit dieser Technik Ihren Fokus verlagern: von der Schmerzreduzierung und -beseitigung weg und hin zu einer vollen Teilhabe an Ihrem Leben.

Techniken, um sich von den eigenen Gedanken zu distanzieren

Sie können die Techniken der kognitiven Defusion jederzeit auf sich wiederholende, selbstzerstörerische Gedanken anwenden, wenn sie Ihnen durch den Kopf gehen, oder Sie können sich auf einen einzelnen, beunruhigenden, selbstkritischen Gedanken konzentrieren. Wenn Sie sich auf einen negativen Gedanken konzentrieren wollen, der Sie beunruhigt, gehen Sie wie folgt vor:
- Denken Sie den negativen Gedanken, den Sie zu sich selbst haben.
- Fassen Sie ihn in einem kurzen Satz zusammen, z. B. »Ich bin ein Idiot«, »Ich bin ein Versager«, »Niemand mag mich«.
- Konzentrieren Sie sich ein oder zwei Minuten lang auf diesen Satz, damit ein Gefühl der Verschmelzung damit entsteht.
- Anschließend können Sie diese beunruhigende Selbsteinschätzung verwenden, um Ablenkungstechniken zu üben.
- Um mit einem selbstzerstörerischen Gedanken umzugehen, probieren Sie die folgenden Techniken aus.

»Ich bemerke ...«

Stellen Sie die Formulierung »Ich bemerke, dass ich den Gedanken habe, dass ...« oder einfach »Ich habe den Gedanken, dass ...« an den Anfang Ihrer wiederkehrenden negativen Gedanken. Zum Beispiel: »Ich bemerke, dass ich den Gedanken habe, dass der Schmerz nie verschwinden wird.«

Indem Sie immer dann, wenn Ihnen ein negativer Gedanke in den Sinn kommt, die Perspektive »Ich bemerke« einnehmen, wird sich Ihre Beziehung zu diesem Gedanken verändern. Sie werden Abstand zwischen den Gedanken und sich selbst schaffen. Sie werden Ihre Identität nicht mehr mit diesem wenig hilfreichen Urteil verschmelzen.

Geben Sie Ihren negativen Gedanken einen Namen

Sie können einem wiederkehrenden Gedanken einen Namen geben, z. B. »Ich merke, dass ich meinen ›Ich schaffe es nicht‹-Gedanken habe« oder ›Da ist er wieder, mein ›Ich halte es nicht mehr aus‹-Gedanke.«.

Auch hiermit schaffen Sie Abstand zwischen sich und diesen Gedanken.

»Danke, Kopf«

Mit dieser Technik nehmen Sie Ihre negativen Gedanken nicht allzu ernst. Wenn ein negativer Gedanke aufkommt, bedanken Sie sich sarkastisch bei Ihrem Geist. »Vielen Dank für diesen faszinierenden Gedanken ...« oder »Danke für die Rückmeldung ...« oder »Danke dafür ...«. Ihr gedanklicher Ton ist dabei abschätzig. Ziel ist, Ihre Beziehung zu diesem Gedanken zu ändern.

Den Gedanken wiederholen

Wiederholen Sie einen negativen Gedanken - z.B. »Du Dummkopf« – laut und in Zeitlupe, mit einer lustigen Stimme oder laut singend und immer wieder, bis er seine Bedeutung verliert und nur noch der Klang übrig bleibt. Verliert der Gedanke seine Kraft, wenn Sie so etwas tun? Macht er Sie genauso unruhig wie vor der Anwendung dieser Technik?

Pop-Up-Gedanke

Stellen Sie sich vor, dass Ihr sabotierender Gedanke eine Internet-Pop-Up-Werbung ist. Stellen Sie sich vor, Sie klicken, um das Fenster zu schließen.

Achtsames Beobachten üben

Beobachten Sie Ihre Gedanken offen und neugierig, ohne zu versuchen, sie zu kontrollieren oder zu steuern. Das folgende Kapitel über Achtsamkeitsmeditation wird diese Praxis vertiefen.

Ich hoffe, dass Sie sich nach der Lektüre dieser Seiten optimistischer fühlen. Zu wissen, dass Sie die Kontrolle über Ihre Gedanken haben, kann befreiend sein. Dieses Kapitel hat Ihnen Wege aufgezeigt, wie Sie negative Gedanken neu ordnen und sich von automatischen Gedanken distanzieren können, die Sie zurückhalten und Ihre Schmerzen verstärken. Gleichzeitig haben Sie gelernt, wie Sie sich von den psychologischen Auswirkungen des Schmerzes distanzieren können. Das nächste Kapitel wird sich mit Achtsamkeit und Meditation als Mittel zur Beruhigung von Körper und Geist befassen.

Strategie 9: Meditation

Meditation hebt die Achtsamkeit auf ein höheres Level. Versuchen Sie es einmal!

Im vorigen Kapitel wurden Sie mit der kognitiven Verhaltenstherapie und der Akzeptanz- und Commitment-Therapie (ACT) vertraut gemacht, Methoden, die Ihnen helfen, mit Ihrer endlos plappernden inneren Stimme umzugehen. Das Ziel der ersten Technik besteht darin, negative Gedanken zu beobachten und durch positive zu ersetzen. Die zweite Technik darin, zu beobachten und bei Selbstgesprächen realistisch zu bleiben. Bei der Achtsamkeitsmeditation, einem Teil des Programms zur achtsamkeitsbasierten Stressreduktion von Jon Kabat-Zinn, geht es darum, bewusst im Jetzt zu bleiben.

Wenn Sie meditieren, achten Sie auf Ihre Gedanken, Gefühle, Empfindungen und Emotionen, ohne zu urteilen oder zu kritisieren. Achtsamkeit bedeutet, den Moment wahrzunehmen, ohne an der Vergangenheit zu kleben oder sich Sorgen um die Zukunft zu machen. Das Ziel ist nicht, Ihren Geist von Gedanken zu befreien oder eine außerkörperliche Erfahrung zu machen. Sie werden Ihre Gedanken nicht verändern oder sich von ihnen lösen. Stattdessen achten Sie mit vollem Bewusstsein auf die Gegenwart und bemerken, wenn Ihr Geist abschweift. Sie sind präsent und wach an dem Punkt zwischen Vergangenheit und Zukunft. Meditation ist ein Training für Ihr Gehirn. Sie hilft Ihnen, die Gedanken an die Vergangenheit, die Gegenwart und die Zukunft ins Gleichgewicht zu bringen.

Die Vorteile der Meditation

Studien über achtsame Meditation haben überraschende Vorteile ergeben. Die Forschung hat gezeigt, dass regelmäßiges Meditieren den Blutdruck, die Herzfrequenz und die Gehirnaktivität senkt. Erinnern Sie sich an die Neuroplastizität? Bildgebende Studien des Gehirns haben gezeigt, dass Meditation die Gehirnregionen, die mit dem Gedächtnis, dem Selbstbewusstsein und der Gehirnaktivität in Verbindung gebracht werden, physisch verändern kann. Andere Studien belegen den Einfluss auf weitere Bereiche des Gehirns, jene, die für Konzentration, Körperwahrnehmung, Gedächtnis, Emotionsregulation und Kommunikation verantwortlich sind.

Mehrere neuere Studien haben gezeigt, dass Meditation die Gene verändern kann. Insbesondere senkt sie die Proteinproduktion von entzündungsfördernden Genen. Die Herunterregulierung dieser Gene sorgt für eine schnellere Erholung von Stresssituationen. Eine Studie der Harvard Medical School aus dem Jahr 2017 ergab, dass eine Meditation von fünfzehn Minuten täglich über einen Zeitraum von acht Wochen 172 Gene veränderte, die Entzündungen, den Schlaf-Wach-Rhythmus und die Verarbeitung von Zucker im Körper steuern, die alle eine Rolle bei chronischen Schmerzen spielen. Meditation reduziert kognitiven Stress und die dadurch verursachte körperliche Erregung und steigert positive Geisteszustände.

Meditation hat auch eine Anti-Aging-Wirkung. Harvard-Wissenschaftler untersuchten die Alterungsmarker in den Zellen einer Probanden-Gruppe, die zu meditieren begonnen hatte, und maßen die Telomere, die schützenden Proteinkappen am Ende der DNA-Stränge. Die Studie untersuchte auch die Telomerase, ein Enzym, das dazu beiträgt, diese DNA-Kappen zu schützen und zu verlängern. Während des Alterns führt chronischer Stress dazu, dass sich die Proteinkappen der DNA auflösen, was zu kürzeren Chromosomen und alternden Zellen führt. Je länger die Telomerkappen sind, desto öfter kann sich eine Zelle regenerieren, was die Lebensdauer verlängert.

Darüber hinaus besteht ein Zusammenhang zwischen der Länge der Telomere und der Funktionsfähigkeit des Immunsystems und des Herz-Kreislauf-Systems. Zellen mit kürzeren Telomeren sterben schneller ab und sind anfälliger für Krankheiten. Meditation reduziert die Auswirkungen von Stress auf Ihre Telomere und verhindert, dass sie sich auflösen. Die Wissenschaft hat gezeigt, dass Meditation dazu beitragen kann, Ihre Zellen gesünder und jünger zu halten – was Ihr allgemeines Wohlbefinden steigern wird.

Meditation und Rückenschmerzen

Ich schlage vor, dass Sie eine kurze tägliche Meditation ausprobieren, die ein wirksames Mittel zur Verringerung Ihrer Rückenschmerzen sein wird. Meditation hat eine starke schmerzlindernde Wirkung auf das Gehirn. In einer Studie, die im *Journal of Neuroscience* veröffentlicht wurde, wurde bei meditierenden Probanden eine Verringerung der Schmerzintensität um etwa 40 Prozent und eine Verringerung der Schmerzempfindlichkeit um 57 Prozent festgestellt. Meditation führte zu einer stärkeren Schmerzreduzierung als Morphium oder andere schmerzlindernde Medikamente, die die Schmerzwerte in der Regel um 25 Prozent reduzieren.

Bildgebende Untersuchungen des Gehirns zeigen, dass Achtsamkeit die Gehirnstrukturen beruhigt, die mit dem Schmerz zusammenhängen. Mit der Zeit wird dadurch die Gehirnstruktur selbst verändert. Das Ergebnis: Man empfindet den Schmerz nicht mehr mit der gleichen Intensität. MRT-Untersuchungen bestätigen, dass bei Menschen, die unter chronischen Schmerzen leiden, mehr Gehirngewebe für die Verarbeitung der bewussten Schmerzempfindungen zur Verfügung steht. Es ist, als ob die Lautstärke des Schmerzes maximal aufgedreht ist und das Gehirn sie nicht herunterregeln kann. Mit Achtsamkeitsmeditation können Sie kontrollieren, wie laut der Schmerz in Ihrem Kopf ist. Eine Studie des Group Health Research

Die Kraft der Meditation

>> *Arjun, seines Zeichens internationaler Unternehmer, reiste immer in der Ersten Klasse. Er aß alle Mahlzeiten, die auf seinen internationalen Flügen angeboten wurden, sah sich Filme an und trank kostenlosen Alkohol. Arjun rauchte eine Schachtel Zigaretten am Tag. Bei einer Größe von 1,80 Meter wog er 110 Kilo und hatte einen BMI von 34. Er war fettleibig. Arjuns Unternehmensgruppe war in finanziellen Schwierigkeiten, und er stand unter großem Stress.*

Nachdem wir uns auf einer Konferenz in Toronto kennengelernt hatten, kam Arjun nach New York, um seine Nackenschmerzen untersuchen zu lassen. Ein MRT-Scan zeigte einen Bandscheibenvorfall links an C6-C7. Arjun nahm an, eine Operation sei die einzige Behandlungsoption, und geriet in Panik. Er konnte es sich nicht leisten auszufallen. Sein internationales Firmenkonsortium verlangte seine volle Aufmerksamkeit.

Ich führte Arjun in die Grundsätze von »Watch Your Back« ein. Er begann damit, die Bewegungsmuster Bücken, Heben, Drehen und Strecken zu vermeiden, um die Nerven seiner Wirbelsäule zu beruhigen. Er begann, nachts Gabapentin zu nehmen, um die Nervenwurzelschmerzen zu lindern, und nahm morgens ein entzündungshemmendes Mittel ein. Wir arrangierten sofort physiotherapeutische Behandlungen für den Zeitraum seines Aufenthalts in New York. Eine Woche später ging es ihm schon viel besser. Seine Nackenschmerzen hatten abgenommen.

Ich ermutigte Arjun, täglich spazieren zu gehen. Er setzte sich das Ziel, in einem Jahr 22 Kilo abzunehmen. Ein halbes Kilo pro Woche schien für ihn erreichbar.

»Das bekomme ich hin«, sagte er.

Er hörte mit dem täglichen Trinken auf und vermisste es auch nicht. Nach einem langen Tag brauchte er jetzt keinen Drink mehr, weil er angefangen hatte zu meditieren, was ein großartiger Stressabbau war und erheblich zur Gewichtsabnahme beitrug. Im Laufe eines Jahres hörte er mit dem Rauchen auf. Er war fest entschlossen, gesund zu bleiben. Er musste auf sich selbst achten, wenn er ein erfolgreiches Unternehmen führen wollte.

Arjun hatte keine Schwierigkeiten, die Strategien der aufrechten Körperhaltung und der tiefen Bauchatmung sowie die Stärkungs- und Flexibilitätsübungen für die Wirbelsäule zu übernehmen. Er meditierte jeden Tag und hatte während des Meditierens einen lebensverändernden Durchbruch. Ihm kam der Gedanke: »Meine Kinder sind meine Kinder, und meine Firma ist nicht mein Kind.« Inspiriert von dieser Einsicht, begann Arjun, seine Firma neu zu organisieren; alle

Geschäftszweige, die keinen Umsatz brachten, verkaufte er oder stellte sie ein. Er traf sich regelmäßig mit den herausragendsten Geschäftsleuten Indiens und knüpfte Kontakte zu ihnen.

Seine Firma nahm wieder Schwung auf und es dauerte es nicht lange, bis Arjun sich besser, leichter und glücklicher fühlte. Sobald sein Gewicht gesunken war, suchte er sich einen Lauftrainer und begann, für einen Marathon zu trainieren. Normalerweise empfehle ich Patient*innen mit Rückenproblemen keine anstrengenden Ausdauersportarten, aber Arjuns Problem war sein Nacken. Ich habe festgestellt, dass sich viele meiner Patient*innen mit Nackenproblemen besser fühlen, wenn sie laufen. Nach einem Jahr war Arjun leichter, fit und schmerzfrei. Er ist mit 77 Kilo gertenschlank und hat einen BMI von 24.

Auf seinen Flügen in der Ersten Klasse nimmt Arjun inzwischen eine große Flasche Wasser, Nüsse und gesunde Snacks zu sich. Außerdem achtet er darauf, jede Stunde einmal aufzustehen. Um einen Jetlag zu vermeiden und den erholsamen Schlaf zu bekommen, den er braucht, benutzt der Weltenbummler seine weichen Silikon-Ohrstöpsel und seine 3D-Schlafmaske. Während des Fluges schläft er in seinem Liegesitz und hängt immer ein »Bitte nicht stören«-Schild auf.

Mit einem Traum, Mut, Entschlossenheit und Disziplin erzielte Arjun hervorragende Ergebnisse. Er leitet heute ein internationales Unternehmen.

Institute in Seattle, Washington, die im *Journal of the American Medical Association* veröffentlicht wurde, ergab, dass Meditation die Fähigkeit, tägliche Aktivitäten wie Gehen, Treppensteigen und Stehen auszuführen, bei Probanden mit chronischen Schmerzen um 60 % verbesserte.

Eine Möglichkeit, Schmerzen zu lindern, besteht darin, die Aufmerksamkeit von den Schmerzen weg zu lenken. Der Schwerpunkt liegt darauf, sich der Körperempfindungen, Gedanken und Emotionen bewusst zu werden, ohne zu versuchen, sie zu verändern. Während Sie meditieren, sinken Ihre Muskelspannung und Ihre Herzfrequenz, Ihre Atmung verlangsamt sich und Ihr Atem wird tiefer. Das trägt dazu bei, die Rückenmuskeln zu entspannen.

Achtsamkeitsmeditation verbessert Ihre Fähigkeit, im gegenwärtigen Moment zu bleiben, ohne zu werten, was Sie in diesem Moment erleben. Achtsamkeit hilft Ihnen, einen gewissen Abstand zwischen sich und Ihren Reaktionen herzustellen, was Ihre konditionierten Reaktionen auf Schmerz aufbrechen kann.

Das Ziel der Meditation besteht nicht darin, den Geist zu betäuben oder zu versuchen, einen Zustand innerer Ruhe zu erreichen. Das Ziel ist einfach, die Aufmerksamkeit auf den gegenwärtigen Moment zu richten, ohne zu urteilen. Wenn Sie bemerken, dass Sie Dinge bewerten, während Sie meditieren, lassen Sie diese Gedanken vorbeiziehen. Notieren Sie sie sich im Geiste und lassen Sie sie weiterwandern. Kehren Sie zurück zur

Entzündungsfördernder Stress

》 *John ist vierzig Jahre alt und leitender Angestellter. Er litt unter Steifheit in seiner Brustwirbelsäule, sein unterer Rücken machte ihm nicht so viel zu schaffen. Johns Arbeitsleben war ein wenig außer Kontrolle geraten. Er arbeitete sechzig Stunden pro Woche. Er stand so sehr unter Druck, dass er sich nicht gut ernährte. Er hatte keine Zeit, Sport zu treiben, und wälzte sich jede Nacht im Bett hin und her.*

Schon damals war sein Hauptproblem die Steifheit, seine Wirbelsäule konnte sich nicht biegen. Er bewegte sich wie ein Zinnsoldat. Sein Nacken, sein Rücken und sein unterer Rücken waren unbeweglich. Röntgenaufnahmen zeigten eine sogenannte Brückenbildung an der Vorderseite seiner Wirbel, dem gewichtstragenden Teil. Sein Rheumatologe diagnostizierte anhand der Röntgenbilder Morbus Bechterew. Die Erkrankung war recht weit fortgeschritten, auf der gesamten Länge der Wirbelsäule war es bereits zur Brückenbildung gekommen. Morbus Bechterew (Spondylitis ankylosans) ist eine entzündliche Erkrankung, die die Beweglichkeit der Wirbelsäule verringert. Betroffene werden in der Brustwirbelsäule zunehmend kyphotisch, was eine übertriebene Rundung des oberen Rückens und einen Buckel bedeutet. Ein Bluttest ergab, dass Johns C-reaktives Protein, ein Entzündungsmarker, bei 10 lag, also schon im kritischen Bereich.

John wollte seine Krankheit in den Griff bekommen, bevor sie sich verschlimmerte. Er kam zu einem Beratungsgespräch zu mir. Ich empfahl ihm, sein Rückenproblem als Chance zu sehen, seine allgemeine Gesundheit zu verbessern.

Er wusste, dass er besser auf sich achten musste, da sich sonst seine Gesundheit verschlechtern würde. Wenn er sein Arbeitsleben verlängern wollte, musste er einiges verändern. Er lernte, seine Zeit besser einzuteilen, um Bewegung in seinen vollen Terminkalender einzubauen. Er musste eine bessere Schlafroutine entwickeln, um sich zu entspannen und abzuschalten, anstatt sich die Ereignisse des Tages oder die Pläne für den nächsten Tag zu grübeln. Achtsame Meditation half ihm, sich zu beruhigen und nicht bei jedem kleinen Ärgernis überzureagieren.

Nach zwei Jahren fühlte sich John viel wohler in seiner Haut. Ich arbeitete mit ihm an der Stärkung seiner Rumpfmuskulatur. Er begann mit dem stärkenden ersten »Watch Your Back«-Workout, bestehend aus den Übungen Becken kippen (s. S. 146), Umarmung (s. S. 147), Katze-Kuh (s. S. 148), Schulterbrücke (s. S. 149), Kniesehnendehnung mit Handtuch (s. S. 150) und Kobra (s. S. 151). Nach ein paar Monaten wechselte er zum zweiten »Watch Your Back«-Workout, das die Übungen Dehnung in der Ecke (s. S. 152), Beinheben in Seitlage (s. S. 153), Plank (s. S. 154), Liegende Drehung (s. S. 156), Vogel-Hund (s. S. 158) und Stellung des Kindes (s. S. 159) umfasst.

> *John begann mit sanftem, progressivem Yoga, wobei er stets darauf achtete, sich nie über sein Wohlfühlniveau hinaus zu dehnen. Er wurde flexibler. Er hatte reichlich Energie und war entspannter. Der Bewegungsumfang von Nacken, Rücken, Becken, Hüften, Knien, Knöcheln und Füßen hatte sich verbessert. John erzählte mir, dass er eine Entdeckung bezüglich seiner Augenbewegungen gemacht habe. Wenn er sich negativ fühle, schaue er nach unten. Wenn er glücklich sei, gehe sein Blick nach oben. Er sagte, er wolle weiter nach oben schauen.*

Beobachtung des gegenwärtigen Augenblicks, so wie er ist. Ihr Geist verliert sich möglicherweise häufig in Ihren Gedanken. Bei der Achtsamkeitsmeditation geht es darum, immer wieder in den gegenwärtigen Augenblick zurückzukehren. Verurteilen Sie sich nicht für die Gedanken, die auftauchen. Erkennen Sie einfach an, dass Ihr Geist abgeschweift ist, und bringen Sie ihn sanft in den Moment zurück. Das hört sich einfach an, aber es wird Ihnen wahrscheinlich nicht so leichtfallen, wie es klingt. Es erfordert Übung.

Einfache achtsame Meditation

Diese einfache Meditation konzentriert sich auf den Atem, denn er ist immer da, und Sie können ihn als Anker für den gegenwärtigen Moment nutzen. Während Sie meditieren, können Gedanken, Emotionen oder Geräusche Sie ablenken. Wohin auch immer Ihre Gedanken gehen, kehren Sie einfach zum nächsten Atemzug zurück.

Sie müssen nicht stundenlang meditieren, um von der Achtsamkeitsmeditation zu profitieren. Wenn Sie gerade erst anfangen, sollten Sie sich jeden Tag fünf bis zehn Minuten Zeit nehmen. Wenn Sie zu unruhig sind und Ihnen das zu schwerfällt, versuchen Sie, nur eine Minute lang zu meditieren. Wenn Sie so lange sitzen und sich entspannen können, erhöhen Sie die Meditationszeit auf zwei Minuten, und steigern Sie sich, wenn Sie sich beim Meditieren wohlfühlen. Das Wichtigste ist anzufangen. Die Zeit, die Sie mit der Meditation verbringen, wird sich von selbst verlängern. Finden Sie die Dauer, die für Sie am besten passt, und meditieren Sie jeden Tag. Viele Studien deuten darauf hin, dass fünfzehn bis zwanzig Minuten Achtsamkeitsmeditation pro Tag zu erheblichen Vorteilen führen kann, aber Sie können auch schon einen Unterschied spüren, wenn Sie nur fünf bis zehn Minuten pro Tag meditieren. Für eine maximale Wirkung wird empfohlen, zweimal am Tag zwanzig Minuten zu meditieren.

Wenn Sie sich zum Meditieren hinsetzen, können Sie einen Timer oder einen Alarm einstellen, so lenken Sie keine Gedanken an die verbleibende Zeit ab. Die Gewissheit, dass Sie sich keine Sorgen machen müssen, wann Ihre Sitzung zu Ende ist, kann Ihnen helfen, im Moment zu bleiben.

Wie man meditiert

Wenn Sie das Meditieren lernen, sollten Sie sich einen ruhigen Ort suchen, um Ablenkungen zu vermeiden. Versuchen Sie, vor der Meditation keine koffeinhaltigen Getränke zu trinken, denn Sie brauchen keine zusätzliche Stimulation, wenn Sie sich entspannen wollen. Vermeiden Sie es, kurz nach einer Mahlzeit zu meditieren, wenn Sie nicht wollen, dass Ihre Meditationssitzung zum Nickerchen wird.

- Setzen Sie sich auf ein Kissen oder einen bequemen Stuhl an einem ruhigen Ort und legen Sie die Hände in den Schoß. Schließen Sie die Augen.
- Erlauben Sie Ihrem Körper, in Ruhe zu sein. Stellen Sie sich vor, dass Sie in den Stuhl sinken.
- Atmen Sie zwei- oder dreimal tief durch. Nehmen Sie wahr, wie Sie sich zunehmend ruhiger fühlen.
- Beginnen Sie, ganz normal zu atmen. Spüren Sie, wie die Luft in Ihre Nase ein- und durch Ihren Rachen strömt und in Ihre Lungen eindringt, während sich Ihr Bauch weitet und wieder zurückgeht.
- Konzentrieren Sie sich auf Ihren Atem. Sie können die Worte »ein« und »aus« denken, während Sie atmen.
- Wenn Gedanken oder Gefühle auftauchen, beobachten Sie, wie sie kommen und gehen, als ob Sie einen Film sehen würden.
- Wenn Sie von einem Gedanken abgelenkt werden, lenken Sie Ihre Aufmerksamkeit sanft von ihm ab und kehren Sie zu Ihrer Atmung zurück. Manche Menschen zählen ihre Atemzüge, um konzentriert zu bleiben.
- Seien Sie nicht kritisch mit sich selbst, wenn Ihr Geist abschweift und auf einem Gedanken ruht. Konzentrieren Sie sich einfach wieder auf Ihren Atem.
- Wenn Sie bereit sind, Ihre Meditation zu beenden, richten Sie Ihre Aufmerksamkeit wieder auf Ihren Körper und den Raum. Bewegen Sie sich sanft auf dem Stuhl.
- Öffnen Sie Ihre Augen und strecken Sie sich.

Hürden bei der achtsamen Meditation

Sich auf das Hier und Jetzt zu konzentrieren ist schwieriger als es klingt. Verschiedene Tricks des Geistes können das Meditieren behindern. Ich erwähne sie, damit Sie diese häufigen Hürden beim Üben von Achtsamkeit erkennen.

Unruhe: Es kann eine Herausforderung für Sie sein, ruhig zu bleiben, und die Meditation scheint Ihnen vielleicht langweilig. Wenn das der Fall ist, versuchen Sie, sich auf bestimmte Empfindungen zu konzentrieren, zum Beispiel auf das Ausatmen. Sie können Ihre Ausatmung länger werden lassen als die Einatmung. Seien Sie nicht zu hart zu sich selbst. Bringen Sie sich einfach in den gegenwärtigen Moment zurück.

Selbstkritik: Wenn Sie mit der Meditation beginnen, müssen Sie mit Selbstzweifeln rechnen. »Ich mache alles falsch« oder »Ich werde nie gut meditieren können« sind häufige Formen der Selbstkritik. Versuchen Sie, nicht über gute oder schlechte Meditation nachzudenken und darüber, ob Sie etwas erreichen. Denken Sie daran: Jeder Mensch hat die Fähigkeit zu Klarheit, Ruhe und Achtsamkeit.

Schläfrigkeit: Viele Menschen werden schläfrig, wenn sie versuchen zu meditieren. Wenn Ihnen das passiert, gibt es mehrere Möglichkeiten, wie Sie sich selbst aufwecken können. Sie können sich aufrichten oder die Augen öffnen. Anstatt sich auf den Atem zu konzentrieren, versuchen Sie, Ihre Aufmerksamkeit zum Beispiel auf Geräusche zu lenken.

Schmerz: Ob Rückenschmerzen oder Krämpfe in den Beinen, nehmen Sie den Schmerz wahr und akzeptieren Sie ihn. Erkennen Sie an, dass es sich um ein Gefühl wie jedes andere handelt, und Sie wählen können, ob Sie ihm Aufmerksamkeit schenken wollen oder nicht. Nehmen Sie den Schmerz wahr, halten Sie inne und kehren Sie dann in den gegenwärtigen Moment zurück.

Angst: Beim Meditieren kann Panik oder Angst aufkommen. Wenn das passiert, lenken Sie Ihre Aufmerksamkeit auf etwas außerhalb Ihres Körpers, z. B. auf das Geräusch der Atemluft, die durch Ihre Nasenlöcher ein- und ausströmt. Versuchen Sie nicht zu ergründen, was die Ursache für Ihre emotionale Reaktion sein könnte. Wenn die Emotionen zu intensiv werden, öffnen Sie die Augen und machen Sie eine Pause.

Mini-Meditationen

Eine kurze Meditation kann Sie beruhigen, wenn Sie einen Nervenzusammenbruch oder eine akute Reaktion auf etwas haben. Schon eine Minute achtsamer Meditation kann Ihren Fokus verändern. Sie können Mini-Meditationen überall und jederzeit einsetzen, um innezuhalten und zu Ihrem ruhigen Selbst zurückzufinden. Die Anwendung dieser Technik wird Sie vor Verschleiß durch den täglichen Stress bewahren.

Bei aufflackernden Schmerzen:
- Halten Sie einen Moment inne, anstatt automatisch auf den Schmerz zu reagieren.
- Beobachten Sie, was in diesem Moment in Ihrem Körper und Geist geschieht, Ihre Gedanken, Gefühle und Empfindungen.
- Konzentrieren Sie sich darauf, wie sich das Atmen anfühlt, wie die Luft in Ihre Nasenlöcher strömt und wie sich Ihr Bauch mit jedem Atemzug hebt und senkt.
- Erweitern Sie Ihr Bewusstsein für Ihren Körper und Ihren Geist. Treffen Sie eine bewusste Entscheidung darüber, was als Nächstes zu tun ist, anstatt automatisch zu reagieren.

Gegen Stress:
- Halten Sie inne und achten Sie auf die körperlichen Anzeichen Ihrer Stressreaktion. Sind Ihre Fäuste geballt? Knirschen Sie mit den Zähnen? Atmen Sie flach? Rasen Ihre Gedanken? Nehmen Sie wahr, wie Ihr Körper auf Stress reagiert.
- Betrachten Sie diese Reaktionen als ein Zeichen dafür, dass Sie sich entspannen müssen.
- Indem Sie bemerken, dass Sie gestresst sind, können Sie die Entscheidung treffen, etwas dagegen zu tun.

Gegen Ängste:
Wenn ängstliche Gedanken auftauchen, haben Sie ein Zeitfenster von neunzig Sekunden, um zu intervenieren, bevor eine Stressreaktion ausgelöst wird. Die Erholung von einer solchen, sowohl körperlich als auch seelisch, könnte sehr viel mehr Zeit in Anspruch nehmen. Nutzen Sie diese Abkürzung zur Achtsamkeit, um Ihre Ängste zu beruhigen.

Wenn sich stressauslösende Gedanken zu einer großen Reaktion aufschaukeln, stellen Sie sich in der Mitte Ihrer Handfläche einen »Löschknopf« vor. Drücken Sie den Knopf mit dem Zeigefinger der anderen Hand. Drücken Sie ihn weiter, während Sie sich vorstellen, dass er Ihrer Stressreaktion signalisiert, sich zu beruhigen. Zählen Sie langsam bis drei und atmen Sie bei jeder Zahl tief ein. Beim letzten Ausatmen lassen Sie die ängstlichen Gefühle los und kehren in den gegenwärtigen Moment zurück. Wenn ein Versuch nicht hilft, wiederholen Sie den Vorgang zwei- oder dreimal, bis er funktioniert.

Gehmeditation:

Sie müssen Ihre Meditationen nicht im Sitzen durchführen. Die Gehmeditation ist eine Variante der Standard-Achtsamkeitsmeditation, die Sie vielleicht ausprobieren möchten, wenn Sie Schwierigkeiten mit der sitzenden Meditation haben oder einfach mal etwas Abwechslung wollen. Diese Bewegungsmeditation kann Ihrem Körper eine Pause von der sitzenden Haltung verschaffen. Wenn er von der Sitzmeditation schmerzt und gereizt wird, können Sie vielleicht einmal die Gehmeditation ausprobieren.

Mit dem Atem als Fokus zu arbeiten ist nicht für jeden geeignet. Manchmal reicht das nicht aus, um die Gedanken vom Abschweifen abzuhalten. Sich darauf zu konzentrieren, wie sich die Fußsohlen beim Gehen anfühlen, kann konkreter und zugänglicher sein.

Gehmeditation ist genau das, wonach es klingt. Sie basiert auf Ihrem Gang. Sie ist ein Abbild dessen, was Sie regelmäßig tun, nur dass Sie es verlangsamen. Die Gehmeditation gibt Ihnen die Möglichkeit, zu sich zu kommen, wenn Sie Schmerzen haben, sich steif, überfordert oder nicht geerdet fühlen. Während der Gehmeditation lenken Sie Ihre Aufmerksamkeit weit weg von Ihrem denkenden Verstand auf Ihre Füße, schaffen also eine physische Lücke zwischen Denken und Fühlen. Bei der Gehmeditation geht es darum, sich des eigenen Körpers und seiner körperlichen Empfindungen während der Bewegung bewusst zu sein.

Es wird empfohlen, mindestens eine Woche lang zehn Minuten pro Tag eine Gehmeditation durchzuführen. Es heißt, dass die Achtsamkeit zunimmt, je öfter man diese Meditation praktiziert.

- Sie können die Gehmeditation draußen oder drinnen praktizieren. Sie können wählen, ob Sie sich im Kreis, vor und zurück oder in einer geraden Linie bewegen. In geschlossenen Räumen zu üben kann eine gute Option sein, da Sie sich direkt auf die Achtsamkeit konzentrieren können und weniger Möglichkeiten haben, sich von Ihrer Umgebung ablenken zu lassen. Wenn Sie an einen öffentlichen Ort gehen, achten Sie darauf, dass Sie anderen nicht im Weg sind.
- Suchen Sie sich einen Platz oder eine Strecke, auf der Sie ohne Hindernisse zehn bis fünfzehn Schritte hin und her oder im Kreis gehen können. Da Sie kein Ziel haben, muss die Strecke nicht sehr lang sein. Wenn Sie draußen sind, müssen Sie nicht hin- und hergehen. Der Ort, an dem Sie die Gehmeditation im Freien praktizieren, sollte ruhig und ohne viel Betrieb sein, da langsames, bewusstes Gehen auf Menschen, die nicht wissen, was Sie tun, seltsam wirken kann.
- Erden Sie sich, indem Sie ein paar tiefe Atemzüge nehmen, während Sie Ihre volle Aufmerksamkeit auf Ihren Körper richten. Nehmen Sie wahr, wie stabil sich der Boden unter Ihren Füßen anfühlt. Achten Sie auf die Empfindungen in Ihrem Körper und auf Ihre Gedanken und Gefühle.
- Gehen Sie zehn bis fünfzehn Schritte entlang der von Ihnen gewählten Strecke. Achten Sie auf die Bewegung Ihrer Füße

und Beine. Versuchen Sie, beim Gehen nicht mechanisch oder starr zu sein. Halten Sie Ihren Körper aufrecht und gerade. Halten Sie nach zehn bis fünfzehn Schritten inne und atmen Sie so lange, wie Sie möchten.
- Wenn Sie drinnen meditieren, drehen Sie sich um und gehen Sie in die entgegengesetzte Richtung zurück, indem Sie Ihre Schritte zurückverfolgen. Ansonsten gehen Sie Ihren Weg weiter.
- Wenn Sie hin- und hergehen, drehen Sie sich wieder um und gehen Sie zurück. Die Meditation beinhaltet das bewusste Nachdenken über eine Reihe von Handlungen, die Sie automatisch ausführen.
- Es mag Ihnen seltsam vorkommen, Ihre Schritte im Kopf aufzuschlüsseln, aber Sie werden lernen, vier grundlegende Komponenten jedes Schrittes, den Sie machen, zu erkennen:
  1. Heben Sie den hinteren Teil des Fußes vom Boden ab.
  2. Beobachten Sie, wie Ihr hinterer Fuß nach vorne schwingt und sich absenkt.
  3. Beobachten Sie, wie der Fuß mit der Ferse zuerst den Boden berührt.
  4. Spüren Sie, wie sich das Gewicht auf den Fuß verlagert, während sich der Körper nach vorne bewegt.
  5. Sie können mit beliebiger Geschwindigkeit gehen. Die Empfehlung ist, langsam zu gehen und kleine Schritte zu machen. Die Bewegungen sollten sich natürlich anfühlen, nicht übertrieben.
- Die Arme können an den Seiten hängen, oder Sie können sie hinter oder vor sich verschränken.
- Richten Sie beim Gehen Ihre Aufmerksamkeit auf eine oder mehrere Empfindungen, die Sie normalerweise als selbstverständlich ansehen: die Bewegung Ihrer Füße und Beine, den Kontakt mit dem Boden, Ihren Atem, der in Ihren Körper ein- und dann ausströmt, Geräusche in der Nähe oder verursacht durch die Bewegung Ihres Körpers, oder auf das, was Ihre Augen wahrnehmen, während Sie sich auf das konzentrieren, was vor Ihnen liegt.
- Ihre Gedanken werden sicherlich abschweifen. Wenn Sie das bemerken, lenken Sie Ihre Aufmerksamkeit wieder auf eine Ihrer Empfindungen.

Auch wenn die Gehmeditation anfangs seltsam erscheinen mag, wird sie Ihnen ans Herz wachsen. Sie können die Achtsamkeit beim Gehen mit jeder Geschwindigkeit einsetzen, sogar beim Laufen. Mit der Zeit werden Sie in der Lage sein, das gleiche Maß an Achtsamkeit in jede alltägliche Aktivität einzubringen. Das Ziel ist es, in jedem Moment Ihres Lebens präsent und bewusst zu sein.

Progressive Muskelentspannung

Das Ziel der progressiven Muskelentspannung ist es, den Unterschied zwischen angespannten und entspannten Zuständen im Körper zu erkennen. Diese Entspannungstechnik lindert Schmerzen, indem sie Verspannungen im Nacken und in den Schultern sowie im unteren Rücken löst. So wie die kognitive Therapie Ihnen die Mittel zur psychologischen Beobachtung an die Hand gibt, bietet Ihnen diese Technik die Möglichkeit, Ihren körperlichen Zustand zu beobachten. Durch das Üben dieser Technik werden Sie lernen, Spannungszustände in Ihrem Körper zu erkennen. Die progressive Muskelentspannung erfordert nicht viel Zeit. Drei Einheiten von nur fünf Minuten pro Tag können in nur drei Wochen eine deutliche Wirkung erzielen.

Üben Sie diese Meditation in einem warmen Raum, da sich die Muskeln in einer kühlen Umgebung nicht so gut entspannen können. Am besten machen Sie sie vor dem Essen, damit der Blutfluss nicht zur Verdauung geleitet wird.

Wenn Sie diese Technik erst erlernen, legen Sie sich so auf den Boden, dass Ihre Muskeln guten Halt haben. Lassen Sie Ihre Arme und Beine nach außen rotieren. Legen Sie Ihre Hände auf den Bauch oder an die Seiten. Achten Sie darauf, dass Sie es bequem haben. Vielleicht können Sie ein kleines Kissen unter Ihren Nacken oder Ihre Knie legen. Mit der Zeit können Sie diese Entspannungstechnik auch im Sitzen oder Stehen durchführen.

Die progressive Muskelentspannung befasst sich mit sechzehn Muskelgruppen. Sie werden sich zunächst auf Ihre Hände und Arme konzentrieren, beginnend mit Ihrer dominanten Hand. Sie gehen weiter zu Gesicht, Hals, Körper und zu den Beinen und Füßen. Der erste Schritt besteht darin, eine Muskelgruppe anzuspannen und diese Anspannung auf einen Schlag zu lösen, was die Muskeln tiefer entspannen lässt. Entspannen Sie im selben Maß, wie Sie anspannen, stellen Sie sich ein Pendel vor, das von einer Seite zur anderen schwingt. Ihre Entspannung wird dadurch tiefer sein. Wenn Sie in einem Bereich, den Sie anspannen, Schmerzen verspüren, lassen Sie ihn aus und gehen Sie weiter.

Dies ist eine sehr einfache Technik. Es gibt nur ein paar Schritte:
- Atmen Sie tief ein und halten Sie den Atem an, bevor Sie eine Muskelgruppe anspannen.
- Wenn Sie eine Muskelgruppe anspannen, richten Sie Ihre ganze Aufmerksamkeit darauf.
- Spannen Sie mit so viel Kraft wie möglich an. Halten Sie die Kontraktion für etwa fünf Sekunden.
- Achten Sie auf die Anspannung und darauf, wie sich die Muskeln anfühlen.
- Lassen Sie die ganze Spannung los. Spüren Sie, wie gut sich diese Muskeln anfühlen. Atmen Sie langsam dreißig Sekunden lang.
- Wiederholen Sie den Vorgang mit der gleichen Muskelgruppe auf der anderen Seite. Gehen Sie dann zum nächsten Körperteil über.

In der folgenden Tabelle wird beschrieben, wie Sie verschiedene Bereiche Ihres Körpers anspannen und entspannen können.

Wenn Sie bestimmte Hotspots haben, können Sie diese tagsüber zum Beispiel so ansteuern:
- Wenn Ihr Nacken und Ihre Schultern verspannt sind oder schmerzen, können Sie diese Verspannungen abbauen, indem Sie Ihre Schultern zu den Ohren anheben und sie mehrmals entspannen.
- Wenn Ihre Körpermitte unter Spannung steht und Ihre Bauchmuskeln starr sind, ziehen Sie diese Muskeln noch fester an und drücken Sie Ihren unteren Rücken gegen den Stuhl oder den Boden. Wenn Sie stehen, kippen Sie Ihr Becken nach vorne und lösen Sie Ihre Bauchmuskeln.
- Wenn Sie flach atmen, drücken Sie die Schultern zurück, um den Brustkorb zu weiten, und atmen Sie tief ein.
- Wenn Sie mit den Zähnen knirschen oder die Stirn runzeln, können Sie mit den Gesichtsbewegungen arbeiten.

Muskeln	Wie man sie anspannt
Rechte Hand und rechter Unterarm	Machen Sie eine feste Faust, wobei Ihr Oberarm entspannt ist.
Rechter Oberarm	Drücken Sie die Ellbogen gegen den Boden oder Stuhl.
Linke Hand und linker Unterarm	Wiederholen Sie die gleiche Bewegung wie mit der rechten Hand und dem rechten Unterarm.
Linker Oberarm	Wiederholen Sie die gleiche Bewegung wie mit dem rechten Oberarm.
Stirn	Ziehen Sie die Augenbrauen so hoch wie möglich.
Obere Wangen und Nase	Rümpfen Sie die Nase und kneifen Sie die Augen zusammen.
Kiefer	Beißen Sie die Zähne zusammen und grinsen Sie.
Nacken	Versuchen Sie, Ihr Kinn gleichzeitig zu heben und zu senken.
Schultern und Nacken	Heben Sie die Schultern, als wollten Sie sie zu den Ohren ziehen.
Brust, Schultern, oberer Rücken	Atmen Sie tief ein und ziehen Sie die Schulterblätter zusammen.
Bauch	Versuchen Sie, den Bauch nach außen zu drücken und ihn gleichzeitig nach innen zu ziehen.
Rechter Oberschenkel	Spannen Sie die großen Muskeln an der Vorderseite Ihres Beins und die kleineren Muskeln darunter an. Drücken Sie die Ferse in den Boden.
Rechte Wade	Strecken Sie die Zehen des rechten Fußes und ziehen Sie dann Zehen und Fuß nach oben, sodass sie zum Knie zeigen.
Rechter Fuß	Strecken Sie Ihre Zehen, drehen Sie den Fuß ein und rollen Sie die Zehen sanft ein.
Linker Oberschenkel	Wiederholen Sie die gleichen Bewegungen wie beim rechten Oberschenkel.
Linke Wade	Wiederholen Sie die gleichen Bewegungen wie mit der rechten Wade.
Linker Fuß	Wiederholen Sie die gleichen Bewegungen wie beim rechten Fuß.

Spannungen sind bei jedem Menschen anders verortet. Wenn Sie das gesamte Entspannungsprogramm durchführen, können Sie den Grad der Entspannung einschätzen, den Sie in den Problemzonen im Vergleich zu anderen Bereichen erreichen. Auf diese Weise trainieren Sie, Spannungen aus Ihrem Körper zu lösen. Wenn Sie Verspannungen lösen, hören Ihre Muskeln auf, Stresssignale an Ihr Gehirn zu senden, wodurch die Stressreaktion Ihres Körpers und Ihre Schmerzerfahrung ausgelöscht oder verringert werden.

Body-Scan-Meditation

Nachdem Sie die progressive Muskelentspannung erlernt haben, sind Sie in der Lage, den Spannungszustand Ihres Körpers stichprobenartig zu überprüfen. Der sogenannte Body-Scan ist eine schnelle Variante der progressiven Muskelentspannung. Wenn Sie sich mehrmals am Tag bewusst machen, wo Ihr Körper angespannt ist, können Sie den Kreislauf von körperlicher und psychischer Anspannung durchbrechen, der sich selbst verstärken kann. Das Durchbrechen dieses Kreislaufs kann Entzündungen verringern und den Schlaf verbessern.

Sie können einen einfachen Body-Scan immer dann durchführen, wenn Sie sich gestresst fühlen, oder zu beliebigen Zeiten während des Tages. So geht's:
- Setzen oder legen Sie sich bequem hin. Manche Menschen machen vor dem Einschlafen gerne einen Body-Scan.
- Atmen Sie ein paar Mal tief in den Bauch.
- Richten Sie Ihre Aufmerksamkeit auf Ihre Füße. Beobachten Sie die Empfindungen in Ihren Füßen. Wenn Sie Schmerzen bemerken, nehmen Sie sie zusammen mit den begleitenden Gedanken und Gefühlen wahr. Atmen Sie durch.
- Wenn Sie unangenehme Empfindungen bemerken, richten Sie Ihre Aufmerksamkeit darauf. Atmen Sie in sie hinein und beobachten Sie, was passiert. Stellen Sie sich vor, wie die Spannung Ihren Körper durch Ihren Atem verlässt und sich in Luft auflöst. Gehen Sie weiter, wenn Sie sich bereit fühlen.
- Machen Sie das mit jedem Bereich Ihres Körpers, von den Füßen bis zum Kopf. Nehmen Sie wahr, wo Sie Stress, Verspannungen, Schmerzen oder Druck verspüren, und atmen Sie in diese Bereiche hinein. Das wird Ihnen helfen, die Spannung zu lösen, und Sie können in Zukunft erkennen, wo sich in Ihrem Körper Stress aufgebaut hat.

Sie können eine verkürzte Version dieser Meditation durchführen, indem Sie sich hinsetzen und eine bestimmte Stelle in Ihrem Körper wahrnehmen, an der sich eine Spannung befindet, anstatt von einem Körperteil zum anderen zu wandern. Wenn Sie lernen, Muskelverspannungen auf diese Weise zu lösen, wird Ihnen das helfen, Ihre Schmerzen zu bewältigen.

Ich habe absichtlich direkte und einfache Meditationen für Sie ausgewählt, um Sie in das Thema einzuführen. Wenn Sie Schwierigkeiten haben, zur Ruhe zu kommen oder Ihre Praxis vertiefen möchten, möchten Sie vielleicht eine geführte Meditation ausprobieren. Es gibt eine Vielzahl von Meditationen und Apps zum Download, die Sie inspirieren und Ihre Erfahrung vertiefen werden. Ich habe das Hörbuch *Lift: Meditations to Boost Back Health* (Anmerkung der Redaktion: nur auf Englisch erhältlich) produziert. Auf der Seite drken.hearnow.com finden Sie

Auszüge aus geführten Meditationen, die Sie herunterladen können.

Sie haben nun die neun Strategien des Programms »Watch Your Back« kennengelernt. Ich weiß, Sie haben jetzt eine Menge zu verarbeiten. Vielleicht fühlen Sie sich davon überfordert, alle Empfehlungen in Ihr Leben zu integrieren. Lassen Sie sich nicht durch das negative Geplapper in Ihrem Kopf davon abhalten, alles zu tun, was Sie können, um Ihre Schmerzen zu lindern und Ihre Vitalität wiederzuerlangen. Das folgende Kapitel fasst in zwei Tagesprogrammen alles zusammen. Sie zeigen einen Weg auf, wie Sie alles das umsetzen und trotzdem ein schönes Leben haben können.

Das Programm »Watch Your Back«: Alles auf einen Blick

Es ist möglich, sich jeden Tag gut um die eigene Wirbelsäule zu kümmern. In diesem Kapitel habe ich alles zusammengetragen.

Es mag unmöglich scheinen, alle Strategien zur täglichen Pflege Ihrer Wirbelsäule anzuwenden. Ich zeige Ihnen anhand eines typischen Tages mit dem Programm »Watch Your Back«, dass sich die neun Strategien ohne große Schwierigkeiten in Ihr Leben integrieren lassen. Es geht darum, diese Praktiken zur Gewohnheit zu machen, fast zu einem Ritual. Natürlich ist das Leben unvorhersehbar, und manchmal klappt es nicht. Aber es ist nur ein Morgen, ein Nachmittag, ein Abend oder ein Tag. Sie können dort weitermachen, wo Sie aufgehört haben, und sofort wieder ins richtige Fahrwasser kommen.

Ich habe zwei Programme entwickelt: eines für Lerchen/Morgenmenschen und eines für Nachteulen/Nachtmenschen. So können Sie ihren natürlichen Biorhythmus berücksichtigen, was es Ihnen erleichtert, dem Programm zu folgen. Ich habe grobe Tageszeiten angegeben, um zu zeigen, wie ein Tag ablaufen kann. Sie müssen die Programme für Ihren eigenen Zeitplan anpassen.

Frühaufsteher sind in der Regel sehr energiegeladen, wenn sie aufwachen, und bereit, sofort loszulegen. Weil sie früh aufstehen, haben sie mehr Zeit für sich, bevor der Tag offiziell beginnt. Morgenmenschen fallen oft am Nachmittag und vor dem Abendessen in ein Tief. Nach einem langen Tag fällt es ihnen ab einer bestimmten Uhrzeit schwer, die Augen offen zu halten, und sie gehen meist früh ins Bett.

Eulen arbeiten bis tief in die Nacht und es fällt ihnen schwer, morgens aus dem Bett zu kommen. Vor der Arbeit oder den Anforderungen des Tages haben sie nur wenig Zeit für sich selbst. Morgens aus dem Haus zu kommen ist oft schon schwer genug. Ihre Energie erreicht meist dann ihren Höhepunkt, wenn die Morgenmenschen schon auf dem absteigenden Ast sind. Sieben bis acht Stunden Schlaf zu bekommen ist für Eulen eine Herausforderung, vor allem, wenn sie ihren Tag zu einer bestimmten Zeit beginnen müssen. Sie müssen sich zwingen, frühzeitig ins Bett zu gehen, um genügend erholsamen Schlaf zu bekommen.

Wenn Ihnen das tägliche Programm zu entmutigend erscheint, sollten Sie sich langsam herantasten. Eine Strategie mag für Sie besonders attraktiv sein, weil sie einem bewussten Bedürfnis entspricht. Vielleicht sitzen Sie viel und müssen anfangen, sich zu bewegen. Vielleicht bekommen Sie nicht genug Schlaf und wollen unbedingt alles ausprobieren, was Ihnen hilft, gut zu schlafen. Oder Sie haben erkannt, dass Sie süchtig nach Junkfood sind, und müssen Ihre Essgewohnheiten überdenken. Vielleicht zieht Ihre negative Sicht der Dinge Sie herunter, und Sie sind ständig gestresst. Positives Denken und Meditation könnten Sie aufmuntern und beruhigen. Wenn Ihre chronischen Rückenschmerzen Sie erschöpfen, können Dehnübungen und progressive Muskelentspannung viel bewirken.

Es geht darum, eine Selbstverpflichtung einzugehen. Wenn Sie eine oder zwei Strategien in Ihr Leben einbauen, werden Sie einen Unterschied bemerken und mehr ausprobieren wollen. Wenn die Strategie nicht das bringt, was Sie sich erhoffen, sollten Sie prüfen, ob eine andere besser funktioniert. Sobald eine Strategie zur Gewohnheit geworden ist, gehen Sie die nächste an.

Sie können aber auch gleich loslegen und dem Programm folgen, es ist nicht so anspruchsvoll, wie Sie vielleicht denken. Sie müssen nicht stundenlang im Fitnessstudio zappeln oder auf einer Matte sitzen und über lange Zeiträume meditieren. In etwas mehr als fünfzig Minuten, aufgeteilt in kleine Abschnitte über den Tag verteilt, können Sie das gesamte Programm absolvieren. Wenn Sie auf Ihren Rücken achten, haben Sie mehr Energie, weniger Schmerzen und steigern Ihr Wohlbefinden enorm.

Frühaufsteher/Morgenmensch

Morgenroutine

6:00 Stehen Sie jeden Tag zur gleichen Zeit auf.
- **Üben Sie sich in Positivität:** Machen Sie sich keine Sorgen über den bevorstehenden Tag, sondern denken Sie an das, was Sie erreichen werden und was Sie erreichen wollen. (2 Minuten)
- **Dehnen:** Beginnen Sie den Tag mit ein paar Dehnübungen. Wählen Sie drei oder vier Dehnungen (s. S. 76) aus, je nachdem, wo Sie sich steif fühlen oder Schmerzen haben. (3 Minuten)
- **»Watch Your Back«-Workout:** Beginnen Sie mit den sechs Übungen aus Workout 1 (s. S. 146), um sich für den kommenden Tag zu stärken. (10 bis 20 Minuten)

Bevor der Tag beginnt

6:30 Ernährung und Wasser
- **Trinken nicht vergessen:** Ihr Ziel ist es, etwa acht Gläser Wasser pro Tag zu trinken. Um dies zu erreichen, sollten Sie es sich zur Gewohnheit machen, jede ungerade Stunde ein Glas Wasser zu trinken.
- **Gesundes Frühstück:** Ihr früher Start gibt Ihnen die Zeit, eine gute, nahrhafte Mahlzeit zuzubereiten, mit der Sie den Tag beginnen können. Sie beschert Ihnen auch ein wenig Zeit für sich selbst.

7:00 Ausdauersport
- Gehen Sie spazieren, fahren Sie Rad, schwimmen Sie oder machen Sie Yoga oder Pilates in einem Online-Kurs vor

der Arbeit oder nachdem die Kinder zur Schule gegangen sind. (10 bis 30 Minuten, je nachdem wie viel Zeit Sie haben)
- Duschen und anziehen.

9:00–17:00
- **Stehen Sie zweimal pro Stunde auf und bewegen Sie sich:** Egal, ob Sie am Schreibtisch arbeiten, einen Haushalt führen oder Pakete ausliefern, denken Sie daran, dass stundenlanges Sitzen schlecht für Ihren Rücken und Ihre allgemeine Gesundheit ist.

10:30 Vormittags-Dehnübungen, überall und jederzeit
- Hören Sie auf Ihren Körper und wählen Sie drei oder vier Übungen (s. S. 113) aus, um ihn zu lockern. (2 Minuten)
- **Gesunder Snack:** Eine Zwischenmahlzeit (s. S. 172) vermeidet Heißhungerattacken und sorgt dafür, dass Ihre Energie nicht nachlässt.

Mittagspause
- **Dehnungsübungen zur Korrektur der Körperhaltung:** Schauen Sie sich Ihre Sitz- und Stehhaltung kritisch an, um Haltungsfehler und verspannte Körperpartien zu erkennen. Wählen Sie drei oder vier Dehnungsübungen (s. S. 76) aus, um Ihre Muskeln zu entspannen. (3 Minuten)
- **Gesundes Mittagessen.**
- **Ausdauertraining:** Versuchen Sie, vor oder nach dem Essen einen Spaziergang einzubauen (s. S. 109). (10 Minuten)
- **Stehen Sie auf und bewegen Sie sich:** Vermeiden Sie lange sitzende Tätigkeiten, indem Sie zweimal pro Stunde aufstehen und sich bewegen.

15:00 Uhr Nachmittag
- **Tiefes Atmen:** Wenn Ihre Energie oder Konzentration nachlässt, wird die Bauchatmung Ihrer Energie und Konzentrationsfähigkeit einen Schub geben. (2 Minuten)
- **Gesunder Snack:** Sie werden erst in einigen Stunden zu Abend essen. Wenn Sie Ihren Körper jetzt mit Nährstoffen versorgen, können Sie Naschen vor dem Abendessen vermeiden.

17:00–17:30
Ende des Arbeitstages
- **Dehnungsübungen zur Korrektur der Körperhaltung:** Wählen Sie drei oder vier Übungen (s. S. 76), um Ihren Körper von Spannungen zu befreien, die sich aufgebaut haben. (2 Minuten)

17:30–18:00
Nach der Arbeit/Vor dem Abendessen
- **Meditieren Sie:** Sie sind jetzt seit fast zwölf Stunden wach. Dies ist ein guter Zeitpunkt, um sich neu zu zentrieren, bevor der Abend beginnt. (Beginnen Sie mit 2 Minuten und steigern Sie sich auf 20)

Abendessen
Versuchen Sie, mindestens drei Stunden vor dem Schlafengehen zu essen.

21:30–22:00
Abend-Routine
- **Tun Sie etwas, um abzuschalten:** Das kann das Lesen von Zeitschriften oder einem Buch sein, Musik hören, ein Bad nehmen – alles, was Ihnen Freude macht.

- **Gehen Sie jeden Abend zur gleichen Zeit ins Bett:** Achten Sie darauf, dass Sie sieben oder acht Stunden Schlaf bekommen.
- **Üben Sie sich in Positivität:** Denken Sie an die guten Dinge, die passiert sind, und an das, was Sie an diesem Tag erreicht haben. Wenn Ihr Tag nicht ganz perfekt war, rücken Sie das, was schiefgelaufen ist, in ein gutes Licht. Seien Sie zuversichtlich, dass Sie es beim nächsten Mal besser machen werden. Lassen Sie alle Dinge Revue passieren, für die Sie dankbar sind. (3 Minuten)
- **Tiefes, beruhigendes Atmen:** Dies wird Sie entspannen und Ihrem Geist und Körper erlauben, den Stress des Tages loszulassen. (2 Minuten)

Nachteule/Nachtmensch

Aufstehen

- **8:00** Stehen Sie jeden Tag zur gleichen Zeit auf. Da Sie dazu neigen, so lange wie möglich im Bett zu bleiben, sind Ihre Aktivitäten vor dem »richtigen« Tagesbeginn minimal.
- **Dehnungsübungen zur Korrektur der Körperhaltung:** Lockern Sie Ihre Gelenke und bringen Sie Ihre Energie in Fluss, sobald Sie aufgestanden sind. Wählen Sie drei oder vier Dehnungen (s. S. 76) aus, je nachdem, wo Sie sich steif fühlen oder Schmerzen haben. (3 Minuten)
- **Tiefes Atmen:** Bringen Sie Ihren Körper mit der Bauchatmung in Schwung. (2 Minuten)

Bevor der Tag beginnt

- **Duschen und anziehen:** Bereiten Sie sich auf den Tag vor. Wählen Sie schon am Vorabend aus, was Sie anziehen werden, um Stress zu vermeiden.
- **Ernährung und Wasser:** Trinken nicht vergessen. Ihr Ziel ist es, etwa acht Gläser Wasser pro Tag zu trinken. Um das zu erreichen, sollten Sie sich angewöhnen, jede ungerade Stunde ein Glas Wasser zu trinken.
- **Schnelles gesundes Frühstück:** Wenn Sie wenig Zeit haben, ist es sinnvoll, im Voraus zu planen. Egal, ob Sie zu Hause frühstücken oder sich auf dem Weg zur Arbeit etwas holen – Vorausplanung hilft Ihnen, ein süßes, kohlenhydratreiches Frühstück zu vermeiden.

9:00–17:00

- **Stehen Sie zweimal pro Stunde auf und bewegen Sie sich:** Egal, ob Sie am Schreibtisch arbeiten, einen Haushalt führen oder Pakete ausliefern, denken Sie daran, jede Stunde aufzustehen und sich zu bewegen. Stundenlanges Sitzen ist schlecht für Ihren Rücken und Ihre allgemeine Gesundheit.

10:30 Vormittags-Dehnübungen, überall und jederzeit

- Hören Sie auf Ihren Körper, um die verspannten Stellen zu finden. Wählen Sie drei oder vier Übungen (s. S. 113) aus, um sich zu lockern. (2 Minuten)
- Gesunder Snack (s. S. 172)

Mittagspause

- **Dehnungsübungen zur Korrektur der Körperhaltung:** Schauen Sie sich Ihre Sitz- und Stehhaltung kritisch an, um Haltungsfehler und verspannte Körperpartien

zu erkennen. Wählen Sie drei oder vier Übungen (s. S. 76) aus, um Ihren Körper von Spannungen zu befreien. (3 Minuten)
- **Ausdauersport:** Nehmen Sie sich in der Mittagspause Zeit, um spazieren zu gehen, Rad zu fahren, zu schwimmen, ins Fitnessstudio zu gehen oder einen Pilates- oder Yogakurs zu besuchen. Bewegung vor dem Mittagessen hilft Ihnen, nicht zu viel zu essen. Wenn Sie tagsüber zu viel zu tun haben, bewegen Sie sich nach der Arbeit oder vor dem Abendessen. (15–30 Minuten)
- **Gesundes Mittagessen.**

15:00 Uhr Nachmittag
- **Tiefes Atmen:** Zeit für eine Pause, um sich zu erfrischen. (3 Minuten)
- **Dehnungsübungen zur Korrektur der Körperhaltung:** Wählen Sie drei Übungen (s. S. 76) aus, um sich zu lockern. (3 Minuten)
- **Gesunder Snack:** Sie werden erst in einigen Stunden zu Abend essen. Wenn Sie Ihren Körper jetzt mit Nährstoffen versorgen, können Sie Naschen vor dem Abendessen vermeiden. (s. S. 172)

17:30–18:00
Nach der Arbeit/Vor dem Abendessen
- **»Watch Your Back«-Workout:** Beginnen Sie mit den sechs Übungen aus Workout 1 (s. S. 146–151). Dies ist eine gelungene Zäsur zwischen dem Arbeitstag und dem Beginn des Abends. (10 bis 20 Minuten)
- **Üben Sie sich in Positivität:** Denken Sie an all das, was Sie im Laufe des Tages erreicht haben. Wenn etwas nicht rundgelaufen ist, überlegen Sie jetzt, wie Sie anders hätten reagieren können. (3 Minuten)

Abendessen
- Versuchen Sie, mindestens drei Stunden vor dem Schlafengehen zu essen.

23:30
Abend-Routine
- **Tun Sie etwas, um abzuschalten:** Entspannen Sie sich vor dem Schlafengehen, indem Sie etwas tun, das Ihnen Spaß macht, z. B. ein Buch oder eine Zeitschrift lesen, Musik hören oder einen Podcast hören – irgendetwas, das Ihnen Freude bereitet.
- **Üben Sie sich in Positivität:** Lassen Sie alles Revue passieren, was im Laufe des Tages gut gelaufen ist, und seien Sie dankbar für die guten Dinge in Ihrem Leben. Überlegen Sie, wie Sie auf Ärgernisse und Enttäuschungen reagiert haben. Überlegen Sie, was Sie sich für morgen wünschen. (3 Minuten)
- **Meditation:** Eine Meditation vor dem Schlafengehen hilft Ihnen, zur Ruhe zu kommen und negative Gedanken loszuwerden. (Beginnen Sie mit 2 Minuten und steigern Sie sich auf 20)
- **Tiefes Atmen vor dem Schlafengehen:** Dies wird Sie weiter entspannen und Ihrem Geist und Körper erlauben, den Stress des Tages abzubauen. (2 Minuten)
- **Gehen Sie jeden Abend zur gleichen Zeit ins Bett:** Entscheiden Sie sich für eine Zeit, die Ihnen sieben oder acht Stunden erholsamen Schlaf ermöglicht, und halten Sie sich daran.

Zusätzliche Hilfe

Ich rate meinen Patient*innen oft, das Programm »Watch Your Back« mit komplementärmedizinischen und alternativen Methoden zu unterstützen, die in manchen Fällen die Heilung beschleunigen und Schmerzen lindern können. In einigen Fällen setze ich einen umfassenden Behandlungsplan mit einem Team von Gesundheitsexperten durch, die meine Maßnahmen ergänzen und unterstützen. Wissen Sie, was ein Arzt für Physikalische und Rehabilitative Medizin, eine Osteopathin, ein Chiropraktiker oder eine Physiotherapeutin machen und wie sie sich unterscheiden? Sie sind nicht allein. Die meisten Menschen sind bezüglich deren Ausbildung und Aufgaben verwirrt. Bevor ich die verschiedenen alternativen Therapien beschreibe, möchte ich Ihnen erklären, worauf sich jeder dieser Gesundheitsberufe konzentriert und was die Praktizierenden zur Behandlung von Schmerzen und Wirbelsäulenproblemen tun.

Fachleute im Gesundheitswesen

Fachärztinnen und Fachärzte für Physikalische Medizin und Rehabilitation haben nach ihrem Medizinstudium eine fünfjährige Weiterbildung absolviert. Sie sind spezialisiert auf die Prävention, Diagnostik, Behandlung und Rehabilitation. Sie behandeln Krankheiten, die das Gehirn, das Rückenmark, die Nerven, die Knochen, die Gelenke, die Bänder, die Muskeln und die Sehnen betreffen. Sie diagnostizieren und behandeln die Ursache von Schmerzen und/oder Funktionsstörungen mit dem Ziel, Schmerzen zu lindern, die Mobilität wiederherzustellen, weitere Einschränkungen zu verhindern und die Funktionsfähigkeit des Körpers zu maximieren. Rückenschmerzen gehören zu ihren Schwerpunkten, da die Wirbelsäule das Zentrum des Bewegungsapparats ist. Ihre Behandlungen umfassen Medikation, Wirbelsäulen-, Muskel- und Gelenkinjektionen, Nervenstimulation, Schienen und postoperative Rehabilitation.

Osteopath*innen, Chiropraktiker*innen und Physiotherapeut*innen konzentrieren sich alle auf nichtinvasive, medikamentenfreie manuelle Techniken. Sie alle führen Weichteilmanipulationen, Massagen, Dehnungen von Muskelgruppen und Wirbelsäulenmobilisationen durch.

Osteopath*innen absolvieren in Deutschland eine mindestens vierjährige Ausbildung an einer Osteopathieschule, die mit einer externen klinischen Prüfung endet. Die wichtigsten osteopathischen Prinzipien sind die Verbindung von Körper, Geist und Seele, die Selbstheilungskräfte und die Wechselbeziehung zwischen Funktion und Struktur des Körpers.

Die Techniken der Osteopathische Manipulationstherapie (OMT), wie Dehnung, sanfter

Druck und Widerstand, zielen darauf ab, die allgemeine Gesundheit durch Manipulation und Stärkung des Muskel-Skelett-Systems zu verbessern; sie konzentrieren sich auf die Struktur des Körpers und seine Funktionsweise. Ein osteopathischer Arzt konzentriert sich auf die Faszien, Gelenke, Muskeln und die Wirbelsäule. Die Philosophie der Osteopathie ist es, dass Körperhaltung, Verletzungen und Lebensgewohnheiten die anatomische Struktur des Körpers beeinträchtigen können, was zu einer schlechten Gesundheit führt. Ein osteopathischer Arzt kann die OMT allein oder in Kombination mit Medikamenten, chirurgischen Eingriffen, Rehabilitation, Ernährung und Bewegung anwenden.

Chiropraktiker*innen absolvieren in Deutschland eine mehrjährige Ausbildung oder ein Studium. Sie arbeiten im Rahmen des Heilpraktikergesetzes. studieren in Deutschland vier bis sechs Jahre. Die Chiropraktik geht davon aus, dass die Beseitigung von Fehlstellungen und Dysbalancen im Bewegungsapparat, insbesondere der Wirbelsäule, die Selbstheilung des Körpers ohne chirurgische Eingriffe oder Medikamente ermöglicht. Chiropraktiker*innen wenden Manipulationen an der Wirbelsäule und andere alternative Behandlungen an. Manipulationen werden eingesetzt, um die Beweglichkeit von Gelenken wiederherzustellen, die durch eine Verletzung infolge eines Traumas oder durch wiederholte Belastung – z. B. Sitzen ohne angemessene Rückenstütze – eingeschränkt sind. Die chiropraktische Behandlung wird in erster Linie zur Schmerzlinderung bei Muskeln, Gelenken, Knochen und Bindegewebe wie Knorpeln, Bändern und Sehnen eingesetzt. Die Manipulation der Wirbelsäule zur Behandlung von Schmerzen im unteren Rückenbereich ist nachweislich sicher und wirksam, insbesondere in den Händen entsprechend ausgebildeter Therapeut*innen. Chiropraktiker*innen können heiße oder kalte Packungen, Stimulation, Massage und Übungsprogramme einsetzen, um die Rehabilitation der Wirbelsäule zu unterstützen.

Physiotherapeut*innen machen in Deutschland eine dreijährige Ausbildung an privaten oder staatlichen Schulen. Zu ihren Betätigungsfeldern gehören sowohl die Krankengymnastik als auch physikalische Therapie. Bei der physikalischen Therapie werden Verletzungen durch Dehnung, Bearbeitung des Weichteilgewebes, Gelenkmobilisationen und Faszienlockerung behandelt. Die Krankengymnastik ist ein eher übungsbasierter Ansatz, bei dem die Patient*innen Übungen zur Stärkung der Muskeln, zur Verbesserung des Gleichgewichts und zur Verbesserung der Koordination erlernen. Die meisten Physiotherapiepraxen kombinieren die beiden Ansätze. Der Schwerpunkt der Physiotherapie liegt auf der Vorbeugung von Verletzungen, der Verbesserung der Beweglichkeit und der Behandlung von akuten Schmerzen.

Komplementäre Therapien bei Rückenschmerzen

Mein ganzheitlicher Ansatz, mit dem ich meinen Patient*Innen bei der Bewältigung ihrer Schmerzen helfe, schließt ein, dass ich sie mit alternativen zu den herkömmlichen Behandlungen bekannt mache. In diesem Kapitel werden alternative Therapien beschrieben, die Sie bei Ihren Bemühungen unterstützen können, Ihre Schmerzen in den Griff zu bekommen und die Gesundheit Ihrer Wirbelsäule zu verbessern. Wie immer sollten Sie mit Ihrem Arzt sprechen, bevor Sie eine dieser Therapien ausprobieren. Achten Sie bei der Auswahl der behandelnden Person darauf, dass sie professionell zertifiziert ist.

Manipulation und Mobilisierung der Wirbelsäule

Osteopathische Ärztinnen und Ärzte, die die OMT in ihrer Praxis durchführen, und Chiropraktiker*innen bearbeiten die Wirbelsäule manuell, um die Beweglichkeit der Gelenke zu verbessern und Schmerzen zu lindern. Die Wirbelsäulenmanipulation kann eine Technik namens High Velocity Low Amplitude (HVLA) beinhalten; sie erzeugt das knackende Geräusch, das man mit einer chiropraktischen Manipulation verbindet. Ansonsten umfasst die Wirbelsäulenmobilisierung langsame, feste Bewegungen der Wirbelgelenke über ihren gesamten Bewegungsumfang. Die Behandlung wird bei Ischiasbeschwerden, Schmerzen im unteren Rücken und im Nacken sowie bei Kopfschmerzen eingesetzt. Bevor Sie sich einer Wirbelsäulenmanipulation unterziehen, sollten Sie sich vergewissern, dass Sie keine schwerwiegende Grunderkrankung haben, z. B. eine Wirbelsäulenfraktur, einen Bandscheibenvorfall, Osteoporose, eine Rückenmarkskompression, entzündliche Arthritis. Verzichten Sie auch auf die Behandlung, wenn Sie schwanger sind oder blutverdünnende Medikamente einnehmen.

Cranio-Sacral-Therapie (CT)

Diese Therapie lindert den Druck an den Knochen des Kopfes, des Kreuzbeins (ein dreieckiger Knochen im unteren Rücken) und der Wirbelsäule. Bei der Cranio-Sacral-Therapie wird sanfter Druck auf Kopf, Nacken und Rücken ausgeübt, um Blockaden zu lösen. Dies kann Schmerzen lindern und emotionalen und körperlichen Stress und Spannungen abbauen. Die Theorie geht davon aus, dass die sanfte Manipulation der Schädel-, Wirbelsäulen- und Beckenknochen den Fluss der Gehirn- und Rückenmarksflüssigkeit im zentralen Nervensystem normalisiert. Die Beseitigung von Blockaden soll die Heilungsfähigkeit des Körpers erhöhen. Massagetherapeut*innen, Physiotherapeut*innen, einige osteopathische Ärztinnen und Ärzte und Chiropraktiker*innen können diese Behandlung durchführen. Die Cranio-Sacral-Therapie wird unter anderem zur Behandlung von Kopfschmerzen und Migräne, Schlaflosigkeit und Schlafstörungen sowie Nackenschmerzen eingesetzt. Die Behandlung sollte nicht bei Personen mit schweren Blutungsstörungen, einem Aneurysma oder nach einer Kopfverletzung angewendet werden. Ich empfehle die Cranio-Sacral-Therapie oft für Menschen, die extrem gestresst sind. Meine Patient*innen empfinden diese Therapie als sehr wirksam. Diese Behandlungen erzeugen ein intensives Gefühl der Tiefenentspannung, regulieren die Muskelfasern, unterbrechen Schmerz- und Stresszyklen und ermöglichen es dem Körper, sich selbst zu regenerieren und zu heilen.

Massage

Die Massage hat viele Vorteile für Menschen mit akuten und chronischen Rückenschmerzen. Neben dem psychologischen Vorteil der Entspannung regt die Behandlung auch die Produktion von Endorphinen an. Diese Stimmungsaufheller können Depressionen und Ängste lindern, was wiederum zur Schmerzlinderung beiträgt. Endorphine steigern die Durchblutung und den Kreislauf, wodurch Muskeln und Gewebe mit Nährstoffen versorgt werden. Dies fördert die Erholung von Muskelkater und Überlastung. Durch die Massage werden Muskelverspannungen abgebaut, was den Schlaf und die Beweglichkeit verbessert und die Schmerzen lindert, die durch verspannte Muskeln verursacht werden. Massage ist eine wirksame Behandlung bei Muskelverspannungen im unteren und oberen Rücken, im Nacken und bei Wirbelsäulenarthrose.

Untersuchungen haben ergeben, dass eine Massage mit mittlerer Intensität mehr Schmerzlinderung bietet als eine leichte Massage. Die Massage löst nicht nur Knoten in den Muskeln, sondern wirkt auch auf die Milchsäure und den Lymphfluss im Körper. Rückenschmerzen können durch die Ansammlung von Milchsäure oder Abfallprodukten in Ihren Muskeln bedingt sein. Durch die Massage wird die Milchsäure schnell aus den Muskeln transportiert, was dem Körper hilft, schneller zu heilen.

Es gibt so viele verschiedene Arten von Massagen, Sie haben die Qual der Wahl. Als Hilfestellung bei der Entscheidungsfindung stelle ich Ihnen neun Massagestile vor, die gut für die Schmerzlinderung sind.

Die schwedische Massage ist eine sanfte Ganzkörpermassage, die Muskelknoten löst, die Entspannung fördert und den Kreislauf anregt. Der Therapeut verwendet eine Kombination aus langen, fließenden Streichungen in Richtung des Herzens, Kneten und passiven Gelenkbewegungen. Sie können leichte bis mittlere Schmerzen verspüren.

Bei der Tiefengewebsmassage wird mehr Druck ausgeübt als bei der schwedischen Massage, um Spannungen in den tieferen Schichten des Muskelgewebes zu bearbeiten. Diese Art der Massage ist ideal, um chronische Verspannungen zu lösen, und soll helfen, den Bewegungsumfang zu verbessern.

Wenn Sie unter chronischen Schmerzen, verspannten Muskeln und Angstzuständen leiden, ist diese Massage genau das Richtige für Sie.

Die Shiatsu-Massage ist ein japanischer Massagestil, der auf der chinesischen Medizin basiert. Ziel ist es, Blockaden zu beseitigen, die verhindern, dass die körpereigene Energiekraft, das Qi (ausgesprochen »Chi«), frei fließen kann. Shiatsu-Massagetherapeuten verwenden eine Vielzahl von Techniken, bei denen sie mit den Ellbogen, Knien und Füßen arbeiten, um Verspannungen im Rücken, in den Gelenken und Gliedmaßen zu lösen. Diese Technik fördert Entspannung und Ruhe, baut Stress, Ängste und Depressionen ab und verringert Muskelverspannungen. Bei dieser Massage können Sie vollständig bekleidet sein.

Die Sportmassage ist eine Abwandlung der schwedischen Massage, die darauf abzielt, Schmerzen zu lindern, die durch wiederholte Bewegungen verursacht werden, und aktiven Menschen zu helfen, sich schnell von Stress und Verletzungen zu erholen. Diese Technik fördert eine schnellere Genesung, einen besseren Bewegungsumfang und eine bessere Leistung. Sie kann eingesetzt werden, um Schmerzen, Ängste und Muskelverspannungen zu lindern. Es kann sich um eine Ganzkörpermassage handeln, oder der Therapeut kann sich auf den Teil des Körpers konzentrieren, der Aufmerksamkeit benötigt. Bei dieser Massage können Sie bekleidet bleiben.

Die Triggerpunktmassage löst chronische Verspannungen, die tief im Muskel sitzen. Triggerpunkte sind Bereiche mit Verspannungen im Muskelgewebe, die Schmerzen in anderen Teilen des Körpers verursachen können. Indem sie sich auf die Entlastung von Triggerpunkten konzentriert, kann diese Art der Massage Schmerzen lindern und ist besonders wirksam bei Ischialgie und steifen Gelenken. Achtung: Die Triggerpunktmassage hat den Ruf, etwas schmerzhaft zu sein.

Die Hot-Stone-Massage ähnelt der schwedischen Massage, mit dem Unterschied, dass der Masseur erhitzte Basaltsteine an verschiedenen Körperstellen, insbesondere am Rücken, verwendet, um verspannte Stellen zu lösen. Der Therapeut kann einen Stein halten, während er Ihren Körper mit sanften schwedischen Massagetechniken massiert. Die Wärme der Steine kann auch die Durchblutung fördern und Muskelverspannungen lösen.

Die Aromatherapie-Massage hat eine emotional heilende Komponente. Die Technik kombiniert sanften Druck mit der Verwendung von ätherischen Ölen, die vor dem Auftragen auf die Haut verdünnt werden. Während Sie massiert werden, atmen Sie die in der Luft verteilten ätherischen Öle ein und nehmen sie über die Haut auf. Die Aromatherapie-Massage kann dazu beitragen, Ihre Stimmung zu heben, Symptome von Depressionen zu lindern und Schmerzen und Muskelverspannungen zu lösen.

Die Thai-Massage ist eine aktive Form der Massage. Sie trainiert den gesamten Körper mit einer Abfolge von Bewegungen, die an Yoga-Dehnungen erinnern. Der Therapeut verwendet Handflächen und Finger, um festen Druck auf Ihren Körper auszuüben. Sie werden in verschiedenen Positionen gedehnt und gedreht. Diese Massage reduziert und lindert Schmerzen und Stress, erhöht die Flexibilität, verbessert die Durchblutung und steigert das Energieniveau. Sie sind dabei vollständig bekleidet. Tragen Sie aber am besten bequeme, lockere Kleidung für diese Art der Massage.

Die pränatale Massage zielt auf die Linderung von Schwangerschaftsschmerzen, Stress, Muskelverspannungen und Schlaflosigkeit bei werdenden Müttern ab. Anstatt auf dem Rücken zu liegen, legt sich die Schwangere entweder auf die Seite oder benutzt eine Massageliege mit einem Loch, das ihr die Bauchlage ermöglicht. Sie können diese Massage zu jedem Zeitpunkt Ihrer Schwangerschaft erhalten, aber viele Einrichtungen raten Frauen im ersten Trimester davon ab, sich massieren zu lassen. Die Therapeutin konzentriert sich auf den unteren Rücken, die Hüften und die Beine.

Wenn die Beschreibungen dieser Massagebehandlungen Sie nicht dazu bringen, sofort einen guten Massagetherapeuten aufzusuchen, sollten Sie sie noch einmal lesen.

Wenn Sie noch nie massiert wurden, ist es schwer, die Empfindungen zu beschreiben, die Sie während der Massage erleben werden, und den Grad der Entspannung, den Sie danach spüren. Sie werden den Massagetisch mit dem Gefühl verlassen, in Kontakt mit Ihrem Körper zu sein. Eine Massage ist eine lohnende Möglichkeit, Achtsamkeit zu praktizieren.

Akupunktur

Akupunktur ist eine der besten alternativen Behandlungen bei Rückenschmerzen. Die Behandlung ist besonders hilfreich, wenn Sie unter Muskelkrämpfen oder nervenbedingten Schmerzen leiden. Diese uralte chinesische Behandlung zielt darauf ab, die Energie des Körpers, Qi (»Chi«) genannt, zu entstauen und durch die Körpersysteme zu leiten.

Dieser Energiefluss, die Lebenskraft, kann stimuliert werden, um Gleichgewicht und Gesundheit herzustellen. Die Energie fließt entlang von zwölf Hauptkanälen, den sogenannten Meridianen, durch den Körper. Die Meridiane repräsentieren die wichtigsten Organe und Funktionen des Körpers, wobei sie nicht exakt den Bahnen der Nerven oder des Blutflusses folgen.

Ziel der Akupunktur ist es, Ungleichgewichte im Fluss zu korrigieren und die Gesundheit durch Stimulationen wiederherzustellen. Dies geschieht durch das Einstechen dünner Nadeln in die Haut an Punkten entlang der Meridiane des Körpers. Wenn Sie Angst vor Nadeln haben, kann ich Ihnen versichern, dass die Behandlung schmerzfrei ist. Durch die Stimulierung der richtigen Punkte werden Teile des Nervensystems angeregt, wodurch Schmerzen gelindert werden. Zu den Akupunkturpunkten für Schmerzen im unteren Rücken gehören Punkte in den Kniekehlen, an den Füßen, am unteren Rücken, an den Händen, an den Hüften und am Bauch. Bei Schmerzen im oberen Rücken befinden sich die Punkte am Kopf, im Nacken, an den Schultern und am oberen Rücken. Die Wirkungsweise der Akupunktur ist noch nicht vollständig geklärt, aber es wird angenommen, dass sie bei Rückenschmerzen aus den folgenden Gründen hilft:
- Stimulierung des Nervensystems zur Freisetzung von Stoffen aus dem Rückenmark, den Muskeln und dem Gehirn, von denen angenommen wird, dass sie schmerzlindernd wirken.
- Freisetzung körpereigener opioidähnlicher Stoffe.
- Freisetzung von Neurotransmittern, die Botschaften senden und die Ein- und Ausschaltmechanismen der Nervenenden regulieren. Es wird angenommen, dass die Akupunktur einige Neurotransmitter stimuliert, die den Schmerz ausschalten.
- Auslösung von elektromagnetischen Impulsen im Körper, wodurch die Schmerzverarbeitung im Körper beschleunigt wird.

Biofeedback

Biofeedback ist eine Behandlungsmethode, mit der man lernt, bestimmte Körperfunktionen zu kontrollieren. Sie werden an elektrische Sensoren angeschlossen, über die Ihnen auf einem Bildschirm Informationen über Ihren Körper angezeigt werden. Mit den Sensoren können Sie Ihre Gehirnströme, Hauttemperatur, Muskelspannung, Herzfrequenz und Atmung überwachen. Biofeedback ist ein Instrument, mit dem Sie Ihr Bewusstsein schärfen und Ihre physiologischen Reaktionen ändern können, um Ihre Symptome zu lindern. Das Feedback, d. h. die Daten, die auf dem Bildschirm erscheinen, zeigen Ihnen, was passiert, wenn Sie Ihre Gedanken, Gefühle oder Ihr Verhalten ändern. Die Behandlung hilft Ihnen, subtile Veränderungen in Ihrem Körper vorzunehmen, z. B. bestimmte Muskeln zu entspannen. Mit Biofeedback lassen sich zum Beispiel verspannte Muskeln aufspüren, die Schmerzen verursachen. Mit Biofeedback lernen Sie, wie Sie diese entspannen können, um Ihre Schmerzen zu lindern.

Sie wissen bereits, dass Stress und Schmerzen sich gegenseitig verschlimmern können. Ihre Körperhaltung und Atemgewohnheiten können Schmerzen begünstigen. Wenn Sie sich der gewohnheitsmäßigen Muster bewusst werden, die zu Ihren Schmerzen beitragen, wie Muskelverspannungen oder eine flache Atmung, können Sie versuchen, diese Gewohnheiten zu ändern, wodurch die Rückkopplungsschleife zwischen Schmerz und Stress unterbrochen wird.

Ein Behandlungsziel für chronische Schmerzpatient*innen besteht darin, das sympathische Nervensystem, das die Stressreaktion steuert, herunterzuregeln und die Entspannungsreaktion des parasympathischen Nervensystems zu aktivieren. Durch Biofeedback können Sie lernen, die einzelnen Reaktionen bewusster zu steuern. Die Fähigkeit, Ihre Stressreaktion zu kontrollieren, ist ein wirksames Instrument zur Bewältigung chronischer Schmerzen. Biofeedback kann auch bei Schlaflosigkeit und Angstzuständen helfen.

Biofeedback wird von Psycholog*innen, Physiotherapeut*innen, Ergotherapeut*innen, Krankenschwestern und -pflegern, Ärztinnen und Ärzten und anderen zugelassenen medizinischen Fachkräften eingesetzt. Sie können ein Biofeedback-Training in physiotherapeutischen Kliniken, medizinischen Zentren und Krankenhäusern durchführen. Es gibt ein breites Angebot von Geräten für den »Hausgebrauch«, von interaktiven Computerprogrammen bis hin zu sogenannten Wearables. Bevor Sie Biofeedback-Therapie in Eigenregie versuchen, sollten Sie sich mit ihrer ärztlichen oder therapeutischen Vertrauensperson besprechen.

Transkutane elektrische Nervenstimulation (TENS)

Bei der TENS-Behandlung wird niederfrequenter Wechselstrom zur Schmerzlinderung eingesetzt. Das Gerät besteht aus einem batteriebetriebenen Apparat, der elektrische Impulse über Elektroden abgibt, die auf der Hautoberfläche angebracht werden. Die Elektroden werden an oder in der Nähe von Nerven, an denen der Schmerz sitzt, oder an Triggerpunkten angebracht. Sie spüren ein kribbelndes Gefühl. Das Gerät verfügt über einen Regler, mit dem Sie die Stärke der elektrischen Impulse einstellen können.

Zwei Theorien erklären, wie TENS funktioniert. Eine Erklärung lautet, dass der elektrische Strom Nervenzellen stimuliert, die die Übertragung von Schmerzsignalen blockieren, wodurch sich die Schmerzwahrnehmung ändert. Die andere Theorie besagt, dass die Nervenstimulation den Spiegel der Endorphine, der natürlichen Schmerzmittel des Körpers, anhebt, um die Schmerzwahrnehmung zu blockieren.

Ein TENS-Gerät kann von Ihrem Haus- oder Facharzt verschrieben und so auch von der Krankenkasse übernommen werden. Sie können es aber auch auf eigene Faust erwerben. Um den größtmöglichen Nutzen aus TENS zu ziehen, ist es wichtig, dass das Gerät auf Sie eingestellt wird und Sie auch gezeigt bekommen, wo Sie die Elektroden anbringen müssen.

Verwenden Sie TENS nicht oder seien Sie sehr vorsichtig bei der Platzierung der Elektroden, wenn Sie ein Implantat haben (Herzschrittmacher o. Ä.), schwanger sind, Krebs, Epilepsie oder eine tiefe Venenthrombose haben.

Yoga und Pilates

Diese Bewegungsformen fördern eine korrekte Haltung und Atmung, stärken die Muskeln und verbessern die Flexibilität – alles Ziele des Programms »Watch Your Back«. Viele der Übungen in diesem Programm sind Yoga- und Pilates-Bewegungen. Pilates ist darauf ausgerichtet, die Rumpfmuskulatur und die Hüften zu stärken. Yoga zielt auf die Stärke und Flexibilität der Wirbelsäule ab und schafft ein Gefühl von Ruhe und Konzentration.

Vielleicht möchten Sie Ihre körperlichen Aktivitäten um einen kompletten Pilates- oder Yogakurs erweitern. Ich rate jedoch zur Vorsicht, wenn Sie degenerierte Bandscheiben oder einen Bandscheibenvorfall oder eine Stressfraktur haben, da die Streckung der Wirbelsäule kontraproduktiv sein könnte. Wenn Sie einen Kurs besuchen, informieren Sie Ihren Kursleiter über Ihre Verletzungen. Als Faustregel gilt, dass Sie langsam beginnen und sich schrittweise steigern sollten.

Yoga- und Pilates-Studios gibt es so gut wie überall. Sie können aus unzähligen kostenlosen Apps, YouTube-Videos und Online-Downloads wählen, die Yoga- und Pilates-Einheiten für jedes Niveau anbieten. Probieren Sie ein paar verschiedene aus, um das Richtige für sich zu finden.

Pflanzliche Heilmittel

Pflanzliche Heilmittel erfreuen sich zunehmender Beliebtheit in der Schmerzbehandlung. Obwohl die Forschung zu pflanzlichen Heilmitteln noch in den Kinderschuhen steckt, wird angenommen, dass viele Kräuter, die schon seit Jahrtausenden verwendet werden, schmerzlindernd und entzündungshemmend wirken. Bevor Sie eines dieser Kräuter zur Behandlung Ihrer Schmerzen ausprobieren, sollten Sie mit Ihrem Arzt sprechen. Es kann zu Nebenwirkungen kommen oder ein bestimmtes Kraut könnte mit einem verschriebenen Medikament in Wechselwirkung treten. Am besten sprechen Sie mit einer medizinischen Fachkraft, bevor Sie ein pflanzliches Mittel ausprobieren.

Die folgenden acht Heilpflanzen sollen eine natürliche Schmerzlinderung bewirken und Entzündungen hemmen:

Teufelskralle: Sie stammt aus dem südlichen Afrika, wo sie seit Jahrhunderten zur Behandlung von Fieber, Arthritis und Magen-Darm-Problemen verwendet wird. Sie wirkt entzündungshemmend. Sie ist in Kapselform erhältlich.

Silberweidenrinden-Extrakt: Wenn Sie die synthetische Version, auch bekannt als Aspirin, nicht einnehmen möchten, können Sie auf Silberweidenrinde zurückgreifen. Sie hilft bei Schmerzen und Entzündungen und ist bekannt dafür, akute Rückenschmerzen zu lindern. Es gibt sie in Form von Tabletten, Kapseln, Pulver oder Flüssigkeit.

Capsaicin-Creme: Capsaicin sorgt für die Schärfe von Chilischoten. Äußerlich angewendet kann es helfen, Schmerzen zu lindern. Es soll eine Substanz abbauen, die das Schmerzempfinden vom peripheren auf das zentrale Nervensystem überträgt. Es kann mehrere Tage dauern, bis dies der Fall ist. Geben Sie also nicht auf, wenn es nicht sofort wirkt. Capsaicin lindert den Schmerz vorübergehend und muss vier- bis fünfmal am Tag aufgetragen werden. Waschen Sie sich nach dem Auftragen gut die Hände.

Ingwer: Ingwerextrakt soll bei Muskel- und Gelenkschmerzen helfen, da er entzündungshemmende Phytochemikalien enthält. Sie können Ingwer als Pulver, Kapsel oder Tablette kaufen.

Mutterkraut: Auch Bocksblum oder Jungfernkraut genannt. Diese Heilpflanze wird seit Jahrhunderten zur Behandlung von Fieber, Migräne, Arthritis, Zahn- und Magenschmerzen verwendet. Forschungen haben ergeben, dass die Blüten und Blätter schmerzlindernde Eigenschaften haben. Mutterkraut enthält Verbindungen, die Entzündungen und Krämpfe lindern können. Sie können es in Form von Kapseln, Tabletten oder Flüssigextrakten kaufen.

Kurkuma: Enthält einen Wirkstoff namens Curcumin. Ihm wird nachgesagt, dass er Entzündungen hemmt und schmerzlindernde Eigenschaften hat. Es ist als Nahrungsergänzungsmittel in verschiedenen Formen erhältlich.

Johanniskraut: Ein blühender Strauch, der seit dem antiken Griechenland zur Behandlung von Nervenleiden verwendet wird. Der Wirkstoff, Hyperforin, hat antibakterielle, antivirale, antioxidative und entzündungshemmende Eigenschaften. Er wird gerne zur Behandlung von leichten bis mittelschweren Depressionen eingesetzt. Äußerlich angewendet hilft Johanniskraut bei der Heilung von Verbrennungen. Es heißt, dass es neuropathische Schmerzen sowie Schmerzen im Zusammenhang mit Arthritis und Ischialgie lindert. Es wird als Tee, in Tablettenform, in flüssiger Form und zur äußerlichen Anwendung angeboten. Johanniskraut kann mit einigen Medikamenten ernsthafte Wechselwirkungen hervorrufen. Vergewissern Sie sich, ob Ihre Medikamente auf der verbotenen Liste stehen.

Baldrianwurzel: Wird seit Jahrhunderten als Schlafmittel verwendet. Ihre beruhigenden Eigenschaften sollen Angstzustände lindern. Als Schmerzmittel ist sie besonders wirksam bei Spasmen und Muskelkrämpfen. Sie ist als Pulver, Flüssigkeit, Tee oder in Tablettenform erhältlich. Wenn Sie unter Schlaflosigkeit leiden, ist dies das richtige Kraut für Sie.

Die Inanspruchnahme zusätzlicher Hilfe kann Sie unterstützen und es Ihnen ermöglichen, noch mehr von »Watch Your Back« zu profitieren. Ich habe gesehen, wie sich das Leben so vieler Patient*innen verbessert hat, als ihre Schmerzen abnahmen. Das Leben in ihrem Körper wird zu einer anderen Erfahrung. Sie lassen sich nicht mehr durch ihre Schmerzen von irgendetwas abhalten. Sie werden abenteuerlustiger und probieren mit neuer Energie Dinge aus, die sie nie für möglich gehalten hätten. Ihre Ausgelassenheit zu erleben ist die größte Belohnung, die ich als Arzt bekommen kann. Ich wünsche mir das Gleiche für Sie.

Nachwort

Lassen Sie mich wissen, wie es Ihnen geht

Als ich zum ersten Mal darüber nachdachte, ein Programm zu entwerfen, das meinen Patient*innen hilft, ihre Schmerzen zu überwinden, setzte ich mich eines Abends spät an meinen Computer und erstellte wahllos eine Liste der Ratschläge, die ich im Laufe der Jahre erteilt hatte. Ich war überrascht, wie weitreichend meine Empfehlungen waren, eigentlich seltsam. Ich habe endlose Stunden damit verbracht, die Ergebnisse neuer Studien über Rückenschmerzen zu lesen. Mit den neuesten Erkenntnissen up to date zu bleiben wäre schon ein Vollzeitjob, aber ich weiß, dass über die Entwicklungen in meinem Fachgebiet auf dem Laufenden zu bleiben eine der besten Möglichkeiten ist, das Leben meiner Patient*innen zu verbessern. Als ich beobachtete, wie viele meiner Patient*innen begannen, eine aktivere Rolle bei der Bewältigung ihrer Schmerzen zu übernehmen, wusste ich, dass ich einen Aktionsplan entwickeln musste, der für jedermann funktionieren konnte.

Ich ging meine Liste durch und dachte dann über die Erfolgsgeschichten unter meinen Patient*innen nach. Es gelang mir, die Merkmale, Einstellungen und Verhaltensänderungen herauszuarbeiten, die hinter den dramatischen Verbesserungen standen, die ich beobachtet hatte. So kamen die neun Strategien zustande. Das Programm »Watch Your Back« wurde bald darauf geboren.
Ich konnte Veränderungen bei Patient*innen beobachten, deren Leben von chronischen Schmerzen bestimmt und eingeschränkt gewesen war. Ihr einst beschränktes Leben wurde eines grenzenloser Möglichkeiten. Von ihren Fortschritten zu hören, bedeutet mir sehr viel.

Ich weiß, dass »Watch Your Back« sehr umfangreich ist. Ich wollte Sie mit der vollen Bandbreite der Möglichkeiten konfrontieren, Rückenschmerzen vorzubeugen oder zu lindern. Ich habe wissenschaftliche Erklärungen beigefügt, weil ich glaube, dass das Wissen um die wissenschaftliche Fundierung Ihnen hilft, sich zu engagieren. Dieses Buch bietet Ihnen kein Patentrezept. Sie werden keine Wunder in sieben Tagen erleben. Das Programm ist nicht etwas, das

Sie praktizieren können, bis der Schmerz verschwindet. Sie können das Programm nicht ad acta legen. Um chronische Schmerzen zu besiegen, müssen Sie bereit sein, Ihr Leben grundlegend zu ändern. Auch wenn die Strategien herausfordernd erscheinen mögen, ist der Versuch, schädliche Gewohnheiten in heilende umzuwandeln, lohnender als ein Leben mit Schmerzen.

Um Ihnen dabei zu helfen, habe ich unter DrKen.us eine interaktive Website eingerichtet, die einen Blog und meinen Podcast *All Things Spine* enthält. Nutzen Sie gerne die kostenlosen Inhalte und melden Sie sich an, um uns mitzuteilen, wie es Ihnen geht und ob Sie Fortschritte machen.

Auf der Grundlage meiner jahrelangen Meditationspraxis und meiner Überlegungen, wie ich Menschen mit Rückenschmerzen helfen kann, habe ich eine Reihe von Meditationen mit dem Titel *Lift: Meditations to Boost Back Health* (Anmerkung der Redaktion: Nur auf Englisch erhältlich) zusammengestellt. Die Meditation »My Genius Brain« ermutigt Sie, die Worte Ihres genialen Gehirns zu respektieren. Die Meditation »Deep Belly Breathing and Tensionometer Meditation« erklärt die Bedeutung der tiefen Bauchatmung und wie diese praktiziert wird. Diese Meditation führt in das Konzept des Nacken-, Rücken- und Kopf-Spannungsmessers ein. »Posture Forces on the Spine« bedient sich des neurolinguistischen Programmierens (NLP), das Ihnen helfen soll, sich Ihrer Haltung bewusst zu werden, insbesondere der alltäglichen Haltekräfte, wie z. B. Nacken, Bauchfett, Brustgewicht, Heben und das Tragen eines Rucksacks ausgeübt werden. Die Meditation »10 Free Physicians« zielt darauf ab, Sie mithilfe von Ressourcen, die Ihnen gratis zur Verfügung stehen, glücklich, gesund und schmerzfrei zu machen. Die Meditation stellt Ihnen zehn kostenlose »Ärzte« vor, die Ihnen helfen werden, Ihre Schmerzen loszuwerden: mentales Wohlbefinden, Meditation, Denken, Ernährung, Haltung, Atem, Bewegungsumfang, Kraft, Schlaf und Kleidung. Die Meditation »Lift: Who Am I« zeigt, dass eine durchschnittliche Person neun bis dreiundzwanzig Kilo pro Tag hebt, was 2.200 bis 8.000 Kilo pro Jahr entspricht. Manche Paketzusteller heben 500.000 bis 680.000 Kilo pro Jahr. Die Meditation »Lift: My Daily Routine« richtet sich an Menschen, die beruflich viel heben. Die Meditation bietet ein tägliches Programm einschließlich Atemarbeit, Dehnungsarbeit, Kraftarbeit, Ausdauertraining und einem halbstündigen »Urlaub«. Wenn Sie sich vornehmen, auf Ihren Rücken zu achten, bringen Sie Ihr Leben auf einen neuen Kurs in Richtung Gesundheit, erneuerte Vitalität und ein Gefühl des allgemeinen Wohlbefindens. Ich hoffe, dass das Programm »Watch Your Back« Ihr Leben verändern kann, so wie es bei so vielen meiner Patient*innen der Fall war. Bitte lassen Sie mich wissen, wie es Ihnen geht. Ich würde mich freuen, von Ihren Erfolgen und Herausforderungen zu hören.

Sie können mich unter KKH@DrKen.us erreichen.

Danksagung

Ich danke meiner großartigen Co-Autorin Diane Reverand für ihren brillanten Verstand, ihre Hingabe an die Gesundheit und ihre hervorragende schriftstellerische Arbeit.

Meiner Agentin Marilyn Allen für ihren unermüdlichen Enthusiasmus, ihre Fähigkeiten, ihre Arbeit und ihre Kreativität, mit denen sie mir hilft, meine Botschaft und Mission mit Millionen von Menschen weltweit zu teilen.

Haven Iverson und Jade Lascelles, meinen hervorragenden Lektor*innen bei Sounds True Books, und dem gesamten Sounds True Team, einschließlich Nick Small, unserem Werbefachmann, den Vertriebsmitarbeiter*innen und Chloé Prusiewicz mit ihrem Marketingteam, für ihre immensen Bemühungen, Menschen mit Rückenschmerzen zu helfen. Und dem Lektor Brent Smith, den Korrektorinnen Suzanne Najarian und Bridget Manzella sowie dem Indexierer Jeff Hoffman für ihre gründliche Unterstützung.

Meiner wunderbaren Frau, der Fachärztin für Physikalische Medizin und Rehabilitation Dr. Marcia Griffin-Hansraj, für Tausende Diskussionen und Korrekturen.

Meinem Freund und genialen Illustrator Gary Crumpler, der die stilvollen, transparenten Schwarz-Weiß-Illustrationen geschaffen hat.

An die Public-Relations-Spezialist*innen Shay Pantano und Richard Rubenstein, die maßgeblich an der weltweiten Verbreitung dieser Botschaften beteiligt sind.

Meinem Freund Richard Rubenstein, der mich bei jedem Schritt auf meinem Weg begleitet hat.

Meinen Eltern, meinem Bruder und meinen Schwestern Mark, Jan, Lynn, Ann, Camille und meinem Neffen Chad Agrawal für ihre Ermutigung, dass nichts unmöglich ist.

Brenda Griffin für ihre geistige Unterstützung und dafür, dass sie mich jeden Tag daran erinnert, mich zu verbessern.

Allen Professor*innen in meinem Leben, darunter Briggs Persaud, Dr. Chitranjan Ranawat, Dr. Patrick O'Leary, Dr. Frank Cammisa, Dr. Oheneba Boachie-Adjei, Dr. Lance Weaver, Dr. John Chiu, Dr. David Payne und Dr. Gregory Chiaramonte.

Jacqueline Reeder für ihren zwanzigjährigen Einsatz bei der sicheren Vorbereitung von Patient*innen auf Wirbelsäulenoperationen, dem OP-Personal, den Anästhesist*innen, den Krankenschwestern und -pflegern und den Mitarbeiter*innen des Gesundheitswesens, die mir geholfen haben, Wirbelsäulenbehandlungen durchzuführen.

Meinen Mastermind-Partnern Iman Mutlaq und Ninad Tipnis für ihre beständige Freundschaft und die Planung von Projekten in neuen Dimensionen.

An meine lieben Patient*innen, die mich dazu inspiriert haben, die Botschaften aufzuschreiben, um Menschen überall zu helfen.

Quellen

1 https://de.statista.com/statistik/daten/studie/671474/umfrage/umfrage-zu-gesundheitlichen-beschwerden-in-deutschland/ (letzter Zugriff: 22.07.2024)
2 https://www.bertelsmann-stiftung.de/fileadmin/files/BSt/Publikationen/GrauePublikationen/Studie_VV_FC_Ruecken_Behandlungsfaelle-Bildgebung.pdf (letzter Zugriff: 22.07.2024)

Liebe Leserin, lieber Leser,

hat Ihnen dieses Buch weitergeholfen? Für Anregungen, Kritik, aber auch für Lob sind wir offen.
So können wir in Zukunft noch besser auf Ihre Wünsche eingehen.
Schreiben Sie uns, denn Ihre Meinung zählt!

Ihr TRIAS Verlag

https://kundenservice.thieme.de | Lektorat TRIAS Verlag, Postfach 30 05 04, 70445 Stuttgart

/trias.tut.mir.gut

/trias_verlag

/triasverlag

www.trias-verlag.de/newsletter

Übungsverzeichnis

A
Aquajogging 136
Arme kreisen 121

B
Becken kippen 146
Bein heben 140
Beinheben im Sitzen 130
Beinheben in Seitlage 153

D
Dehnung der Kniesehnen im Sitzen 131
Dehnung des Brustkorbs 119
Dehnung des Brustkorbs mit gekreuzten Armen 120
Dehnung in der Ecke 152

E
Einbeinstand 138

G
Gesäßmuskeln anspannen 82

H
Happy Baby Pose 83
Herzöffner 79
Hüftbeuger dehnen im Ausfallschritt 77

I
Isometrisches Rudern 80

K
Katze-Kuh 148
Kniesehnendehnung mit Handtuch 150
Knie zur Brust 139
Kobra 151
Kopfdrehung 116
Kopf senken und heben 114
Kopf zur Seite neigen 115

L
Liegende Drehung 156

M
Modifizierte liegende Drehung 157
Modifizierte Plank 155
Modifizierter herabschauender Hund 128

P
Plank 154

R
Rückwärts Rudern 122

S
Schulterbrücke 149
Schulterdehnung über Kopf 123
Schulterheben 117
Schultern kreisen 118
Seitbeugen 81
Seitliche Rumpfstreckung im Sitzen 126
Seitwärtsgehen 137
Sitzende Drehung 127
Sitzende Vorwärtsbeuge 125
Stehender Beinbeuger 133
Stehende Rückbeuge 124
Stellung des Kindes 159
Superman 141

T
Taube im Sitzen 129

U
Umarmung 147

V
Vogel-Hund-Übung 158

W
Wand-Engel 78
Wandsitz 132

Sachverzeichnis

A
ABCD-Modell 195
Absenken 95, 99
Achtsamkeit 74, 191, 205, 206, 207, 209, 212, 213, 214, 215, 229
Achtsamkeitsbasierte Stressreduktion 206
Affirmationen 197
Akupunktur 14, 25, 229, 230
Akzeptanz 191, 202, 206
Akzeptanz- und Commitment-Therapie 202, 206
Ängste 31, 90, 93, 186, 192, 195, 213, 227, 228
Antioxidantien 167, 168, 169, 170, 171, 172, 173, 186
Arthritis 24, 56, 160, 167, 173, 227, 232, 233
Arthrose 51, 53, 59, 174
Atemtechnik
– Bauchatmung 91
– Rückenöffner 92
– Zähl bis Fünf 93
Atemtechniken 91, 93
Ausdauertraining 58, 96, 110, 134, 222, 235
Autofahren 104

B
Ballaststoffe 161, 168, 170
Bandscheibe 22, 33, 36, 38, 39, 47, 49, 50, 51, 54, 55, 56, 62, 69, 86, 91, 95, 97, 103, 104, 107, 108, 110, 160, 164, 167, 168, 173, 181, 232
Bandscheibenerkrankung
– degenerative 54, 55
Bandscheibenvorfall 50, 52, 53, 56, 57, 58, 69, 104, 182, 208, 227, 232
Bauchatmung 34, 88, 89, 90, 91, 92, 94, 101, 134, 176, 180, 208, 222, 223, 235
Bauchfett 31, 32, 33, 36, 144, 235
Belastung
– Grundregeln 97
Biofeedback 230, 231
Body-Scan-Meditation 218
Brüste 27, 31, 36, 38, 183
Brustwirbelsäule 44, 47, 50, 51, 90, 210
Bücken 12, 19, 20, 50, 58, 62, 85, 90, 95, 97, 100, 208

C
Chiropraktik 226
Chronotyp 178, 179
Cranio-Sacral-Therapie 227

D
Dankbarkeit 191
Dehnübungen 113
Dehnung
– haltungsverbessernd 76
Denken
– positives 48, 188, 195, 196

Denkmuster 191, 192, 193, 194, 195, 199, 202, 204
Depressionen 20, 24, 26, 28, 30, 31, 107, 108, 160, 172, 176, 188, 192, 195, 227, 228, 229, 233
Dornfortsätze 47
Drehen 101

E
Eisen 169, 170, 174
Emotionale Beweisführung 194
Emotionen 23, 24, 175, 206, 209, 211, 213
Endorphine 19, 23, 89, 227, 231
Entzündung 18, 20, 21, 31, 37, 53, 89, 91, 145, 159, 160, 161, 163, 166, 167, 168, 169, 170, 171, 172, 173, 174, 177, 178, 186, 188, 207, 218, 232, 233
Entzündungshemmung 16, 21, 91, 168, 169, 170, 171, 172, 173, 232, 233
Ernährung 9, 13, 48, 64, 145, 159, 160, 161, 166, 167, 168, 221, 223, 226, 235
– entzündungshemmende 166, 168, 172
– schlaffördernde 186

F
Facettengelenke 21, 40, 47, 53, 56, 59, 62, 108, 110

Fettleibigkeit 30, 31, 33
Fettsäuren
– gesättigte 161, 166, 167
– ungesättigte 166, 169, 170
Flachrücken 84, 85

G
Gedanken
– negative 200
Gehmeditation 214, 215
Generalisierung 194
Greifen 83, 95, 101, 102, 123, 167
– über Kopf 102
Grübeln 180, 200

H
Halswirbelsäule 24, 44, 56, 68, 100, 101, 176, 185
Haltungsprobleme 84
Heben 17, 18, 19, 20, 27, 44, 50, 52, 58, 78, 79, 83, 90, 95, 98, 99, 100, 101, 102, 114, 117, 120, 121, 123, 126, 128, 130, 139, 140, 149, 151, 158, 208, 215, 217, 235
High Velocity Low Amplitude 227
Hohlkreuz 84, 85, 148
Hyperkyphose 84, 85
Hyperlordose 84

I
Iliosakralgürtel 34
Immunsystem 160, 161, 166, 169, 170, 171, 175, 178, 188
Ischias 34, 35, 53, 58, 90, 129, 227

K
Kalzium 64, 169, 173, 174
Katastrophisieren 193, 199
Kissen 20, 28, 47, 75, 92, 180, 181, 182, 183, 184, 185, 212, 216
Kognitive Defusion 202
kognitive Verhaltenstherapie 195
Kohlenhydrate 145, 163, 186
Komplementäre Therapien 226
Körperhaltung 8, 13, 14, 27, 28, 29, 30, 33, 34, 36, 40, 41, 49, 50, 51, 56, 68, 69, 70, 71, 72, 74, 75, 76, 77, 81, 84, 86, 89, 90, 92, 104, 105, 117, 118, 119, 154, 176, 182, 208, 226, 230
– korrekt 28, 71
Krämpfe 20, 39, 52, 62, 105, 213, 233
Kreuzbein 43, 44, 141
Kyphose 40, 51, 85

L
Lebensmittel
– verarbeitete 161, 162, 163, 167
Lendenwirbelsäule 32, 44, 50, 51, 62, 72, 75, 144, 146, 156
Lordose 37, 44, 51

M
Magnesium 169, 170, 173, 186
Magnifizierung 199, 200
Massage 76, 226, 227, 228, 229
Matratze 33, 181, 182, 184, 185
Maximierung 193
Meditation 13, 14, 34, 48, 110, 205, 206, 207, 208, 209, 210, 211, 212, 213, 214, 215, 218, 221, 224, 235
– Hürden 212
– Vorteile 206
Melatonin 177, 180, 186
Mineralien 161, 163, 168, 169
Mini-Meditationen 213
Minimierung 193
Mittelmeerdiät 166
Mode 37, 38, 39

N
Nackenschmerzen 7, 11, 12, 13, 14, 29, 30, 54, 59, 65, 69, 73, 83, 85, 94, 95, 100, 116, 152, 168, 177, 182, 183, 208, 227
Nahrungsergänzungsmittel 173, 174, 233
Negativität 189, 191, 193, 198, 200, 202
Neuroforamen 47
Neuroplastizität 195, 206

O
Omega-3-Fettsäuren 166, 168, 169, 171, 173, 186
Omega-6-Fettsäuren 166, 171
Operation 7, 8, 13, 48, 53, 58, 69, 100, 101, 134, 176, 190, 208
Opioid 15, 16, 24
Optimismus 190, 191
Osteoarthritis 24, 53
Osteopathie 225
Osteopathische Manipulationstherapie 225
Osteophyt 60
Osteoporose 36, 51, 62, 63, 64, 85, 173, 190, 227

P
Pause
– aktive 108
Personalisierung 193
Pflanzliche Heilmittel 232
Physiotherapie 226
Phytochemikalien 168, 232
Phytonährstoffe 168, 169
Pilates 14, 222, 224, 231, 232
Positivität 188, 189, 193, 197, 199, 221, 223, 224
Power-Naps 186, 187
Progressive Muskelentspannung 215

Q
Querfortsätze 47

R
Rauchen 31, 36, 50, 107, 164, 180, 208
Resilienz 191
Rhythmus
– zirkadianer 177
Rückenmark 22, 42, 47, 50, 56, 59, 60, 90, 91, 100, 164, 225, 230
Rückenschmerzen
– akute 17, 18, 19, 56, 104
– Auslöser 27
– chronische 19, 22, 23, 25, 26, 29, 89, 162, 179, 185, 199, 221, 227
Rucksäcke 39, 40, 41
Rundrücken 62, 84, 85

S
Schieben 27, 95, 102, 103, 159
Schlaf 8, 13, 19, 23, 31, 34, 48, 65, 70, 72, 107, 145, 165, 175, 176, 177, 178, 179, 180, 184, 185, 186, 201, 207, 209, 218, 220, 221, 223, 224, 228, 235
Schlaf-Accessoires 185
Schlafposition 180, 181
Schlafzyklus 175
Schmerzmittel 19, 36, 87, 89, 90, 231, 233
Schuhe 17, 34, 35, 37, 111, 113
– Absätze 37
Schwangerschaft 15, 31, 33, 34, 35, 84, 168, 182, 229
Selbstgespräche
– negative 191
Serotonin 186, 188
Sitzen
– korrektes 73
Smartphone-Nacken 68, 69, 85, 86, 134, 183
Spinalkanalstenose 48, 50, 51, 59, 60, 61, 63, 75, 90, 111, 136, 139, 146
Spondylolisthese 48, 59, 62, 146
Spondylolyse 59
Steißbein 43, 44, 92
Strecken 101
Stress 8, 13, 14, 23, 27, 29, 30, 31, 34, 65, 72, 75, 83, 88, 89, 91, 92, 93, 108, 141, 160, 170, 171, 177, 179, 188, 192, 197, 198, 200, 207, 208, 210, 213, 218, 223, 224, 227, 228, 229, 230
– Nackenschmerzen 30
– Rückenschmerzen 30
Stuhls
– Wahl 73

T
Transfette 163, 166, 167
Transkutane elektrische Nervenstimulation 231
Trinken
– Wasser 167

V
Verstauchung 52, 53
Vitamine 13, 64, 160, 163, 167, 168, 169, 170, 171, 172, 173, 174, 186

W
Wassergymnastik 35, 109, 135
Wirbelsäule
– Degeneration 36, 48, 49, 50, 51, 54, 62, 70, 76, 91, 95, 107, 164, 176
Wirbelsäulenmanipulation 227

Y
Yoga 14, 16, 110, 111, 148, 211, 221, 229, 231, 232

Z
Zerrung 18, 52, 95, 108, 150
Ziehen 27, 71, 73, 78, 93, 95, 98, 102, 103, 112, 123, 124, 147, 157, 158, 181, 217
Zucker 161, 162, 163, 167, 180, 207

Bibliografische Information der Deutschen Nationalbibliothek
Die Deutsche Nationalbibliothek verzeichnet diese Publikation in der Deutschen Nationalbibliografie; detaillierte bibliografische Daten sind im Internet über http://dnb.d-nb.de abrufbar.

Programmplanung: Celestina Filbrandt
Projektmanagement: Manuela Hunfeld
Redaktion: Julia Jochim
Bildredaktion: Marie Crämer
Covergestaltung: © Thieme
Innen-Layout: CYCLUS · Visuelle Kommunikation, Stuttgart

Bildnachweis:
Covermotiv und Bild S. 3: © leszekglasner/stock.adobe.com
Autorenfoto: © Jeff Karg 2022
Bild S. 4: © nelly/stock.adobe.com – edited and composed by Thieme; 6: © Наталья Дьячкова/stock.adobe.com – edited and composed by Thieme; S. 10: © shawlin/stock.adobe.com – edited and composed by Thieme; S. 66: © robert/stock.adobe.com – edited and composed by Thieme

Zeichnungen: © 2022 Gary Crumpler

Die US-amerikanische Originalausgabe erschien 2022 unter dem Titel „Watch Your Back: Nine Proven Strategies to Reduce Your Neck and Back Pain Without Surgery".

© 2022 Black Patent LLC. Illustrations © 2022 Gary Crumpler. This Translation published by exclusive license from Sounds True Inc. and by the agency of Agence Schweiger.

1. Auflage 2024

© 2024. Thieme. All rights reserved.
TRIAS Verlag in Georg Thieme Verlag KG
Rüdigerstraße 14, 70469 Stuttgart

Satz: CYCLUS · Media Produktion, Stuttgart
Druck: Westermann Druck Zwickau GmbH, Zwickau

Gedruckt auf chlorfrei gebleichtem Papier
Printed in Germany

ISBN 978-3-432-11893-2
eISBN (ePub) 978-3-432-11894-9

1 2 3 4 5 6

Wichtiger Hinweis: Wie jede Wissenschaft ist die Medizin ständigen Entwicklungen unterworfen. Forschung und klinische Erfahrung erweitern unsere Erkenntnisse. Ganz besonders gilt das für die Behandlung und die medikamentöse Therapie. Bei allen in diesem Werk erwähnten Dosierungen oder Applikationen, bei Rezepten und Übungsanleitungen, bei Empfehlungen und Tipps dürfen Sie darauf vertrauen: Autoren, Herausgeber und Verlag haben große Sorgfalt darauf verwandt, dass diese Angaben dem Wissensstand bei Fertigstellung des Werkes entsprechen. Rezepte werden gekocht und ausprobiert. Übungen und Übungsreihen haben sich in der Praxis erfolgreich bewährt. Eine Garantie kann jedoch nicht übernommen werden. Eine Haftung des Autors, des Verlags oder seiner Beauftragten für Personen-, Sach- oder Vermögensschäden ist ausgeschlossen.

Das Werk, einschließlich aller seiner Teile, ist urheberrechtlich geschützt. Jede Verwendung außerhalb der engen Grenzen des Urheberrechtsgesetzes ist ohne Zustimmung des Verlages unzulässig und strafbar. Das gilt insbesondere für Vervielfältigung und Verbreitung in gedruckter Form, Übersetzung, Übertragung und Bearbeitung in andere Sprachen oder Fassungen sowie die Einspeicherung und Verbreitung in elektronischen Medienformen (z. B. CD-Rom, DVD, USB-Speicher, Datenbank, cloud-basierter Dienst, e-book und sonstige Formen des electronic publishing) und auch öffentlicher Zugänglichmachung (z. B. Internet, Intranet oder andere leitungsgebundene oder -ungebundene Datennetze), u. a. durch Wiedergabe auf stationären oder mobilen Empfangsgeräten, Monitoren, Smartphones, Tablets oder sonstigen Empfangsgeräten per Download (z. B. PDF, ePub, App) oder Abruf in sonstiger Form etc.

Marken, geschäftliche Bezeichnungen oder Handelsnamen werden nicht in jedem Fall besonders kenntlich gemacht. Aus dem Fehlen eines solchen Hinweises kann nicht geschlossen werden, dass es sich um einen freien Handelsnamen handelt.

Wo datenschutzrechtlich erforderlich, wurden die Namen und weitere Daten von Personen redaktionell verändert (Tarnnamen). Dies ist grundsätzlich der Fall bei Patient*innen, ihren Angehörigen und Freund*innen, z.T. auch bei weiteren Personen, die z.B. in die Behandlung von Patient*innen eingebunden sind.

Thieme Publikationen streben nach einer fachlich korrekten und unmissverständlichen Sprache. Dabei lehnt Thieme jeden Sprachgebrauch ab, der Menschen beleidigt oder diskriminiert, beispielsweise aufgrund einer Herkunft, Behinderung oder eines Geschlechts. Thieme wendet sich zudem gleichermaßen an Menschen jeder Geschlechtsidentität. Die Thieme Rechtschreibkonvention nennt Autor*innen mittlerweile konkrete Beispiele, wie sie alle Lesenden gleichberechtigt ansprechen können. Die Ansprache aller Menschen ist ausdrücklich auch dort intendiert, wo im Text (etwa aus Gründen der Leseleichtigkeit, des Text-Umfangs oder des situativen Stil-Empfindens) z.B. nur ein generisches Maskulinum verwendet wird.

Unsere Umwelt ist uns wichtig!
Papier aus nachhaltigen und kontrollierten Quellen
Druck in Deutschland mit kurzen Lieferwegen
Druckereien mit hohen Ansprüchen an Ökologie

TRIAS, einer der führenden Ratgeberverlage im Bereich Gesundheit, gehört zur Thieme Gruppe, marktführender Anbieter medizinischer Fachinformationen und Services. Anspruch der Thieme Gruppe ist es, den im Gesundheitswesen tätigen Berufsgruppen sowie allen an Gesundheit Interessierten genau die Informationen und Angebote bereitzustellen, die sie in einer bestimmten Arbeitssituation oder Lebensphase benötigen. Durch die hohe Qualität und zielgruppenspezifische Relevanz der angebotenen Leistungen bereitet Thieme den Weg für eine bessere Medizin und mehr Gesundheit im Leben.

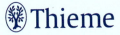